国家卫生和计划生育委员会"十二五"规划教材

全国高等医药教材建设研究会规划教材

全国高等学校医药学成人学历教育（专科起点升本科）规划教材

供护理学专业用

护 理 研 究

第2版

U0350336

主　编　陈代娣

副主编　肖惠敏

编　者（以姓氏笔画为序）

王卫红（湖南师范大学）　　　吴成秋（南华大学）

刘　玲（天津医科大学）　　　肖惠敏（福建医科大学）

李　蕾（泰山医学院）　　　　陈代娣（南华大学）

李春艳（湘南学院）　　　　　陈偶英（湖南中医药大学）

李秋芳（郑州大学）　　　　　官　计（川北医学院）

杨　丽（哈尔滨医科大学）

编写秘书　唐益民（南华大学）

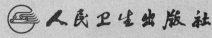
人民卫生出版社

图书在版编目(CIP)数据

护理研究/陈代娣主编.—2版.—北京:人民卫生出版社,2013.9

ISBN 978-7-117-17560-9

Ⅰ.①护… Ⅱ.①陈… Ⅲ.①护理学-成人高等教育-教材 Ⅳ.①R47

中国版本图书馆 CIP 数据核字(2013)第 176970 号

人卫社官网 www.pmph.com	出版物查询,在线购书
人卫医学网 www.ipmph.com	医学考试辅导,医学数据库服务,医学教育资源,大众健康资讯

护 理 研 究
第 2 版

主　　编:陈代娣
出版发行:人民卫生出版社　(中继线 010-59780011)
地　　址:北京市朝阳区潘家园南里 19 号
邮　　编:100021
E - mail:pmph @ pmph.com
购书热线:010-59787592　010-59787584　010-65264830
印　　刷:三河市博文印刷有限公司
经　　销:新华书店
开　　本:787×1092　1/16　印张:16
字　　数:399 千字
版　　次:2003 年 8 月第 1 版　　2013 年 9 月第 2 版
　　　　　2016 年 1 月第 2 版第 7 次印刷(总第 18 次印刷)
标准书号:ISBN 978-7-117-17560-9/R·17561
定　　价:32.00 元

全国高等学校医药学成人学历教育规划教材第三轮
修订说明

　　随着我国医疗卫生体制改革和医学教育改革的深入推进，我国高等学校医药学成人学历教育迎来了前所未有的发展和机遇，为了顺应新形势、应对新挑战和满足人才培养新要求，医药学成人学历教育的教学管理、教学内容、教学方法和考核方式等方面都展开了全方位的改革，形成了具有中国特色的教学模式。为了适应高等学校医药学成人学历教育的发展，推进高等学校医药学成人学历教育的专业课程体系及教材体系的改革和创新，探索医药学成人学历教育教材建设新模式，全国高等医药教材建设研究会、人民卫生出版社决定启动全国高等学校医药学成人学历教育规划教材第三轮的修订工作，在长达2年多的全国调研、全面总结前两轮教材建设的经验和不足的基础上，于2012年5月25～26日在北京召开了全国高等学校医药学成人学历教育教学研讨会暨第三届全国高等学校医药学成人学历教育规划教材评审委员会成立大会，就我国医药学成人学历教育的现状、特点、发展趋势以及教材修订的原则要求等重要问题进行了探讨并达成共识。2012年8月22～23日全国高等医药教材建设研究会在北京召开了第三轮全国高等学校医药学成人学历教育规划教材主编人会议，正式启动教材的修订工作。

　　本次修订和编写的特点如下：

　　1. 坚持国家级规划教材顶层设计、全程规划、全程质控和"三基、五性、三特定"的编写原则。

　　2. 教材体现了成人学历教育的专业培养目标和专业特点。坚持了医药学成人学历教育的非零起点性、学历需求性、职业需求性、模式多样性的特点，教材的编写贴近了成人学历教育的教学实际，适应了成人学历教育的社会需要，满足了成人学历教育的岗位胜任力需求，达到了教师好教、学生好学、实践好用的"三好"教材目标。

　　3. 本轮教材的修订从内容和形式上创新了教材的编写，加入"学习目标"、"学习小结"、"复习题"三个模块，提倡各教材根据其内容特点加入"问题与思考"、"理论与实践"、"相关链接"三类文本框，精心编排，突出基础知识、新知识、实用性知识的有效组合，加入案例突出临床技能的培养等。

　　本次修订医药学成人学历教育规划教材护理学专业专科起点升本科教材14种，将于2013年9月陆续出版。

全国高等学校医药学成人学历教育规划教材护理学专业
（专科起点升本科）教材目录

教材名称	主编	教材名称	主编
1. 护理研究	陈代娣	8. 妇产科护理学	蔡文智　王玉琼
2. 护理管理学	张振香　罗艳华	9. 儿科护理学	范　玲
3. 护理心理学	史宝欣	10. 急危重症护理学	成守珍
4. 护理教育学	李小寒	11. 老年护理学	王艳梅
5. 健康评估	张立力	12. 精神科护理学	吕春明
6. 内科护理学	胡　荣　王丽姿	13. 临床营养学	让蔚清
7. 外科护理学	孙田杰　王兴华	14. 护理伦理学	姜小鹰

第三届全国高等学校医药学成人学历教育规划教材
评审委员会名单

前　言

　　本教材根据全国高等学校医药学成人学历教育教材指导委员会教材工作会议精神和护理学专业成人学历专升本教学的特点，全体编者在编写过程中试图集众家之长，以高度负责的态度完成编写工作，力求提高学生护理研究的理论水平和实际科研能力。

　　本教材在保持前一版教材的主要框架和基本结构的基础上，对各章节的编排和内容都有较明显的充实和更新，力求内容实用、容易理解，注重可操作性，突出实用性、注重培养举一反三的能力。

　　本教材包括十二章，从护理研究的每个环节进行编写，在原有的基础上增加了影响科研质量的相关因素，循证护理、质性研究等内容，强调了护理研究中的科研伦理问题，减少了文献检索基础知识的介绍，增加了常用电子数据库和网络检索的方法。突出理论联系实际，增加了大量实例，以促进学生的理解和应用。使之更合理，更符合护理成人学历教育的特点。

　　本教材主要供成人学历护理学专业专科和专升本的师生使用，也可作为从事教学、科研和临床护理人员进行科研时的参考用书。

　　"如果我比别人看得远些，那是因为我站在巨人们的肩上。"本教材在编写过程中，参考了同类的有关教材，引用了同仁公开发表的研究成果，得到了南华大学公共卫生学院让蔚清教授和南华大学护理学院廖力教授的大力支持，在此致以衷心的感谢。

　　尽管在编写过程中，我们尽量做到尽善尽美，然而科学永无止境，本教材难免有不妥和差错，对教材中的疏漏、不妥之处，敬请广大读者提出宝贵意见，殷切希望得到读者的批评指正。

陈代娣

2013 年 5 月

目　录

第 一 章
绪 论

学习目标 ▮▮

通过本章学习，学生能够：
1. 解释科学、科学研究、护理研究的概念。
2. 归纳护理研究的特征及基本程序。
3. 阐明护理研究的基本原则。
4. 概括护理研究的伦理原则及监督机制。
5. 列举有关人体试验的伦理规范。
6. 复述护理研究的范畴和发展趋势。

情 景 导 入

护士小李在神经外科工作，看到那些颅脑损伤昏迷患者，因长期卧床不活动，各种刺激减少，容易出现关节挛缩、肺部感染、压疮、深静脉血栓、便秘、肌肉萎缩、肺功能下降，甚至智力减退等失用综合征。她常想，如何避免这类患者昏迷期间出现失用综合征，如何了解这类患者照顾者的负担及影响因素，如何使这类患者尽快苏醒，早日恢复健康，请问：她该怎么办？

护理学科一直被认为是科学和艺术的结合，护理研究作为其专业知识的一个重要组成部分，在完善和发展护理理论，改进护理技术及提高护理质量方面起着不可估量的作用。掌握护理研究的原理和方法，深入开展护理科学研究是新时代对当代护士提出的要求和赋予的使命，也是护理学与毗邻学科并驾齐驱发展的基本条件。

第一节　护理研究概述

一、科学与科学研究

（一）科学的含义

"科学"一词源于拉丁文"scientia"。英文"science"由此衍生而来，其本义是"学问"

或者"知识"，意指"探索自然现象及其间关系的知识体系"。科学在不同时期和不同场合有着不同的含义，并随着历史的发展而发生变化。有人认为科学是"人类知识活动的反映"，或者认为科学是"有条理的思想"，还有人认为科学是"有待研究和叙述的程序"。能被大多数人所接受的观点是："科学是反映自然、社会、思维等客观规律的知识体系。"作为知识体系，科学不是表面现象，也不是孤立的知识汇集，而是对现象的本质和规律的反映。科学这个知识体系，具有客观真理性、社会实践性、思维逻辑性、理论系统性和动态性等特点。即科学的本质特征是可以论证、验证和复证的。

（二）科学研究的含义

科学研究（scientific research）包含着两个方面的实质内容：一是创造知识，二是整理知识。前者是创新、发现、发明，是探索未知的问题；后者是对已经产生的知识进行分析整理、鉴别和运用，是知识的规范化、系统化，是知识的继承、借鉴问题。综合起来，科学研究是人们反复能动地探索未知、创造和发展知识的认识活动与行为。科学研究实质上是一个继承与创新的过程，是从自然现象的发现到技术发明的过程，从原理到产品的过程，从基础理论研究到应用研究、发展研究的过程，是建立新理论、发明新技术等一系列的创新过程。科学精神最根本的原则就是实事求是。

二、护理研究的概念

（一）护理研究的含义

护理研究（nursing research）是用科学的方法反复地探索、回答和解决护理领域的问题，直接或间接地指导护理实践的过程。理解护理研究的概念，必须把握以下几个基本内涵：

1. 护理研究是以护理为研究对象的科学研究，护理研究是关于护理的科学研究，即以护理活动以及与护理活动有关的问题为研究对象，这也是护理研究与医学研究、心理研究和其他相关研究的本质区别。

2. 护理研究是探索护理活动及其规律的科学研究，它是用科学的理论作指导，解决护理实践中的理论问题和技术问题，它是一种理论创新、技术创新、学术创新。护理研究不仅仅是解决护理实践中的工作问题，它更重要的是探索护理现象的一般规律，探究护理活动的新技术、新方法、新手段。即护理研究的内容和成果，必须要有一定的理论价值、学术价值、科学价值。

3. 护理研究是以护理实践研究为主的应用性研究，从护理研究的内容来说，它既包括基础理论研究，也包括应用研究和开发研究。但从护理研究的特征来看，它更注重应用研究和开发研究，可以说应用研究是护理研究的主体。临床护理实践是护理研究的源泉，护理研究成果只有能为护理实践提供指导和服务，才具有社会价值和理论价值。

（二）护理研究的特征

护理研究是运用自然科学和社会科学的原理和科学研究的方法揭示，护理规律的过程，它除了一般科学研究应具备的探索性、创新性、理论性和实用性的特征外，还具有以下特征：

1. 护理研究对象的复杂性 护理研究的对象主要是人，人是最复杂的生物体，既有其生物属性又有其社会属性，除了一般的生理活动外，还具有其他生物无法比拟的丰富的心理和精神活动，同时一些先天和后天因素的存在导致个体差异存在，这与其他学科研究对象的一致性很不相同。

2. 研究方法的困难性 护理研究不能对研究对象（人）像其他学科的实验那样任意施加处理因素和控制措施，这使得护理研究的实施难度加大。因为无法找到人的动物模型来进行实验性的护理干预，特别是涉及心理活动及社会因素方面的研究，无法进行准确客观地测量、模拟和重复。加之护理学科发展慢，护理研究者对许多先进的实验方法和手段不熟悉，难以将先进的方法应用于护理研究中。

3. 研究内容的广泛性 护士的职责是"促进健康，预防疾病，恢复健康，减轻痛苦"。护理研究围绕着人的健康展开。人生活在自然环境和社会环境中，其健康受到生物、心理、环境、生活方式等诸多因素的影响。因而护理研究涉及的范围非常广泛，内容也十分复杂。随着护理学科分支越来越细，护理研究也将不断加深。

（三）护理研究的范畴

每个学科都有自己的理论体系、研究方向和范畴。护理学是一门独立的应用学科，护理服务的对象已经从患者扩展到健康人群，护理服务也从医院走入社区，护理关注的焦点也扩展到从人的生理到人的心理，从人的自然属性到人的社会属性，护理研究的对象不仅有患者，也有护士自身。因此，护理研究的范畴越来越广，凡是和人的健康有关，可以被护理干预措施解决的问题都可以成为护理科学研究的对象。

1. 从护理研究的类型上看包括基础研究、应用研究和开发研究。

（1）护理学基础研究：是为了揭示护理现象及其规律而进行的研究。这类研究的未知因素多，探索性强，研究周期长，对研究的手段和方法要求高。基础研究是对构建护理学最基本的原则、理论或定律而开展的研究，这种研究成果不能直接解决当前护理实践中亟须解决的具体问题，但对护理理论的发展起着重要的作用。

（2）护理学应用研究：是为了解决护理实践中某一特定的实际目标和实际问题而运用基础研究成果，直接解决护理实践中的技术问题、管理问题、教育问题。研究的结果能直接解决当前护理实践中的具体问题，提出新的或改进的技术、方法或途径等。

（3）发展研究：又称开发研究，是运用基础研究、应用研究与实验的知识，为推广新技术、新材料、新产品等而开展的研究。其中包括对护理工具、技术手段的设计、试验、改进、改造的研究。

2. 从护理研究的业务范畴上看包括护理管理研究、护理教育研究、护理专业技术技能研究等。

（1）护理管理研究：是关于探讨有关护理行政管理、领导方式、护理人事管理、护理质量控制等方面问题的调查与研究。护理管理研究的目的就是提高护理管理的质量和效益。

（2）护理教育研究：是关于护理教育体系、对象、课程体系、教师、教材、教学方法和教学评价等有关问题的研究。护理教育研究的根本目的是为了完善护理教育体系和制度，提高护理教育质量，培养护理适用性人才。

（3）护理专业技术技能研究：是指对护理专业自身发展有关问题的研究，包括护理技术、护理手段、护理措施、护理制度、护理仪器设备、新技术的运用等问题的研究，其研究的目的是提高护理技术水平和临床护理效率，为患者提供更加优质高效的护理。

3. 从护理研究的对象范畴上看包括研究与生物人的健康有关的问题、研究与社会人的健康有关的问题、研究与护理专业自身发展有关的问题。

三、护理研究的学科地位及其作用

护理研究是促进护理学向前发展的原动力，护理学需要通过大量的研究工作来促进它的发展，完善自成系统的理论体系，形成严密逻辑结构的独立学说和理论。护理知识的发展和应用对提高患者的护理质量是非常重要的。提倡以科研为基础的护理实践的呼声日益高涨。当今的护理趋势强调以实证为基础的护理又称循证护理。要求护士尽可能应用科学研究结果作为证据为患者实施护理，这是护理专业人员的责任。护理研究无论是对护理学科的发展，还是对护理实践的进步都是具有非常重要的作用和占有非常重要的地位。护理研究的作用主要体现在三个方面：

1. 促进护理学的发展　护理学是研究护理工作的学问，即研究为帮助人们享有积极的健康生活、最佳的病后疗养生活和能够平静地死亡，采取的最有效且可行的解决方法的一门学科。由此可见，护理科研是促进护理学向前发展的原始动力。没有护理科研，护理学就不可能有新的发展与发现。

2. 提高护理工作质量和效率的需要　护理研究是针对护理实践中的问题进行探索，并将研究结果升华到新的理论直接或间接地指导护理实践。在传统的护理知识和护理方法不能满足现代护理需要时，必须进行新的探索。护理新方法的采用或护理方法的革新必须以护理研究为依据，通过实践、总结、分析、比较来验证其可行性。

3. 造就护理学术人才　学术人才是学科科学技术的承载者，是科学技术的支撑点。护理学科要发展必须依赖护理学术人才的大力培养，而护理研究是学科培养学术人才的良好途径。参与护理研究可使护士解决问题的能力得到充分提高，因为研究本身就是一个从发现问题到解决问题的过程。在研究中，护士的创新思维和评判性思维能力得到提高。参与研究能促使护士掌握查阅资料、利用资料、统计分析、判断与总结的方法，从而使学习专业知识的能力和自身的能力得到提高。参与护理研究是每个护士的责任，也是每个护士必须具备的科研能力。当然，不同的护士在科研中可能有不同的分工，有的可能亲自设计课题、实施研究；有的可能参与研究结果的交流和传播；而有的则可能将科研结果运用于临床实践。

四、护理研究的发展历史

护理作为一门新发展起来的学科，开展研究的历史并不长。无论在国内还是国外，护理研究的发展均经历了一个循序渐进的过程。

（一）国外护理研究的发展概况

南丁格尔女士（1820—1910 年）的著作《护理札记》（1859 年）描述了她在通过改变环境因素促进生理、心理健康的研究。当时南丁格尔主要通过观察和记录所看到的现象作为改善护理工作的依据，这就是护理研究的开始。南丁格尔突出的研究贡献，体现在克里米亚战争期间对战士发病率和死亡率影响因素的资料收集和分析。基于科学的分析和报道，她成功地改变了护理实践，特别是在公共卫生方面。1860 年在伦敦圣托马斯医院（St. Thomas Hospital）建立了第一所南丁格尔护士学校，开始有系统地进行护理教育，对护理事业的发展起到了重要作用。

护理研究虽发源于英国，却在美国得到了发展。护理研究的发展主要从 20 世纪美国护理教育发展，学校内护理教育体制的建立和护理研究生的培养开始。以美国为例，护理研究的发展可分为以下阶段：

1. 早期的护理研究（1900~1949 年） 该阶段的研究主要关于护理教育，侧重如何加强护理教育，其研究结果促成 1923 年耶鲁大学成立护理系。在临床护理研究方面重点在改进护理工作的程序和各项工作之间的资源分配问题。例如，1900 年《美国护理杂志》（*American Journal of Nursing*）创刊；1922 年纽约医学院开展的"时间研究"（Time Study），结果发现医师开处方过多，必须增加护理人员才能有效落实医嘱。1932 年 Ryan 和 Miller 发表了关于体温计的研究。1936 年美国 Sigmn Theta Tau 在美国建立了第一个护理研究基金；1938 年 Wheeler 发表了有关结核病护理的研究。

20 世纪 40 年代的研究重点仍然是护理教育方面，然而研究内容和水平有了很大发展，结合临床探讨了护理人员的合理安排、医院环境、护理的功能和护士的角色、护士在职教育、护患关系等方面的问题。例如 1948 年 E. L. Brown 发表了《护理的未来》（Nursing for the future）、《护理专业的发展项目》（*A program for the nursing profession*）等研究报告。

2. 20 世纪 50 年代（1950~1959 年） 该时期美国的护理研究发展迅速。1952 年《护理研究》（*Nursing Research*）杂志创刊，促进了护理研究成果的发表。同时美国的大学护理博士项目开设了研究方法论的课程，在研究人员的知识结构培养上有了较大的进步。1953 年美国哥伦比亚大学首先开办了"护理教育研究所"。1955 年美国护理协会成立了美国护士基金会（American Nursing Foundation），并在 Welter Reed 建立了首个护理研究中心，大大促进了护理研究工作的蓬勃发展。该时期的研究重点是护士的角色、护理的功能、护士的特性等概念性问题。

3. 20 世纪 60 年代以后（1960 年至今） 美国的护理研究进入了稳步发展的阶段，尤其是随着护理博士教育的发展，为推动护理研究起到重要作用。20 世纪 60 年代后护理教育研究的重点在于比较不同学制的护理教育，护理研究注意与护理概念，模式和护理理论结合，并出现了较多改进临床护理方法的研究。1963 年英国 *International Journal of Nursing Studies* 创刊，20 世纪 90 年代后更将循证实践作为护理研究的重点，如 1996 年澳大利亚 Joanna Briggs 循证护理国际合作中心成立；2004 年 *Worldviews on Evidence-based Nursing* 创刊。护理流程的规范化、科学化研究成为重点，并开始关注护理敏感指标（nursing sensitive indicators）的研究。据 2004 年美国高等护理教育学会（American Association of colleges of Nursing，AACN）的报道，美国有 444 个护理硕士项目，89 个护理博士项目，注册护士中 13% 具有硕士或博士学历，1986 年美国国家卫生研究院（Nation InsTItute of Health，NIH）建立了"国家护理研究中心"，并在 1993 年成为美国国家护理研究院（National Institute of Nursing Research，NINR），投入研究基金 1600 万美元元，并成立美国国家护理研究院（National Institute of Nursing Research，NINR），2005 年 NIH 投入护理的研究基金增加到 1.4 亿美元。可见，美国护理的发展与重视护理研究和高等护理教育是密不可分的。

总之，护理研究的发展常常以期刊的创刊、研究机构和护理基金的创立为标志性时期。国外护理研究经历了近一个世纪的发展。

（二）国内护理研究概况

我国护理科学研究的发展受历史的影响，起步晚，发展慢。其发展过程大致可分为 3 个阶段：

1. **开创时期**　开创时期指从 1949～1966 年。1954 年《护理杂志》的创刊为护理学术交流提供了场所。护理教育方面的研究主要是对教学课程与方法的探讨，以及护理专业书籍的编写。基础护理方面的研究以护理技术革新为主。护理管理方面的研究主要是有关病房环境布局和管理制度的研究。专科护理经验，如大面积烧伤的护理等被总结和交流。虽然此期的护理研究以单纯的经验总结为主，但却标志着护理人员开始涉足科学研究，从而推动护理学科的发展。

2. **恢复与提高时期**　恢复与提高时期指 1976～1985 年，护理工作进入恢复和发展的时期。1977 年，中华护理学会和各地分会先后恢复，《护理杂志》（现更名为《中华护理杂志》）复刊。1985 年，全国护理中心成立，促进了国内和国际间护理学术交流，从而推动护理研究的发展。护理教育研究着重于健全护理教育体制，其研究结果促使了 1983 年全国高等院校护理系的成立。高等护理人才的培养为开展护理研究打下了基础。随着生物-心理-社会医学模式的出现，护理人员开始了护理理论方面的研究。20 世纪 80 年代初，我国引进了"护理程序"和"责任制护理"，护理模式由单纯的疾病护理转变到对患者的全身心护理。心理学和社会学的理论开始渗透到护理学科，护理人员探讨患者角色和护患关系等临床问题。同时，专科护理也随着医学的发展有了很大的进展。特别是在早产儿的护理、断肢再植和脏器移植等手术的配合及护理方面取得很大的成绩。护理器具如洗头车、多功能护理车也通过研究得到创新。

3. **加速发展时期**　1986 年，陆续增加的《实用护理杂志》、《护士进修杂志》和《护理学杂志》等刊物，对我国护理研究的交流和开展起到推动作用。1984 年后，我国恢复高等护理教育，护理科研课程已逐步纳入教学计划，成为必修课。护理系在毕业班增设了专题培训，为学生科研和书写论文的能力方面打下了基础。1992 年，我国的护理硕士学位教育开始，逐步培养了更高层次的护理科研人才。实验性研究、前瞻性研究逐渐增多，并开始涉足于护理理论研究，并将国外先进的护理模式如整体护理、循证护理、临床护理路径与我国护理实践结合起来，使我国的研究水平有了整体的提高。

这时期护理研究的发展，健全了护理教育体制，提高了护理理论研究水平，临床护理研究也取得了可喜的成果，如《中国医学百科全书·护理学》的出版；尤其是在断肢再植、心脏瓣膜修补、器官移植等手术配合与护理、大面积深度烧伤的护理、早产儿的护理等方面取得突出的成绩。护理器具研究也有了新的发展，一些先进的技术手段和方法不断运用于护理实践，护理新技术产品不断创新，如研制了重症患者床上洗头器、多用护理车、手套微机检漏器的研制和临床应用等。在全国护理用品科技成果交流会上获得了很多国家专利。

广大护士的科研意识在不断提高，积极参加每年护理学会和杂志社举办的多种形式的护理学术交流会。这些都说明了我国的护理研究已有较大的发展。

（三）护理研究的发展趋势

护理研究促进了现代护理学的发展，现代护理学的发展又为护理研究开辟了广阔的领域，提供了新的研究手段和条件。随着社会的发展和人们对生活质量需求的提高，护理事业越来越被社会所关注，护理研究日趋成为科学研究中的重要领域，护理研究也获得了快速发展的机遇。纵观护理研究的历史和社会对护理事业发展的要求，护理研究必将出现研究领域不断扩大，研究方法和手段不断更新和改进，研究规模和交流空间不断扩展的发展趋势。

1. **注重循证实践**　鼓励护理人员通过循证实践提高护理质量。同时现有的研究质量也需要提升，护理人员检索、理解、评价和应用研究的能力需要提高。转化性研究（translational research）将逐渐受到护理人员的关注，转化性研究探索如何将研究结果以最佳的方式转化到实践中。

2. 通过多中心的、证实性的方式形成牢固的研究基础 护理人员将不会单纯性依据一项设计欠完整的、孤立的研究开展临床变革，变革的决策将以设计严谨的研究为基础。同时在不同的场所，针对不同的患者，在不同的时间重复同一研究，以保证证据的稳固性。

3. 强调系统评价的作用 系统评价作为循证实践的重要元素，将在全球医疗卫生各学科的各类文献中占据重要地位。系统评价可汇集、整合某一专题的研究信息，对现有的证据作出总结性结论。另外，临床实践指南或最佳证据是在系统评价基础上构建的循证资源，也将在护理决策中具有重要的价值。

4. 强调多学科合作研究 临床护理人员、护理研究者与相关学科的专业人士、研究者的合作将成为未来的护理研究趋势，这种合作可共同解决生物行为领域、心理社会领域的基础问题，从而让卫生保健领域认识到护士在制定国际、国内卫生政策中的重要作用。

5. 扩展研究结果的传播范畴 充分利用互联网、电子期刊、电子数据库、电子邮件等技术，可加快并扩展护理研究结果的传播，从而促进学科的发展。

6. 关注文化因素和健康缺陷（health disparities）的状况 目前健康缺陷已成为护理和卫生保健其他领域的核心关注点，因此专业人员将对医疗、护理干预的生态有效性（ecological validity）和文化敏感性（cultural sensitivity）尤其注重。生态有效性是指研究设计和结果与真实情景密切相关。另外，护理人员越来越多地认识到研究必须对人们的健康信念、行为、文化价值观、方言、语言差异尤其关注。

7. 患者参与医疗照护决策 共同决策（shared decision making）是当今卫生保健发展的另一个趋势，尤其鼓励患者参与到自身医疗照护的决策中，并在其中承担核心角色。循证实践强调将研究证据和患者的偏好和需求作为决策的要素，并设计研究探索这一过程和结局。

第二节 护理研究的基本程序

科学研究一般都有一种比较固定的程序，这种程序是科学研究内在逻辑结构的一种体现。科学研究程序一般分为六个阶段：立题、构思阶段，科研设计和计划阶段，预试验阶段，研究资料的收集阶段，研究分析阶段，研究成果总结和应用阶段阶段。研究程序的主要阶段，本章只概括性论述，后面均有专章详述。

一、立题、构思阶段

立题、构思阶段是开展研究的第一步，也是最重要的一步，即提出研究问题、形成研究目标、构建研究假设、开展文献检索、确定研究对象。选题即提出和确立研究问题，是每项科研工作的起点，对开展护理研究非常重要。选择一个研究课题看起来似乎并不困难，因为护理实践中总有这样和那样的问题。但要选择一个既适合研究，又有研究价值的课题，其实并不是一件容易的事情。选题前应充分考虑和事先调查，查阅相关资料，开展系统、全面、深入的文献检索，明确相关概念的内涵和操作性定义，了解课题背景和研究方向，这样才能形成科学的研究目标。

研究目标要求具体化、简洁明了，在研究目标的阐述中应包含研究对象、研究变量（自变量、因变量），并注意区别研究目标和研究意义。并根据研究目标构建研究假设。

假设是对已确立的研究问题提出一个预期性的研究结果，根据假设确定研究对象、方法和观察指标等。研究假设通过研究加以验证，研究假设能提供探究方向、指导研究设计。但要注意，不是所有的研究都需要提出明确的研究假设，是否需要提出研究假设还要看研究的设计。干预性研究、预测性研究往往需要提出研究假设，而描述性研究可不一定有研究假设。质性研究则在研究开始可能没有假设和研究设计，然而在研究完成时，可能会产生研究的预期性答案。

总之，并非护理实践中的什么问题都能成为护理研究的问题，护理研究课题是从一大堆临床护理发现的问题中，经过比较、分析研究、优化选择出来的。选题在一定程度上反映了科学研究的水平和研究成果的价值，同时也决定了最后研究结果和论文的水平，选准了课题等于走完了通向成功的一半路程。

二、科研设计和计划阶段

此阶段即确定研究对象、选择研究设计。包括对研究对象、研究内容、研究人员、研究过程、研究方法、研究所需的人力与物力等一系列的计划与安排，并制订具体研究方案的过程。其中最重要的是研究设计，即选择和确定具体的研究方法。研究者不仅要对所提出的问题给予一种或几种假定的解释或明确研究的内容或目标，而且要明确，为了解决问题、验证假说，如何更快更好地进行研究，以确保取得预期护理成果。设计质量的优劣，直接影响研究结果的价值，设计的目的是要解决护理研究课题，即为什么要做及怎样做的问题。

在选定研究问题后，研究者围绕研究目的，在假说指导下，对选择的对象确立具体研究方法（处理因素）及观察指标（或效应指标），以获得真实、客观、准确的研究结果，这一过程称为设计，通过这一阶段的工作，制订出完整的研究方案，使整个研究程序化、具体化。

1. 研究对象的选择 这是关键的步骤，无论研究对象选择的是人还是动物，总的要求必须按一定的条件或标准筛选，即要有严格的入选标准或剔除标准，必须具有代表性，能反映普遍总体，即除前述的要求外，要有足够的数量。

2. 研究对象的分组 为达到研究目的，常根据施加因素进行分组研究，要求分组应遵循随机的原则，以排除干扰因素，避免非施加因素对研究结果的影响。关于分组的方法及设对照组应注意的问题详见有关章节。

3. 观察指标的确定 能反映研究的某些现象的可测的项目、数据、资料即为观察指标。观察指标的确定是科研中一个重要的内容，它决定着研究的结果，是推导研究结论的重要依据，因此，应准确筛选。根据研究课题将指标分为：主要观察指标、次要观察指标、直接观察指标、相关观察指标，并明确哪些是计量指标，哪些是计数指标。

4. 研究方法 就是要解决如何做的问题，即怎样实现研究目标，研究方法要遵循科学、准确、对人体无损害的原则。根据具体课题可选择调查法、实验法等方法，并明确采用小样本的统计分析法。

5. 结果评价标准　即采用一定的，能衡量护理研究结果的标准，对研究结果进行评论，可用优、良、差或有效、无效等方法。但评价标准一定要科学。

当研究设计的内容确定好以后，研究者需要写出正式的书面课题计划，呈交给科研管理部门以作课题申报用。在正式实施课题前，一般需要开展规模比较小的预试验或预调查，以了解科研设计的可行性和研究的条件，找出可能的问题，以便及时修正计划。

研究设计是否科学严谨，直接关系到整个研究过程是否顺利，研究活动是否有序高效，是否能获取真实、有价值的研究成果。研究设计是科学研究的关键部分，任何一个好的研究题目如果没有精心设计的研究方案，都不可能达到预期的目的。

三、预试验阶段

预试验也称可行性研究和试验研究。是指在大规模或大样本的正式研究工作开始前，为保证科研工作能按照设计内容顺利进行，先做一个小规模（选择少量研究对象）的预试验，目的为熟悉和摸清研究条件，检查课题设计是否切合实际，有无需要修改的地方，及核实样本估计是否合适等，同时也可通过预试验了解研究对象、对研究方法和干预措施的反应，为正式试验打下良好的基础，预测研究成功的可能性，预试验样本量可为研究设计总样本量的10%～20%。预试验也作为对研究工作如自设调查表等信度和效度的测定，如研究生课题在开题报告之前进行预试验是很有必要的。

根据预试验受试对象对处理因素的反应情况，可以取得一些初步数据，摸索出最理想的试验条件，是编制科研设计的重要参考资料。如样本含量计算、试验条件、决定调查的范围及抽样方法等，依照预试验的结果编制的科研设计可信度高，说服力强，易得到专家和主管部门的认可和支持。注意：①在预试验过程中，凡是在正式研究中需要应用的各种问卷、量表、仪器、设施、试剂、物品等，均应通过预试验进行初步的使用、检测和操作，以免研究不能顺利进行，甚至夭折。②在预试验中可能会出现两种情况，即可能会取得理想的结果，使研究目标有望实现，但也可能完全失败，只能停留在假说阶段，有待进一步证实。

总之，预试验是个不可省略的步骤，它不仅可以帮助护理人员摸清所建立的假说是否具有科学性，科研构思是否合理，研究方法和技术路线是否可行。同时预试验的资料将有助于进一步完善假说，改进试验方法，使正式研究更加严密合理。

四、研究资料的收集阶段

此阶段即按照研究设计中所确定的方式、方法和技术进行资料的收集工作。资料收集工作的质量将直接影响到研究的结果。此阶段是研究过程中最费时间的阶段。通过各种测量、问卷、访谈、调查和观察等方式从研究对象处直接收集原始资料。资料收集时需要对由谁进行资料收集、收集哪些对象的资料、收集什么内容的资料、按什么顺序进行、何时进行资料收集、在何处进行资料收集、是否当场收发问卷等进行周密地规划和设计。如果多人进行资料收集，则需要对资料收集者统一进行培训，使资料收集的流程和对患者解释说明的内容标准化。原始资料必须可靠、真实、可信，应完整保存，在原始资料整理后可进行进一步的资料分析。

　　收集资料最常用的方法有查阅文献资料、进行研究试验、开展社会调查。

　　查阅文献应该说是贯穿于研究活动始终，但在资料收集阶段显得尤为重要。在选择和确定研究课题之时，就要通过查阅文献，了解课题内容的研究历史、现状和动态，以便认识和评价课题的科学性、价值性和可行性，为确定课题提供指导。课题选定以后，更应该全面、系统地查阅与研究选题有关的文献资料，只有系统地掌握了有关本课题的国内外现状、发展水平和动向，并充分研究前人和他人成功的经验与失败的教训之后，才能在吸取前人研究成果的基础上有所创新和提高；也只有通过查阅文献资料，了解前人对课题内容研究的成功与不足，才能推陈出新，创新发展。

　　根据研究设计开展研究试验，也是收集资料的基本途径和方法。

　　通过试验研究收集资料，一定要合理地安排试验观察内容，真实客观地记录试验观察结果，尽量缩小和排除可能出现的种种误差，提高试验效率，用最少的观察次数，获取最有效的观察资料。

　　通过调查方式获取研究资料，是护理研究获取资料的重要途径和方法，特别是有关护理管理和护理教育研究的课题，往往是通过社会调查的方法获得研究资料的。社会调查收集资料方法有很多，其中最主要的有观察法、问卷法、访谈法三种。

五、研究分析阶段

　　护理研究的目的在于总结和认识护理活动的规律。对认识规律的最关键过程就是对获取的研究资料，进行去伪存真、去粗取精、由此及彼、由表及里的分析研究，以揭示事物的客观规律。观察、试验和调查等活动结束后，接下来便开始对所获取的研究资料进行加工、整理和数据处理。这是科学研究的真正任务。研究试验和调查往往只在少数人身上进行，而结论却要推至研究对象的全体，这就要通过资料整理、统计分析、科学思维，从感性认识上升到理性认识，获得带有规律性的科学结论。

　　研究分析，就是对所有的试验、调查或观察到的感性材料，自觉地运用辩证唯物主义观点，分析研究设计哪些既能在理论上成立，且又在试验中得到证实；哪些想法在试验中没得到证实或未完全证实，需要修正；哪些现象和指标超出原来的设想，而且可能有新的启示，需要进行新的分析或是提出新的问题，需要在此基础上深入研究。从而围绕假说的中心思想，按材料、表格、图片等，分清组别，综合提炼观点，明确各组材料所得结果，以及由此结果在理论上得出新的结论，发明新的技术，提出新的问题。

　　通常研究所得的资料可分为计量资料和计数资料，介于两者之间的资料为等级资料。统计学分析时对计量资料和计数资料的统计方法均不同。资料的描述性分析通常采用百分比、均数、标准差、中位数等指标表示，而推论性统计分析则根据资料的类型、正态性、方差齐性选择参数法或非参数法进行统计分析。通常采用统计图或表格归纳和呈现研究结果。

六、研究成果总结和应用阶段

　　研究成果的总结和应用阶段的主要任务是撰写研究报告、研究论文（著）、调查报告、评估研究质量以及推广应用研究成果。这阶段是研究活动总结成果、体现价值、服务社会的过程。

（一）撰写研究报告

研究报告是研究工作的书面总结，也是科学研究工作的论证性文章，是作者对研究资料整理、归纳、综合、分析后所写出的文章。研究报告的撰写是科研工作中一个重要的组成部分。研究报告的写作要求有一定格式，且立题新颖、目的明确、技术路线清晰、资料翔实、研究过程描述清晰详细。一篇高质量的论文，不但内容要充实，而且文章应做到通顺易懂，全文结构前后连贯并相互呼应，易于达到交流目的，科研论文的文字表达要准确、精练、平实、严谨，语法修辞要合乎规范，句子长短要适度，要采用医学科技语。文章写完后要进行多次修改。论文质量的好坏是一个研究工作者综合素质的表现。

一般研究报告的内容包括前言（研究的背景和立题依据、文献回顾、研究预期目的）、研究对象和研究方法、结果、讨论和结论等部分。应用文字表达出研究者对课题的思维过程，通过对研究结果的充分讨论，得出研究结论。研究报告的撰写是科研工作的重要环节，没有写出论文，没有将研究活动的成果转化为社会所能接受、运用的论文和产品，其研究活动是没有价值的。不能称之为完成。只有将研究的结果以及有价值的新观点、新理论形成文章，使其成为护理文献宝库的珍品，传之于世，达到学术交流、指导实践、提高理论水平的目的，才能促进护理学科的发展。

（二）研究结果的推广应用与转化

是科学研究过程中不可缺少的一个重要环节，其目的就是为了将取得的科技成果通过推广应用，转化为生产力，创造社会及经济效益，推动社会进步和经济发展。如果不去推广应用，或者不重视推广应用工作，前面所做的工作也就失去了实际意义。科技成果有多种类型，因而推广应用与转化也有多种形式。总的说来，以发挥社会效益为主的护理研究成果主要是通过发表、出版论文专著和学术交流，举办专题培训班，开展技术培训、技术咨询、技术指导、技术服务等形式进行推广；以产生经济效益为主的成果主要通过技术交易、技术转让、联合开发等形式进行推广。

研究结果的推广应用与转化是研究的最后一个环节。循证实践的核心就是利用已有的研究结果，指导护理实践，优化护理流程，作出科学的护理决策。而研究结果的推广和应用就是循证实践的开端。

（陈偶英）

第三节　护理研究的基本原则

任何科学研究，都是以一定的世界观和方法论为指导的。护理研究必须坚持马克思主义的世界观和方法论，坚持辩证唯物主义和历史唯物主义，坚持科学的理论指导，坚持护理伦理原则，只有这样才能把护理研究的科学性与价值性以及社会性紧密结合，才能选择好课题，多出成果，发挥护理研究的效能。

一、实事求是原则

实事求是是辩证唯物主义和历史唯物主义的精髓，是辩证唯物主义认识论的基本要求，也是一切科学研究必须遵循的基本原则。

实事求是就是一切从实际出发，探寻事物的规律性，按客观规律办事。科学研究是对客观事物规律性加以认识和把握的过程，这个过程中，如果不能坚持实事求是的原则，不能客观真实地反映事物的实际情况，不能依据客观事实作出科学判断，这种研究过程和结果是没有任何科学价值的，也是不可能发现规律、认识真理的。

坚持实事求是的原则，就是要求在护理研究中，必须做到不唯上、不唯书、不唯众、不唯洋，要唯实。所谓不"唯上"，就是在护理研究中，敢于坚持真理，不因权威人士的意图和观点而左右自己的思维和观点；不"唯书"，就是不能为书本上、文献中已有的结论和过时的理论框框所禁锢、所束缚，要善于从生活中、实践中发现问题，敢于怀疑、敢于创新，敢于破除旧的理论和结论，尊重客观事实；不"唯众"，就是不能为大多数人不符合客观实际的看法和观点所左右，要有自己的独立意志，要善于独立思考，要强化调查研究，要善于从一般人难以发现的部位和环节中寻找新的疑点和问题。不"唯洋"，就是要从中国的国情、民情、社情出发。只有坚持实事求是，尊重客观事实，崇尚细致深入的调查研究，排除一切主观主因素的干扰，护理研究才能真正探寻到护理规律，才能解决护理实践中的问题，才能推动护理学的发展。

二、科学缜密原则

护理研究是一项科学研究工作，它所要探寻和回答的是护理规律和护理科学理论问题。因此，护理研究必须要坚持科学缜密的原则。

1. 护理研究必须用科学的理论作指导　任何科学研究只有在正确的理论指导下，才有可能取得有科学价值的研究成果。离开了正确的理论指导，只能是盲人骑瞎马，是不能获得研究成果的。因此，护理研究无论是在选择课题、设计研究方案，还是在分析判断、得出研究结论等方面，都要用正确的理论作指导。

2. 护理研究要讲究科学的研究方法　科学的研究手段和方法，是取得科学研究结论的工具和条件。只有根据护理研究的目的、任务和对象的实际情况，采用科学的调查方法和分析研究方法，才能保证护理研究的客观性和科学性。护理研究的选题、设计、调查、分析和总结等环节，都有一套比较完善的程序和方法，这些程序和方法，是护理研究实践长期经验的总结，是保证护理研究具有科学性的重要条件。因此，从事护理研究，就必须掌握并能熟练地运用这些程序和方法，以保证护理研究获取正确、科学的成果。

3. 要善于引进和运用现代科技手段开展护理研究　随着科学技术的发展，科学研究手段日新月异，这些科学技术手段的发展，为科学研究增添了腾飞的翅膀，使得现代科技理论的发展一日千里。护理研究必须引进先进的技术手段，运用现代技术方法，开展护理研究。要善于运用现代信息技术、计算机技术、统计分析技术、调查访问技术等开展护理研究，使护理研究与其他成熟学科的研究技术手段上能达到同步发展的水平，促进护理学科的快速发展。

三、伦 理 原 则

从医学发展史来看，医学的进步与人体研究密不可分。近几十年来，保护人类受试者的权利在科学和医疗卫生保健领域中日益受到重视。当以人作为研究对象时，为了最大限度地保证被研究者的权益，要求研究者在研究过程中严格遵守伦理学原则。与其他生物医学研究一样，护理研究也经常以人为研究对象，包括患者和健康人。所以严格遵守伦理学原则，一方面可以指导自己的研究工作，另一方面可以监督其他医务人员的研究，以维护患者的合法权利。

护理伦理原则的内容十分丰富，本书只作概括性论述，护理伦理学中有专章详述。在以人类为受试对象的研究中，最基本的伦理准则包括有益的原则、尊重人的尊严的原则和公正的原则。除此之外，世界公认的有关人体试验的伦理规范也应加以借鉴。

背景资料

20 世纪 60～70 年代，发生在美国的违反伦理道德的 3 个典型研究案例：

①柳溪肝炎研究（the Willowbrook State School Case）：为了解肝炎传播的途径和研发疫苗。纽约州立柳溪学校的严重智力低下的儿童被研究者喂食含有肝炎病毒的粪便粗提取物或注射肝炎病株。②犹太人慢性病医院癌症研究（Jewish Chronic Disease Hospital）：研究者对 21 名终末期的患者注射外源肝癌细胞悬液，以观察癌症能否以这种方式传播。③Tuskegee 梅毒试验研究（Tuskegee Syphilis Study）：1930～1970 年，研究者对阿拉巴马的约 400 名男性黑人研究无治疗条件下的梅毒自然病程。即使在发现青霉素能够有效治疗梅毒后，该研究仍未停止。

（一）有益的原则

有益的原则指研究者应使受试者免于遭受不舒适或伤害，这就要求研究者试验前应谨慎评估试验的利益和风险，并尽最大可能将风险减少到最低水平。以增进服务对象的最大利益为目的，同时减少对服务对象的伤害，这是伦理判断的最高原则。研究活动对服务对象是否有利，不能以欺骗或强迫的方法实施。应从以下几方面证明实施该项研究的合理性：

1. 评估利益 护理研究的最大益处在于获得知识的发展和技术的改进，最终带来社会的进步、护理专业的发展和对个体健康的积极影响。

在治疗性的研究中，受试者可能从试验手段，如护理干预中获得益处，如皮肤护理、抚触、音乐治疗等。除此之外，研究中产生的新知识，可能扩大受试者以及家庭成员对疾病或健康的理解等。

非治疗性研究尽管对受试者并不带来直接益处，但它对护理知识的贡献同样重要。参与研究的同时还能使受试者加深对自身的了解、提高自尊心以及从接受别人的帮助中获得满足感等。

2. 评估风险 研究者必须评估受试者由于参加试验所经受或可能经受的风险类型、程度和数量。风险取决于研究的目的和手段，它可能是生理的、经济的和社会的；可能是实际存在的，也可能是潜在的；可以是小的，甚至没有，也可能很大，造成永久损害；一些研究还可能对受试者的家庭和社会带来影响。所以，研究者必须努力评估风险的情况，在研究的实施过程中保护受试者权利。

3. 衡量利益-风险比例　研究者应努力通过改变的目标或过程来最大限度地增大利益和降低风险。如果风险最终不能被消除或降低，研究者应能够解释其存在的合理性。但是，如果研究的风险大于利益时，应该修改和调整研究方案或手段；如果利益与风险持平或利益大于风险，研究者应该证明实施该项研究的合理性，并申请评审部门批准。

（二）尊重人的尊严的原则

尊重人的尊严是国际法规定的对人进行的研究活动中必须遵守的共同准则，它主要包括在研究过程中，受试对象有自主决定权、隐私权、匿名权、保密权、知情同意权等。

1. 自主决定权　自主决定权是指研究中的受试对象有权决定是否参与或退出研究，且其基本权益不因退出研究而有改变，研究者不应以威胁、利诱、欺骗、强迫或者秘密的方式要求其加入研究。

2. 知情同意权　知情同意权是指受试对象决定加入研究计划前，有权利要求研究者将研究目的、步骤、研究期限及可能产生的问题与不便给予充分的说明，受试者有自主同意参与研究的权利。

知情同意是保障贯彻实施伦理学原则的重要措施之一，它包含三个要素：信息、理解和自愿。知情同意不仅包括研究者将所有研究相关内容告诉研究对象，同时也包括研究对象必须真正理解所有内容并作出自愿选择。这就要求研究对象在行使知情同意权时具备一定的理解力和判断力，以及法律上的行为能力和责任能力。特殊情况下，精神障碍者、神志不清者、临终患者、儿童等无行为能力或限制行为能力者，如犯人，其知情同意权须由法定监护人或代理人行使。

在进行知情同意过程中，研究者需要根据研究对象的文化背景和不同的研究内容向研究对象详细介绍和举例说明。语言应通俗易懂，避免使用专业术语、含糊其辞。当介绍完研究的具体内容后，应给予研究对象足够的机会提问，研究者须诚实、及时地回答问题，也要给研究对象充分的时间去考虑是否参与研究。

按照国际惯例和要求，提供给研究对象知情同意书的内容需要包括以下几个方面的资料和信息：

（1）研究目的：研究者应向研究对象陈述研究的近期和长期目的。如果研究对象对研究目的有疑义，可以拒绝参与。研究对象参与的时间和期限也应加以介绍。

（2）研究的内容与方法：研究的变量、研究过程、对变量的观察和测量方法，甚至研究实施的时间、场所、频次等，都需要向研究对象详细描述。

（3）研究的风险及可能带来的不适：研究者应使研究对象明确研究可能带来的任何风险和不适，并应指出研究者正在采取或将要采取哪些相应措施来最大限度降低风险。如果研究的风险大于"最小风险"，应告诉研究对象：当损伤发生时是否可得到补偿或适当治疗以及补偿和治疗的方式、方法。

（4）研究的益处：即介绍研究将给研究对象本人或其他人带来的任何好处。

（5）可能得到的补偿：由于参与研究给研究对象带来了不便，花费了他们的时间，获得了他们的资料和信息，因此可以适当地给予研究对象一定的酬劳或免费医疗服务。但是，研究者支付的金钱数额不能过大，提供的医疗服务范围不应太广泛，否则会有诱导研究对象参与研究之嫌。

（6）匿名和保密的保证：研究者应向受试者说明他们的回答和记录被保密的程度，并且向研究对象保证在研究报告中或公开出版物中，他们的身份不会被公开。

（7）联络信息：研究者在同意书中还应向受试者提供下列信息，即谁负责对受试者关于研究和自身权利的问题给予解释；对于研究对象提出的任何问题，谁负责解答；以及如何取得与回答者的联系等。

（8）自愿同意：研究者应向受试者说明，是否参与该项研究纯属自愿行为，拒绝参与不会造成任何的惩罚或损失。

（9）退出研究的选择权：即向研究对象说明研究对象有权在任何时候退出研究而不会受到任何惩罚和损失。

如果研究有相关单位或基金资助，研究者应在知情同意书中明确表示资助机构的名称，如果研究是课程或学位论文的性质，也应一并说明。此外，研究者须在双方都签署完知情同意书后，向每个研究对象提供一份知情同意书的复本。

【附】　知情同意书范例

下面以表 1-1 为例，具体说明知情同意书的书写格式，文中括号内的说明文字是笔者为方便读者理解而特别添加的。

表 1-1　知情同意书范例

研究题目：住院高位截瘫患者照顾者负担及影响因素的研究

调查者：××女士

××女士是一名责任护士，正在研究住院高位截瘫患者主要照顾者的负担及影响因素（研究目的），这项研究的结果将有助于护士了解住院高位截瘫患者主要照顾者所承受的负担，并分析影响照顾者负担的主要因素，帮助减轻照顾者负担（研究的益处）。

此项研究和其过程已经被××医院有关部门批准（部门认证）。研究过程不会对您及您的家庭带来任何风险或伤害（潜在的风险）。主要研究过程包括：①填写一份一般状况调查表。②填写一份关于住院高位截瘫患者照顾者负担的调查问卷（研究的内容与方法）。全部过程将花费您 20 分钟时间（时间需要）。如果您对参与本研究有任何问题，请拨电话×××××××与××女士联系（联络信息）。

您本人有权决定是否参加此研究（自愿同意），也可以在任何时候退出研究，这对您不会造成任何影响（退出研究的权利）。

研究数据将被编码，所以不会提及您的名字。当研究在进行中或研究报告被出版、公开发行时，您的名字也不会被提及。所有的数据将由××女士收集，并被保存在一个安全场所，未经您的允许不会告诉任何人（匿名和保密的保证）。

我已经阅读这份同意书并自愿同意参与这项研究。

研究对象签字：____日期：____

法定代理人签字（如果需要）：____日期：____与研究对象的关系：____

我已经将研究内容向受试对象作了解释，并且已经得到他/她对于知情同意的理解。

研究者签字：_____日期：____

3. 隐私、匿名与保密的权利 护理研究中对受试对象的个人隐私应予保护，未经其本人同意或允许，不得将其个人信息或秘密告知他人。受试对象在参与研究后不应遭受任何干扰，且其填答的资料不应被滥用或不当使用，研究成果不应影射样本的身份。资料收集过程，研究者若使用隐藏式录音机、摄影机等，均应事先征得受试对象同意再行使用。此外，研究者使用患者病历或相关文件，亦须先取得相关机构的同意，不应擅自使用，以免侵犯患者的隐私。

（三）公正的原则

公正原则是指受试对象在参与研究的过程中，应得到公平合理的对待，研究者不能因受试对象的社会地位、文化、种族、性别、病情、经济状况等不同，而采取不平等或歧视性方法对待。研究者和受试对象在法律地位上是平等的，应当尊重受试对象的各种合法权益和合理要求，以平等、公正方式处置研究中出现的各种问题。

四、有关人体实验的伦理规范

"人体实验"系指对任何人体施行实验，以获知其对人体影响的任何行为。国际上著名的有关人体实验的伦理规范主要包括纽伦堡伦理规范（Mtremberg code）和赫尔辛基宣言（Declaraton of Helsinki），护理人员在护理研究中应严格遵循。

（一）纽伦堡伦理规范

1974 年 8 月 19 日，第二次世界大战战犯法庭在德国纽伦堡市判决 23 名德国被告，其罪名是强迫战俘接受人体实验。纽伦堡伦理规范即于 1974 年公布，其内容如下：

1. 接受实验者必须自愿同意参加，且必须具有法律能力和自由选择的能力填写同意书，不受任何欺骗、胁迫、劝诱、恐吓或以任何强迫手段的驱使；研究者有责任让受试者对实验的主题、时间、目的、方法、可能的伤害、不便以及对健康或个人的影响等有充足的知识和了解，以便受试者作出决定。

2. 人体实验需绝对必要，对社会具有重要意义，且无法以其他研究方法取代。

3. 人体实验必须有充分的理论基础，如动物实验的结果、疾病自然过程的知识或其他研究问题的预测结果等。

4. 人体实验必须在避免所有不必要身体及心理痛苦及伤害的原则下进行。

5. 如果事先知道此实验将带来死亡或残疾，此人体实验不可做，除非研究者本人也是实验对象当中的一员。

6. 实验的危险程度绝对不可超过实验所能解决问题的重要程度。

7. 实验必须有适当的准备和充足的人员、设备，保护受试者现在甚至将来免于受到任何伤害、残障或死亡的可能。

8. 实验必须由合格的科学人员进行，受试者在实验的整个过程中，必须得到最好的技术和照护。

9. 在整个实验过程中，受试者必须都是自愿参与，如受试者在身体或心理方面无法继续，受试者可自由决定退出该实验。

10. 在实验进行中，如果实验者认为继续实验可能会引起受试者伤害、残疾或死亡时，必须随时准备终止此研究。

（二）赫尔辛基宣言

1964 年在芬兰赫尔辛基召开第 18 届世界医学年会时，以纽伦堡伦理规范为基础，大会通过了有关人体实验的又一伦理规范，即《赫尔辛基宣言》，并于 1975 年对其进行了修改。该伦理将治疗性研究（therapeutic research）和非治疗性研究（non-therapeutic research）进行了区分。治疗性研究为受试对象提供了一个接受实验性治疗的机会，且会产生有益的结果。非治疗性研究目的是增进科学知识的进步，研究结果可能会对未来的患者有益处，而暂时不能对受试对象本人带来益处。《赫尔辛基宣言》的详细内容如下：

1. 基本原则

（1）临床研究必须符合道德及科学原则，且应以实验室、动物实验或其他科学依据为基础。

（2）临床研究必须由合格的科研人员领导，并由合格的人员监督。

（3）临床研究的重要性与给受试者带来的危险性不成正比，则该研究不得实施。

（4）每一个临床研究计划，必须首先详细评估其危险性，并比较受试者或他人能够预见的利益。

（5）施行容易导致受试者人格改变的实验时，必须特别小心。

2. 治疗性的临床研究

（1）如果断定某一新的治疗方法具有挽救生命、恢复健康或减轻痛苦的作用，应首先采用之。但在采用前，应向患者解释清楚，征得患者的同意。对无行为能力的患者，必须事先取得其法定代理人的同意。

（2）研究者可以采用临床研究与专业性医疗并行的方式。但是，临床研究的范围，应以对患者具有治疗价值为限。

3. 非治疗性的临床研究

（1）对人体施行科学性的临床研究时，研究者仍有保护受试者生命与健康的义务。

（2）必须对受试者说明该研究的性质、目的和危险性。

（3）在患者尚未完全知情及表示同意之前，不可对其施行临床研究。若其为无行为能力者，则必须取得其法定代理人的同意。

（4）受试者在精神、身体及法律三方面，应能完全行使其选择权。

（5）受试者的同意，须以书面为凭。临床研究的责任，由研究者承担，受试者即使行使同意权，也不必负责。

（6）研究者应尊重受试者自身完整性，尤其是当受试者对研究者有依赖关系时。

（7）在研究过程中，受试者或监护人（代理人），随时可以撤销其承诺。研究者若认为继续试验将对受试者有害时，应立即终止研究。

总之，在护理研究的各个步骤，都会遇到各种各样的伦理问题，如选择研究问题时、抽取研究对象时、实施干预措施以及收集资料、分析资料和书写研究报告时。这就要求护理研究者时刻保持谨慎的态度，以伦理原则为指引，最大限度地保护人类受试者的尊严和利益。

第四节　护理研究的监督机制

一、对护理研究中伦理问题的监督

为了使受试者的权利得到更好的保护，进一步规范学术行为，世界各国都越来越重视对研究的伦理审查，2007年卫生部颁布了《涉及人的生物医学研究伦理审查办法（试行）》，有力地推动了我国对医学研究的伦理监督。我国的许多医院和研究所目前已开始建立有关研究伦理审查的监督机制（如引入"伦理一票否决"），也逐渐设立伦理委员会，使生命科学更健康、更快速前进。

（一）伦理审查委员会的由来和组成

1966年，美国公共保健服务机构（The United States Public Health Service，USPHS）第一次发布了保护人类受试对象的联邦政策声明。在这项声明中，USPHS指出，以人为受试对象的研究，必须经伦理委员会审查，来决定试对象的利益是否得到保障，受试对象的知情同意权是否得到保护，以及调查研究的风险和潜在益处比例是否合理等。

1974年，美国保健、教育和福利部（Department of Health，Education，and Welfare，DHEW）通过了国家研究法案（The National Research Act），法案中要求所有以人类为受试对象的研究都必须进行审查。美国保健和人类服务部（The Department of Health and Human Services，DHHS）分别在1981年、1983年和1991年对这些方针进行了审查和修订。在各项规章制度中描述了伦理审查委员会（Institutional Review Board，IRB）的成员资格、职能和运作等情况。

IRB是用来保证研究者在实施研究过程中遵守伦理准则的委员会，是由不同学科专家和人士组成的，对涉及人的研究进行科学审查和伦理审查的组织，可在大学、医院以及医疗保健中心设立。在我国，规定卫生部设立医学伦理专家委员会，省级卫生行政部门设立本行政区域的伦理审查指导咨询组织，开展涉及人的生物医学研究和相关技术应用活动的机构（包括医疗卫生机构、科研院所、疾病预防控制和妇幼保健机构等）设立机构伦理委员会。按照国际惯例，每个IRB都包括至少5名具有不同文化、经济、教育、性别和种族等背景的成员，有的成员需要具有特殊领域的专长，有的成员来自伦理、法律等非科学领域，要求至少1人不是研究机构的成员。一般来讲，医院中的IRB通常由医师、律师、科学家、牧师以及社区中的非医学专业人员组成。近年来，护士也被纳入其中。在我国，IRB的成员要求从生物医学领域和管理学、伦理学、法学、社会学等社会科学领域的专家中推举产生，并且应当有不同性别的委员，少数民族地区应考虑少数民族委员。

（二）伦理委员会的职能

IRB的职能包括对研究项目进行审查。我国规定IRB的具体职责是：①审查研究方案以维护和保护受试者的尊严及权益；②确保研究不会将受试者暴露于不合理的危险之中；③对已批准的研究进行监督和检查，及时处理受试者的投诉和不良事件。

伦理审查的内容同时涉及科学性和伦理学两个方面。研究项目的科学性评价和伦理学审查是不能分割开的，因为非科学性的研究往往会把研究对象置于危险当中，在伦理学上也是不允许的。科学性方面主要审查研究者是否从研究设计到实施过程都严格遵循普遍认可的科学原理、实验方法和分析方法，以保证研究的安全可靠。伦理学方面主要审查研究设计中是否有关于伦理方面的考虑和陈述，如研究对象的选择有无偏向、预期收益和风险比例是否合适、知情同意书所表达信息是否充分、所收集的资料是否采取了保密措施等。

通过审查，伦理委员会可以对研究项目作出批准、不批准或者修改后再审查的决定。通过伦理审查的研究项目，在研究进行期间，研究方案的任何修改均应在得到伦理审查委员会的批准后才能执行。研究中发生的任何严重不良事件，也必须及时向伦理审查委员会报告，申请项目未获得伦理委员会审查批准的，不得开展项目研究工作。

二、对科学研究中不端行为的监督

科学研究的目的就是通过诚实的实施研究，报告和出版研究结果来产生科学知识。然而，20 世纪 80 年代以来，随着学术界一些"丑闻"的不断披露，在一些权威杂志中带有欺诈性质的研究数量不断增加，许多国家开始对科学研究中的不端行为进行系统地反思和研究，并相继采取措施对科研不端行为进行监督和管理。

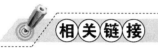

　　2005 年，韩国"克隆之父"黄禹锡在《科学》杂志上发表的论文因胚胎干细胞的照片存在相同或相似之处而引发争议。经调查委员会调查公布的报告证实，黄禹锡在研究中利用 2 枚干细胞伪造了另外 9 枚干细胞的照片，还编造了数据，发表在 2005 年《科学》杂志上的论文系"有意造假"。

（一）科研不端行为的概念

对于科研不端行为，不同国家、部门和研究机构都有自己的界定。英国等欧洲国家将"科研不端行为"分为 3 类：①侵权、盗用他人成果；②抄袭和剽窃；③伪造数据和篡改数据或弄虚作假。1999 年，美国国家科学技术委员会将科研不端行为定义为：在计划、实施、评议研究或报道研究成果中伪造、篡改或剽窃的行为，不包括诚实的错误或者观点的分歧。其中，伪造是指伪造资料或结果并予以记录或报告。篡改是指在研究材料、设备或过程中作假或者篡改，或遗漏资料或结果，以至于研究记录并没有精确地反映研究工作。剽窃是指窃取他人的想法、过程、结果或文字而未给予他人贡献以足够的承认。

从国外对科研不端行为定义的情况来看，世界主要国家的学术界都比较倾向于严格界定 3 类科研不端行为，即伪造、篡改、剽窃，这一内涵在我国科技界也取得较为一致的共识。

我国科学技术部科研诚信建设办公室组织编写出版的《科研活动诚信指南》中指出，在科研活动中的以下行为属于科研不端行为：

1. 在科研经费申请、科研课题验收、涉及人类受试者或实验动物的研究申请等材料中提供虚假信息，假冒他人署名或伪造证明材料。

2. 在研究记录、研究报告、论文、专著、专利等材料中，不真实地描述实际使用的材料、仪器设备、实验过程等，或不恰当地改动、删除数据、记录、图像或结果，使研究过程结果不能得到准确的反映。

3. 在未注明出处或未经许可的情况下，使用他人的研究计划、假说、观点、方法、结果或文字表述（抄袭剽窃）。

4. 对研究对象的不道德处理，包括在涉及人体受试者或实验动物的研究中，违反知情同意、保护隐私和实验动物保护等方面的伦理规范。

5. 论文一稿多投，或故意重复发表。

6. 侵害他人的署名权、优先权等正当权益，或有意妨碍他人研究成果的正常发表和获得其他形式的承认。

7. 在同行评议中，故意对他人的项目申请、科研成果等作出有失客观、公正的评价。

8. 为顺利发表论文而在署名时冒用导师或其他学者的名义。

9. 对已知他人的科研不端行为故意隐瞒或不给予配合。

10. 对自己或他人科研不端行为的举报者进行打击报复。

11. 恶意或不负责任地举报他人存在科研不端行为。

12. 其他严重偏离科学共同体公认的科研诚信和学术道德规范的行为。

（二）科研不端行为的监督和管理

科学研究的不端行为在学术界乃至社会中会产生极大的负面影响。它不但损害受试者的利益，阻碍科学的发展，而且严重损害研究者的诚信和声誉，影响公众对科学研究和科学家的信任。因此加强对科学不端行为的监督和管理是十分必要的。

1. 制定相应的政策法规 对科研不端行为的调查和处理，必须在科学、规范、公正等原则指导下遵循严格的程序进行，这就要求有较完善的政策法规作为依据。美国2000年由总统科技政策办公室颁布了《关于科研不诚信行为的联邦政策》。我国科学技术部颁布实施的《国家科技计划实施中科研不端行为处理办法（试行）》，规定项目承担单位、项目主持机关和科技部应当根据各自的权限和科研不端行为的情节轻重，对科研不端行为人进行处罚。此外，2007年12月修订通过的《科学技术进步法》作为国家法律，以及2007年颁布实施的《国家自然科学基金条例》作为国务院行政法规，都包含了对科研不端行为的处理条款，对科研不端行为的处罚规定均以"法律责任"的形式进行了规范。

2. 设立学术监督机构 为加大对科研不端行为的管理力度，各国根据各自的国情相继设立了专门的学术监督机构。1992年，为调查和报告科学研究中的不端行为，美国政府成立了研究诚信办公室（Office of Research Integrity，ORI）。2007年，我国科技部成立"科研诚信建设办公室"，具体职责包括：①接受、转送对科研不端行为的举报；②协调项目主持机关和项目承担单位的调查处理工作；③向被处理人或实名举报人送达科学技术部的查处决定；④推动项目主持机关、项目承担单位的科研诚信建设；⑤研究提出加强科研诚信建设的建议等。

3. 利用先进技术手段鉴定科研不端行为 近年来，国内外一些机构和科研人员开发出利用计算机和网络技术检测一稿多投、抄袭、剽窃等问题的软件和服务。美国高校联合网络公司开发了一系列专门用于鉴别剽窃的软件，可将学生的作业与网络上出售的论文或者电子版的书籍、学术期刊、参考书进行比较，对学生论文中剽窃或疑似剽窃的部分加以标注。著名的Turnitin（Turnitin.com）网站专门提供论文剽窃行为检测服务，被广泛应用，购买Turnitin的学校要求学生在上交论文前先自行到网上作鉴定，然后将鉴定结果连同论文一起上交。在我国，CNKI科研诚信管理系统研究中心研发的"学术不端文献检测系统"能够预判抄袭、剽窃、一稿两投、不当署名、一个成果多次发表等多种形式的科研不端行为，该软件被越来越多的期刊编辑部和高校使用。

为了减少学术不端行为的发生，每个护理研究者都应对研究设计、结果和文章的发表负有监督责任。此外，护理研究者需要遵循良好的研究行为准则，重视论文的质量而不是数量。

 学习小结

　　创新无止境、科研有方法。创新和科研是任何一门学科发展的基础，护理事业的昌盛发达和蓬勃发展离不开护理研究，护理研究在完善和发展护理理论，改进护理技术及提高护理质量方面起着不可估量的作用，它是扩展学科理论知识、促进学科发展的动力，也是培养和造就学术人才的重要基础。开展护理研究可以提高护士的综合素质，开发护士的智力资源和思维能力，从而提高护士的整体水平。

（陈代娣）

复习思考题

1. 解释科学、科学研究、护理研究的概念及护理研究的特征。
2. 护理研究的基本程序和基本原则有哪些？
3. 如何对护理研究进行监督？
4. 护理研究的伦理原则有哪些？知情同意书包括哪些内容？
5. 护理研究的发展趋势如何？

第 二 章

护理研究选题

学习目标 ▌▌

通过本章学习，学生能够：

1. 概括选题的原则、建立选题思路。
2. 列举选题的途径。
3. 理解选题的程序。
4. 学会陈述研究问题。
5. 理解选题的注意事项。
6. 说出护理研究的热点问题。

情景导入

赵护士，大专毕业，5 年工作经历。近来她转到神经内科开展护理工作，发现不少瘫痪患者臀部出现了大面积压疮，看到那些被压疮折磨患者的痛苦表情，让她很揪心。她按照教科书上防治压疮的方法，如 2 小时翻身、气垫床等系列措施，但效果并不理想，她准备做一个题为"减少压疮发生和促进压疮愈合的研究"课题，以减少患者的痛苦，提高其生存质量。请问：赵护士选题的优、缺点，赵护士可通过哪些方法使选题更科学合理？

护理领域需要研究的问题和尚待验证的理论很多，这些都需要广大护理工作者进行研究，护理研究活动是有计划、有控制性的。在医疗和护理活动中，并不是什么问题都能成为护理研究的课题，也并非护理研究课题人人均能涉足。在护理研究中选题是研究工作的起点。选题是一个严密的科学思维过程，也是科技工作者的认识能力、理论水平和科研能力的综合体现。

第一节　选题的概念和原则

一、选题的概念

选题是指按一定的原则和标准，运用一定的科学方法选择、形成和确定一个需要研究和解决的科学问题。又叫立题，确定所要研究的问题，选题是科研的起点，也是关系到成败的关键。是开展研究工作的第一步，它决定研究设计、研究调查和研究分析的全过程。实践证明，课题选得好，可以事半功倍，选准了一个课题，等于走完了成功的一半路程；如果选题不当，就有可能使研究工作半途而废。因此，开展护理研究活动的第一步就是要以科学的态度和方法，选择好研究课题。

二、选题的原则

护理研究选题要符合创新性、科学性、实用性和可行性原则。这也是判断研究问题重要性的依据。

（一）创新性

创新性也称做独特性、新颖性，它是指研究的课题应该有新的创意、新的发展，具有独特的特点。即有所发明，有所发现，有所创造，有所前进。学会在前人的基础上，发展相对，善于借鉴，巧用移植。要求所选课题内容新、起点高、选用的方法与手段先进。在理论研究上，能发现新规律、创立新理论、提出新问题、解决新问题；在技术研究上，能运用新原理，发明新技术、新方法。创新的核心在于优于原有成果。不应重复别人已经做过并取得成果的课题，而应寻找空白点。如"山地车撞车所致的肝血肿"该研究指出骑山地车引起的外伤趋多，尽管以脑外伤最常见、最严重，但研究者分析了致伤原因，发现了骑山地车撞车也导致了肝脏的严重损伤，并提出修改车把的建议，很有独到见解，很有创新性。

创新点主要体现在以下几方面：①对通说的纠正：即对以往护理经验中不恰当的地方予以纠正，提出新说；②对前说的补充：即在前人研究基础上不断研究新的方法、技术，以进一步提高护理质量；③对空白的填补：即开创新的研究领域。为保证选题创新性要做到：切忌人云我云，要设法拾遗补缺。要人无我有、人有我优，人多我新。

（二）科学性

科学性是指应在科学理论的指导下选择课题，即所选课题必须有事实根据或科学的理论依据，符合客观规律。选题要有一定的事实根据和科学的理论依据，要符合客观规律，做到有根有据，要选之有因，选之有理。科研设计必须符合逻辑，要周密、严谨、科学及合理。要考虑研究结果能否为以后的护理实践所证实，能否切实回答和解决有关的护理问题。假说的提出必须以理论依据和实践依据为基础；与科学的原理和规律性相符合；评价技术路线和指标的参照标准必须具有相应的理论和实践依据；选题设计符合科学要求，有严格的统计学分析等。

为保证选题的科学性要做到：①选题时要以辩证唯物主义为主导思想，遵循客观规律。②以事实为依据，从实际出发，实事求是，不能主观臆造凭空想象。③选题不能与已确认的基本科学规律和理论相矛盾。如"讨论老年病房冬季室内空气清洁的研究"该研究提出有的老年患者不愿接受开窗通风的做法，研究者采用了中药持续喷雾法作为特定情况下的替代。实验证明喷雾法可以达到清洁空气的目的，作为特定情况下的补偿措施可以成立。但如果由此否定了开窗通风这一科学论断，则显得偏激，缺乏科学性。

（三）实用性

实用性是指对所选课题，预测将来所获得的成果，应具有较普遍的科学意义和广泛的社会效益。选题的实用性是护理研究具有价值的前提。护理研究选题的实用性就是看其对护理理论有没有推动和发展，是否能解决护理实践的问题。临床护理科研要注意解决临床护理工作中经常遇到的，影响诊断、治疗、护理、造成死亡率高的难题，或是常见病、多发病的预防与治疗护理措施等。这就需要研究工作者从所从事专业的实际情况出发，结合自己的业务专长，利用现代科学技术和手段，去挖掘和开拓客观上急需解决的问题。为保证选题的实用性要做到：

1. 着眼于社会实践的需要和科学本身的需要　选题着眼于国家或本地区经济建设和社会发展的需要，着眼于护理科学发展的需要，选择在医疗护理中有重要意义或迫切需要解决的关键问题。如探讨恶性肿瘤的发病病因、发病机制，寻找特意的、先进的早期诊断方法，研究有效的治疗方法、预防方法，或研制新的抗癌药物。

2. 正确对待基础理论研究和应用技术研究的关系　选题避免引起研究的重复，处理好近期需要和长远需要的关系，排除没有价值或对社会无实际意义的题目。如"警惕药液在稀释过程中丢失"该研究指出临床有些护理人员在抽吸安瓿或瓶装药液时，因药液黏稠或粉末未完全溶解未抽尽药液的问题而提出研究。为此，研究者对残余药液作了测定、研究，分析了原因。这个问题道理浅显，没有复杂的学术、技术问题，没有研究价值。只需加强工作责任心就可解决。

3. 体现出经济性与效益性　经济性是指研究成本和将来成果推广应用时的投入大小。效益性主要指预计成果的学术价值、社会效益和经济效益。总的原则是：尽可能做到投入少，成本低，见效快，收效大。如果所选课题研究费用高，而预计成果价值不大，这样的课题最好不要上。如果所选课题预计成果应用能产生一定的经济效益和社会效益，但推广应用时需要较大投入，这样的课题也要三思而后行。如果所选课题预计成果价值很大，能产生重大的社会效益和经济效益，这样的课题即使研究费用和推广应用投入大点，也是值得的。

（四）可行性

可行性是指具备完成和实施课题的条件，即研究课题的主要技术指标实现的可能性。正确评价研究者的知识结构和水平、研究能力、思维能力及个人综合素质；正确评价客观条件是否具备，包括研究手段、经费支持、研究时间、研究对象来源、伦理问题、协作条件等。课题能否顺利执行与完成，与所需要的设备条件、课题组成人员的科研水平与能力以及课题是否已具备研究基础等有密切关系。即使课题选得再好，如果不具备必要的研究条件，也只能是纸上谈兵。因此，在护理研究选题时，研究者一定要量力而行，不贪大求全，要选取最适合自己研究能力，又最能体现自己研究水平和价值的课题。在确定研究课题时要考虑两方面的因素：

1. 主观条件　指课题提出者和合作者的基础知识，专业知识，技术水平，研究能力。即学识水平状况、业务技术能力、科研工作经验、课题组的人员组成、合作的积极性，能用于该课题的工作时间，领导的支持等因素和条件。

2. 客观条件　指文献资料，资金设备，协作条件，所限时间，相关学科的发展程度，即研究的仪器设备，实验的动物、药品、材料，研究经费，研究环境等方面的条件。为保证选题可行性要做到：选择题目不能草率，如果根本没有实现的可能，选题就等于零，只有在主、客观条件都具备的基础上，方可确立课题。如"手术患者的围术期护理"这个选题。题目太大，牵涉内容太广泛，无法进行深入细致的研究，无可行性。如果改为"心脏外科患者术前指导与效果评价"就具有可行性。再如："冠心病患者的护理研究"不及"冠心病患者睡眠中心律失常的护理观察"确切；"以现代护理理论为指导进行基础护理学教学的经验总结"不如"运用护理程序改进基础护理学教学的初步实践"合适。选题目的要具体，明确，内容清楚，指标具体，准备研究什么问题、解决什么问题、如何去解决这些问题、期望得到什么结果、哪些应作为研究重点等都要心中有数。

第二节 选题的方法

一、选题的途径

掌握了选题的原则并不能保证就能选择到一个适合自己研究的课题。选题要根据护理研究的对象，结合护理工作实践，选择适合自己的课题。选题的途径主要来源于护理实践工作。此外，也可以从学术交流与争鸣中、从文献中、从国家的大政方针和护理研究项目指南中选题。

（一）从护理实践工作中选题

护士工作在临床一线，接触患者机会多，实践操作多，遇到的问题多、积累的经验教训也多。若能以此为突破口，寻找课题进行研究，这不仅可以解决实际问题，提高护理质量，同时也可拓宽自己的知识面。如"腋下体温测量时间的研究"来源于测体温，"膀胱冲洗速度对患者生命体征的影响"来源于观察生命体征，"袋装输液种类、温度对胰岛素吸附作用的实验研究"来源于输液，"空气清菌片用于 CCU 空气消毒的效果观察"来源于空气消毒。

由于护理服务的对象已经从患者扩展到健康人群，护理服务也从医院走入社区，护理关注的焦点也扩展到从人的生理到人的心理，从人的自然属性到人的社会属性，护理研究的对象不仅有患者，更有护士自身，关注与护士职业有关的法律法规，关注护士自身的身心健康等。因此，护理研究的范围越来越广，凡是和人的健康有关，可以被护理干预措施解决的问题都可以成为护理科学研究的选题，如采取何种护理措施以利于患者康复，如何促进人的身心健康，怎样使人与环境更加和谐相处等都是很好的选题。护理实践工作中的课题主要来源于以下几个方面。

1. 以人为本的护理理念

（1）从全人口健康的维护和指导中选题：如"可孕妇女与不孕妇女自尊的调查与分析"、"触摸对婴儿生长发育影响的研究"、"ICU 患者家属需要的调查研究"、"社区护理干预对降低农民患病率的作用"等。

（2）从影响健康的心理和社会因素中选题：如"抑郁与缺血性心脏病相关性的研究"、"对急诊患者心理候诊时间与实际候诊时间的调查及对策"、"护士长应对方式与焦虑情绪的相关性研究"、"急救护士心理健康状况和应付方式的研究"、"美国亚裔护士的职业压力调查"等。

（3）从康复和预防保健中选题：如慢性精神分裂症的护理研究等。

（4）从新型护患关系和职业道德中选题：如"强化护士职业风险意识提高自我防护能

力"、"护士在肿瘤患者行使知情权中的作用"、"法律法规教育对减少护生实习差错的研究"、"加强安全管理预防护理纠纷"等。

（5）从临床患者的护理细节中选题：如外科手术患者术晨常规导尿以避免术中膀胱损伤，该操作易引起患者不适，导致心率加快、血压升高等不良反应。有学者研究指出，术前导尿操作在患者入手术室麻醉后进行，可减轻因导尿引起的心身状况改变。追踪观察发现，麻醉后导尿患者在全麻苏醒期极度躁动，诉憋尿难受，并试图拔除尿管。在此基础上，某护士研究结果指出，于全麻前15分钟经尿道注入2%利多卡因3ml、液状石蜡2ml后留置导尿，可减轻患者痛苦，缓解全麻苏醒期不适（应注意凡杂志刊登文章的结论只能作参考，不能作为临床工作依据，因未经重复验证）。

从以上研究可以看出，研究者的研究目的在于减轻患者痛苦，促进其康复，且研究的范围不仅局限于缓解护理操作当时给患者带来的不适反应，更是一种延续性、无间断的对人的关爱，是以人为本的人文护理理念的体现。

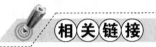

相关链接

来源于临床患者护理细节中的选题举例

1. 化疗所致静脉炎的预防和处理。

2. 慢性疼痛患者的非药物性干预。

3. 结肠造瘘口患者家庭康复护理干预。

4. Miles手术患者会阴部伤口的换药方式。

5. 音乐疗法在肿瘤科的应用。

6. 新生儿沐浴的体位。

7. 抚触对婴儿智力及神经行为发育影响的研究。

8. 早产儿便秘的护理干预措施。

9. 游戏疗法在儿科的应用及对小儿适应行为的影响。

10. 结构化出院教育对T管带管出院患者伤口愈合影响的研究。

11. 三种呼吸法对胸腔手术后患者术后肺功能和疼痛的影响（深呼吸、以呼为主的丹田呼吸、正常呼吸）。

12. 长吐气呼吸法对促进COPD患者肺功能和活动耐力的效果评价。

13. 肺部康复运动方案对肺癌患者术后肺功能、活动能力、生活质量的影响（丹田呼吸、太极、上肢运动、下肢运动）。

14. 实施运动方案后高血压患者血压变化及心肺适应能力的研究。

15. 翻身前吸尽口腔分泌物对预防呼吸机相关性肺炎的效果研究。

16. 放疗中口含水囊对口腔黏膜保护作用的临床观察和研究。

17. 床旁B型利钠肽测定对急性心肌梗死患者恶性心律失常的预测性研究。

18. 眼位训练对表面麻醉下超声乳化手术患者顺应性的影响。

2. 护理服务领域拓展的研究

（1）从护理管理中选题：如"护理职称晋升中实施末位淘汰制的探讨"、"ISO 9002 标准在护理服务质量管理体系中的应用"、"护理改革中调整工作报酬分配方法的探讨"等。

（2）从护理教育中选题：如"应用场景教学法带教培养护生综合能力"、"护理硕士研究生自主学习能力的培养研究"、"在课堂教学中评估和提高护理本科生现场救护决策能力"等。

（3）从护理工作者自身权益保护的角度选题：护士在面对患者质疑或遇到纠纷、暴力事件时，往往不知如何保护自己，缺乏相关法律法规的保护，从而影响护理工作者的身心健康，导致护士的职业态度偏离而使护理队伍更加不稳定。而我国护士在遇到各种突发状况时，缺乏有效的行为准则和规范，常常导致纠纷、冲突等遗憾的结果发生。如新闻媒体曾报道家属不签字配合患者治疗导致患者死亡的案例等，这些临床工作中可能会发生的问题都应该纳入护理操作规范中，使护士在任何情况下都可以忙而不乱、有章可循。因此，从自身工作遇到的困惑中寻找解决途径，可以提出问题、调查现状，从而引起相关部门的重视，最终促成对护士自身具有保护作用的法律制度、法规规范的建立与实施。

（4）从专科护理中选题：如心脏起搏器安装术后卧床时间，一般教科书和权威专科书都描述，术后需绝对卧床 3~7 天。卧床时间长患者生活不便，心理压力大，某护士就此情况，设疑提问：患者能否术后 24 小时内起床？并研究采用固定带固定术侧上肢，患者术后 6 小时起床，24 小时下床活动，无 1 例发生电极移位。其研究论文被《中华护理杂志》录用，研究成果获得了主管部门的优秀科技成果奖。

（5）从相关学科与护理学交叉的边缘区和空白区选题：如墙式氧气固定装置连接口，拆卸不便，消毒有困难，采用什么方法消毒最好？有学者就此问题进行研究，通过细菌培养，根据培养结果用聚维酮碘气雾剂喷雾消毒，有效率达 81.82%。此外，许多社会学、心理学、行为学的理论也可以指导护理实践，可以解决护理实践中的一些问题，并以此来指导护理实践中的研究工作。如"音乐疗法对 γ- 刀治疗患者镇静、镇痛的效果观察"、"护士与难处型患者的关系：沟通技巧研究"、"社会认知理论促进乳腺癌患者体育锻炼的研究"、"患儿家长的心理分析及护理研究"及"无陪床患儿的心理分析及护理研究"，"音乐治疗"技术和方法移植过来，运用于对烧伤疼痛、精神病患者的护理起到了良好的效果。这些选题从心理学的认知、行为理论、心理放松技巧、减压训练等方面，对护理工作有十分重要的借鉴价值。

（6）从突发事件中选题：当地震、矿难、火灾、食物中毒等灾难发生时，医护人员往往处于紧急救治的第一线。灾难巨大的摧毁性，导致重大的人员伤亡，这就要求医护人员在掌握急救知识的同时具有各种组织和协调能力，在尽可能短的时间内救治更多的伤者，提高遇难者的生存率和生存质量。因此医务人员积累的经验是指导实践的宝贵财富，而这些经验必须以科技论文的形式发表才能被认同和推广，甚至引起相关部门的重视，最终形成一种模式而被广泛应用，使患者真正受益。如许多有关成批烧伤患者救治方面的论文，包括成批烧伤患者规范化组织和护理管理、救治过程中的护理质量监控和人际关系特点及应对、基层医院手术室的护理配合、空运伤员的护理等，从不同角度阐述了火灾后大量烧伤患者的救护，为急救工作积累了宝贵的经验。如何将这些研究成果上升到理论的高度，促成适合我国国情的灾难护理学的建立，以教材或规范的形式进入学校、社区、医院，并作为所有紧急救护行动的准则也是护理研究者努力的方向。

此外，还可以从特殊护理、循证护理、护理经济学中选题。

3. 护理方法更新的研究

（1）从理论与实践结合中选题：如护理教科书规定测腋温需擦干腋汗后测量，但实际工作中，护士为患者测腋温时，常省去擦腋汗这一操作程序，腋汗对腋温测试数值是否有影响？某护士就此问题进行研究，结果显示：擦干腋汗和不擦干腋汗，把体温计放于腋下夹紧10 分钟测得的腋温数值无显著差异。

（2）从临床高新技术中选题：如 SYB 型医用输液自动报警器，可研究设置在护士办公室内，通过总指示器的指示，护士可准确地掌握整个病房每个患者的输液情况，可以较好地掌握最佳配药时间及最终处理时间。又如，中药排气法代替胃肠减压用于胆囊手术患者的研究，在促进胃肠蠕动、减少术后腹胀、恶心、呕吐方面效果好，并利于手术操作；水针治疗晚期肿瘤患者疼痛的研究，取得比注射镇痛剂好的效果。

（3）从新仪器、新设备中选题：如湿性愈合理论的提出颠覆了传统的伤口愈合理论，观念的改变带来了产品的变革，各种保湿敷料被不断研发并应用于临床，如水凝胶敷料、聚氨酯泡沫敷料、藻酸盐类敷料等，随之带来护理方法和操作步骤的变革，在这样的改变中存在着不少可供研究的护理科研选题。又如，对有机磷中毒患者常规采用阿托品间断静脉注射以中和体内毒素，但采用输液泵持续输注在提高疗效的同时，降低了药物不良反应。新仪器、新设备的运用有助于提高治疗效果、减轻患者痛苦、降低护士劳动强度或降低护理成本。

（4）从多媒体网络信息技术中选题：如整体护理平台，继续教育学分登记与管理软件的研制与开发，重症护理技术综合信息系统软件的开发与应用，运用计算机实施患者住院费用一日清管理等。

（5）从研究中出现的特殊现象再定新课题：在研究过程中，常常有预想不到的新问题和怪现象出现，有的显然毫无价值，有的却值得深思与探索，从而可确定新的研究课题。如心内科医师在进行"抗心肌多肽抗体临床应用的研究"中偶尔发现，心内科医务人员柯萨奇病毒感染率似乎高于其他人群，因此，心内科的护理人员对心内科医务人员柯萨奇病毒感染率及其心肌炎发病率与其他人群的差异性进行了研究，从中发现了新的研究课题。

利用研究中出现的特殊现象去发展已有研究，所谓"发展"，绝对不是简单的重复，需要在以往研究基础上进一步改进，补充新的内涵。如可设计研究课题验证某些在国外护理领域较普遍应用的量表在国内文化背景下的信度和效度，并根据国内情况对相关条目进行适当修订，以供国内护理研究人员应用。也可将某种干预方法放在国内的环境下进行验证，如关于剃毛和不剃毛备皮方式的研究。

4. 护理理论和相关理论的研究 如在设计"居家脑卒中患者的康复训练"项目时运用Orem 的自理模式为理论依据，可增加该研究的深度。应用自我观念模式设计"学龄期哮喘儿童自我观念和自理行为的实验性研究"。在设计"ICU 护患关系研究"课题时，Watson 的照护理论可作为理论依据。

（二）从学术交流与争鸣中选题

对同一现象、同一问题，存在着不同的观点和认识，甚至为此产生激烈的争论，这是科学研究常见的现象，也是启迪人思考，推动科学发展的重要动力，同时也是人们选择研究课题的重要途径。因为从学术争论的焦点中，可以使人更加明确需要深入研究和完善的理论问题。许多科学家、理论家的研究就是从争论问题开始的。学术交流是人们把自己对某学术问题的研究，包括研究方法、结果与存在的问题向同行介绍，互相争鸣和学习的过程。学术交流与争鸣对选择研究课题有重要作用，研究人员可根据交流中提出的问题或争鸣中谈及的某些事实与理由，抓住问题，发现问题，并从中选定自己的科研课题。

护理人员要积极参加各种学术讨论、学术讲座、学术会议和疑难病例讨论，研读各种学术期刊，向有关专家请教，聆听各种意见和见解，这些是启迪灵感的最佳环境，在这里就可以找到适合自己，并且是自己非常感兴趣的研究课题。

（三）从文献中寻找研究课题

护理研究课题来自于护理实践，同时也来自于书本，从文献中寻找研究题材是相当重要的途径。查阅文献和立题过程往往是相互结合进行的，阅读他人的研究成果，可以了解相关研究的发展方向，将更有助于确立研究方向，紧跟时代和理论发展的方向选择研究课题。从文献的空白点，从已有课题进行延伸，如有人提出了关于某现象的各种假说，但并没能揭示这些假说的科学性，只是将这些论文或专著公之于众，以供他人包括后人参考和研究，这为获得研究课题提供了重要的参考。如南天仙子外敷治疗溃疡坏死期压疮的疗效观察，就是研究者通过查阅资料了解中药南天仙子的药物有去腐生肌的作用，将其应用在治疗大面积压疮，效果明显，而且操作简单，价钱便宜。

文献查证可了解当前护理研究的趋势、重点、主要课题；通过文献阅读，从他人的相关研究中得到启示，如抚触对新生儿生长发育的影响，启发了抚触对早产儿神经精神发育的影响；外科患者术前禁食禁水时间的调查，启发了外科患者术前禁食禁水时间的实验性研究。文献阅读还可了解有关领域的研究历史和现状，国内、外的研究动态、研究水平。如压疮的中医药治疗，启发了湿润烧伤膏的研究。

在阅读文献时，要注意有关的不同见解与争论。若发现文献所述与护理实际工作不相符，或针对同一现象各类文献有不同结论和观点的时候，尤其是国外的文献资料与我国文化民情有差异的时候，一定要认真思考和研究，从中探寻适合自己研究的课题。查阅文献要注意："四先四后"，即先近后远、先内后外、先专业后广泛（后查阅其他综合性刊物和边缘学科资料的内容）、先综述后单篇。

（四）从国家的大政方针和护理研究项目指南中选择课题

从国家的大政方针中选择，如从"十二五"中国护理事业发展规划纲要中选题。从招标课题和项目指南中选择，项目指南是科学基金为课题申请资助限定范围，以便更好地引导科研选题，把有限的基金用到迫切需要解决的重大问题的研究上。项目指南是众多科技工作者包括科技管理者通过反复研究论证，结合科学研究发展趋势和生产实践中出现的问题而制订的。因此，研究人员可以从科学基金会颁布的项目指南中，研究论证选择适合于自己的课题。由于项目指南上所列内容主要是起到引导限定范围的作用，其列出的项目与课题常比较宏观和笼统，据此选择课题时还应进一步缩小研究范围，并具体化。

我国目前课题来源归纳起来可分为：

1. 计划内的课题指纳入国家及上级主管部门科研及教学计划的选题，并有经费及其他方面的资助，包括：①指令性题目：是国家或各级主管部门根据医疗卫生事业发展规划的需要而下达的指令性科研课题。课题的方向明确、目标清楚，一般都有专项拨款和限期完成。②指导性题目：科研课题由基金资助或公开招标方式，通过专家评议，择优选择承担课题（或项目）的单位和研究者，如国家自然科学基金、青年科学基金、国家卫生部招标课题等。

2. 计划外的课题指国家或上级单位一般不给予专门经费资助的课题。如：①对外协作课题：由外单位确定课题的研究目的和内容，提供相应的经费。②本单位或个人自由选题，这些课题选题范围广，通过研究工作取得有价值的成果后，也可以进一步申报计划内课题。

以上介绍护理研究选题的方法，是人们一般常用的几种，这些方法可单独应用，也可综合应用。实际上在护理研究选题中还有其他的途径和方法，研究人员可根据自身的具体情况，选择有效的途径和方法进行选题。

二、选题的程序

选题无论过程的长短，大致要经过以下几个程序。

（一）设疑提问阶段

根据初始意念，捕捉灵感，设疑提问，发现问题，形成意念。

科研总是从人们对某现象和问题产生的好奇、疑问中萌芽的。课题的产生也是受外界条件的启发。一个好的选题必须包含很大的灵感成分，而灵感的产生在很大程度上取决于许多不确定性的因素。在日常护理实践中常会遇到一些无法解释的现象或不能解决的问题，围绕这些问题和现象，就会产生一些朦胧的念头或想法，这就是初始意念，也就是课题的萌芽。这种初始意念或灵感是科学研究的起点，是揭开社会、自然、人类本身发展变化规律，取得重大发明创造的基点。如牛顿看到苹果落地联想到了地心引力，并由此开展了万有引力的研究；伦琴在做真空放电管试验时，发现距 X 线管附近的胶片被曝光，并由此探究其原因而发现了 X 射线。

初始的意念可以是模糊的、不成熟的，涉及范围很广，但它却很重要。初始立题意识的产生需要护士有充分的理论准备和实践经验，善于观察，善于思考，捕捉思想的火花。护理人员要大量阅读专业和相关专业的书籍和文献，不断积累信息，结合临床护理实践，才能捕捉到有研究价值的问题。如"胆系手术胆心反射的术中观察及其护理对策"这一选题，是某护士在巡回 1 例胆囊切除术时，产生的思想火花。该患者年龄大，体质差，探查胆道时，突然心率减慢，血压下降，随即心跳停止。经心肺复苏后，心跳很快恢复。以此为教训，查找资料，并对该类手术进行术前、术中、探查血压、心率等项目监测并记录。结果提示，心率和血压变化与术中牵拉刺激胆囊区的迷走神经有关。为此提出了探查前胆囊区域封闭，预防性用药等，确保了患者术中安全，提高了手术配合质量。

灵感与研究者的思维能力、知识结构、知识底蕴有着密切的联系。有研究价值的灵感产生绝非轻而易举，而是在研究者已有理论知识和实践经验的基础上，通过深入分析、广泛联想、长期酝酿的过程中形成的。有志于护理研究的人，应该不断捕捉思想火花，记录思考的主线，使之成为研究的课题。

（二）研究题目形成阶段

此阶段主要是拟订方向、选择目标、查阅文献、社会调研、情报研究、提出假说、形成研究题目。

捕捉到感兴趣的灵感问题，只是一个课题的雏形，有待于进一步完善。要使护理研究问题确定，需查阅大量的国内外相关文献，通过查阅文献和社会调研，情报研究，了解本课题国内外研究进展情况。如某护士在阅读文献时发现关于体位摆放不当而引起并发症的报道很多，尤其以截石位为多见，在此基础上她提出了对传统截石位摆放方法进行改良，并对两种摆放方法不同时间内的患者血压、心率、大隐静脉压力和下肢血氧饱和度进行了严密监测，最终提出了"改良截石位与术后并发症相关因素的临床研究"，该课题获省科技进步三等奖。

建立科学假设和科研构思，使研究的护理选题形成。

1. 建立科研假设　假设亦称假说，它是以已有的事实材料和科学原理为依据，对未知的客观事物或规律所作的尚未经过实践检验的假定性设想和解释。即在研究实施之前对所提出的问题给予一种或一种以上假定的解释。假设是研究者对研究预期目的，各变量之间的关系，进行初步的、带有假定意义的理论解释，将研究问题（疑问句）转变成对预期结果的预测（陈述句）。如研究问题：术前宣教会影响手术患者术后的康复状况吗？形成假说：术前宣教有利于手术患者术后康复。

假设是研究工作的重要步骤和基本程序之一，可帮助研究者明确研究目标和避免盲目性，一般研究设计都是以证实假设为目的。总之，假设是研究前对要研究的问题提出的预期目的，需要通过实验来证实或否定。如研究问题"不同温度甘露醇对大白兔静脉损害有无关系？"，研究者提出假设是"不同温度甘露醇对大白兔静脉损伤程度不同"。据此进行的研究设计则应选静脉滴注甘露醇的大白兔为研究对象，选不同温度甘露醇作为研究工具，以静脉损伤程度等为观察指标，确定样本含量，依据收集资料获得的结果进行分析，用以证实或否定假设，并可进一步对所提出的研究问题作出解释，增进新的认识。

假设的正确与否，决定着科研工作的成败。科学的发展，往往是通过假说来揭示事物发展的客观规律，如哥白尼的太阳中心说，牛顿的光微粒说，爱因斯坦的狭义相对论，卢瑟福的原子结构学说等著名的科学研究，在开始提出时都是科学研究的假设。

评价一个假设，时常从以下几方面进行：①是否符合自然科学基本原理；②是否基于已有的科学研究成果；③是否具有个人实践经验；④逻辑推理是否合理；⑤假设被证实后，他人能否重复验证。

2. 进行科学构思　是指论证假设、形成题目，即护理研究者进行反复思考，从而建立最佳研究途径的一种行为表现。其重点内容是思考如何着手、怎样进行，才能达到准、快、好、省的目的。

（三）立题论证阶段

通过查阅文献、向专家请教、与同行讨论等方法对形成的题目进行论证，对课题的先进性、科学性、实用性、可行性、逻辑性等进行慎重评价、审校，以便确立研究课题是否可行。对已确立的研究题目应能清楚地陈述研究对象、研究目的、研究变量、科研假设等。对于不符合立题要求的题目或根本不能或不需要研究的题目，要能及时放弃。

1. 研究问题的先进性评价　研究问题是否具有先进性，要从选题的内容和预期结果能否增进医学新知识、立题有无创新、是否完全重复别人的工作等方面来看。一个研究主题可以多次出现，也可选择与他人相似的题材研究，但要有区别，要注意不断增加新内容、新的认识或新的方法。研究问题的先进性评价如下：

（1）前人未涉足的领域，或新创立、新发展起来的学科分支新理论等，如"提肛肌训练对前列腺电切术后暂时性尿失禁的影响"、"I Love You 按摩法对促进早产儿排便的效果研究"。

（2）前人已有研究，但研究者提出新的资料和结果，对原有的结果提出补充或修改：如

"初期诊断的消化道恶性肿瘤患者症状特征的研究"、"孕晚期住院孕妇焦虑水平及其相关因素研究"。

（3）国外已有报道，尚需结合我国情况进行研究验证以引进新原理，填补空白，如"关于护士长领导方式与护士工作效率的研究"、"居家脑卒中患者的康复训练项目"。

2. 研究方案的科学性评价　研究方案是否具有科学性，主要取决于科研构思是否合理，研究方法和技术路线是否可行，是否有科学依据，研究结果是否有推广性。如"监护室患者的心理特点和护理探讨"、"化疗后并发骨髓抑制患者的护理探讨"这种"护理体会性"的题目就不符合科学性的要求。

3. 研究问题的实用性评价　研究问题是否具有实用性，主要取决于其对实践是否有指导意义，选题的研究结果能否应用到实际临床工作中，能否解决临床问题，指导实践。研究问题的发生率应较高，使提出的问题更带有普遍性。如"前置胎盘期待治疗期间孕妇焦虑状态的调查"其实用性和对护理工作的指导价值就不如"社会支持对改善前置胎盘期待治疗期间孕妇焦虑水平的实验性研究"。

4. 研究方案的可行性评价　研究方案是否具有可行性，主要取决于研究方案在研究工作中的协作关系、时间、样本的获取、资金、设备和条件、研究人员的经历、专业水平及伦理因素等各方面条件是否完备。再好的选题，若条件不可行则会失去其研究的意义，只有各方面条件具备和可行，才能确立研究问题并使研究工作顺利进行最后才能取得较好成果。

5. 预试验　通过预试验验证假说和科研构思是否正确可行。预试验的主要目的是熟悉方法，初步掌握受试对象对处理因素的反应，了解本研究应具备的条件，为正式的科研提供依据，并客观估计是否具备完成此研究的条件，避免因操作人员开始的不熟练与研究最后阶段的熟练或护理研究人员因掌握技术不统一而产生的误差，以便保证结果可靠。

6. 确立研究题目　需注意：

（1）准确：要使用医学术语，无语病，内容明确，范围适中。

（2）规范：题目要具备研究对象、研究方法、效应或评价指标三要素。

（3）简洁：题目应控制在20个字以内。如"中草药蒸气浴治疗类风湿关节炎的疗效观察"研究对象是类风湿关节炎，研究方法是中草药蒸气浴，评价指标是疗效观察。"山药粉药膳延缓慢性肾功能不全进程的研究"研究对象是慢性肾功能不全，研究方法是山药粉药膳，效应是延缓进程。

三、研究问题的陈述

研究问题的陈述内容主要包括确立研究问题的背景和预期目的，即陈述立题依据或理由及研究的预期目的。研究问题确定以后，必须清楚地陈述出其相应的研究目的、研究目标、研究问题和研究假设，以指导科研设计过程。

1. 研究目的的陈述　研究目的是写出为何要进行此研究的理由与目标。研究目的是从选题的立题依据中引申出来的。所以，立题依据的结尾部分要清楚地陈述出"本研究的目的是……"。

2. 研究问题的陈述　研究问题是一个简明的疑问句，包含一个或多个变量。变量应该是可以测量和观察的。研究问题的陈述必须涵盖主要的研究变量和目标人群的特点，以及变量之间可能存在的相互关系。如穴位按摩训练对改善老年人睡眠质量及认知功能有效吗？膀胱灌注量对重症患者经膀胱腹内压测量有影响吗？专业护理实践环境、心理授权和护士工作投入有关系吗？

3. 研究目标的陈述　研究目标是为了实现研究目的、回答研究问题而确定的具体研究内容。如"评价基于吞咽功能训练的护理干预组的吞咽功能障碍患者比对照组的患者能更好地掌握有效防噎食吞咽技巧"、"比较普力爱系列液态碱性清洗剂和多酶清洗剂清洗牙科钻针的效果"、"调查青年护士对专业英语集中培训的需求状况"等。

（1）研究目标的陈述应包括研究对象、研究变量，同时应以行为动词引出。例如"评价基于吞咽功能训练的护理干预组的吞咽功能障碍患者比对照组的患者能更好地掌握有效防噎食吞咽技巧"以行为动词"评价"引出研究目标，以"吞咽功能障碍患者"为研究对象，研究的变量包括"基于吞咽功能训练的护理干预"和"防噎食吞咽技巧"。

（2）研究目标必须简洁、具体、可测量：一个研究目标通常只针对一个或两个变量。陈述形式是确认变量间的关系，确定组间差异，或者进行预测。

（3）干预性研究的研究目标中往往包含自变量和因变量：例如上例中"基于吞咽功能训练的护理干预"为自变量，"防噎食吞咽技巧"为因变量。如果是描述性研究，则研究目标中可包含 1~2 个变量，但一般不确定变量类型，例如"调查青年护士对专业英语集中培训的需求状况"。

（4）好的研究目标往往能够从自变量的陈述上反映研究的创新点：例如上述吞咽功能障碍患者防噎食吞咽技巧的实例中其自变量"基于吞咽功能训练的护理干预"体现了研究的创新点。

4. 研究假设的陈述　假设是由概念构成的，由理论推测而得，它是"以一种可检验的形式加以陈述并对两个（或两个以上）变量之间的特定关系进行预测的命题"。所以研究假设能提供研究方向、指导研究设计，一个好的研究假设应该提出对所研究变量之间的关系的推测。必须陈述简单、清楚。实验研究假设必须包括三个基本成分：实验组、预期结果、对照组。因此，假设的陈述应包括"同什么有关"、"比什么多/少"、"与什么不同"之类的有比较意义的词汇。如"膀胱冲洗效果与膀胱冲洗速度有关"、"护士穿手术室专用鞋比穿普通鞋带菌至清洁区要少"、"剖宫产妇女与自然生产妇女在抱婴儿时使用身体的部位与频率不同"、"鼻饲管灌食食物温度过低比温度适中较易导致腹泻等"。

四、选题的注意事项

选题是科学研究的起点，也是科研课题成败的关键，在护理科研领域，护理人员要掌握选题技巧，提高选题的准确率。科研选题贵在密切联系实际，难在不断发现问题，成功在于创新，并提出自己的新观点、新理论。选准选好研究课题，在一定意义上等于研究工作成功了一半。若选了一个他人已经解决或不值得研究的课题，不但浪费人力、物力与宝贵的时间，而且研究结果没有意义。因此选题要注意以下几个方面：

1. 结合自己的专业和专长根据自己工作的特点选题　结合自己的学习和工作实际，研究自己熟悉的东西，不仅容易成功，而且能形成自己的研究特色，因为研究者在理论上和实践上均有扎实的基础。如"与暂时性失语患者沟通方法的探讨与研究"的选题，来自于在护理因上呼吸机、气管切开，而造成一段时间的暂时性失语的患者时产生的灵感，研究者通过调查和护理实践研制出图文并茂的图片卡、自编手势语、暗号及应用文字（写字板）等，满足了患者身心需求。选择对护理实践有指导意义和实用性的问题进行研究。如工作中患者经常发生的问题和遇到的困难，护理操作中遇到的困难，学术界尚未定论的问题等。

2. 立题要有新意，内容要有创新，研究要专一　医务人员在日常工作中要树立科研意识，着眼于薄弱环节，揭示工作中带有规律性的问题，总结真实的新鲜经验。如奥地利一位名叫洛伦兹（lorenz lonrad）的年轻医师从医学院毕业后回到家乡行医疗病，同时从事动物学研究。1935 年春天，洛伦兹偶尔发现一只刚出世的小鹅总是追逐自己，几经分析，他推测这是因为这只小鹅出世后第一眼看见的是人，所以把人当做了自己的母亲，进一步的实验证实了这一推测。继而，洛伦兹总结出"铭记现象"，又称"认母现象"，他一直专注于此项研究，并提出动物行为模式理论，认为大多数动物在生命的开始阶段，都会无须强化而本能地形成一种行为模式，且这种模式一旦形成就极难改变。并借此理论成为现代动物行为学的创始人，并于 1953 年获得诺贝尔医学生理学奖。

3. 选题范围要适合　要避免重复、雷同，避免偏离，避免无"问题"或不是一个"问题"。选题涉及面过大则不易深入，选题要实事求是，从小处着手善于总结归纳，只要在某一领域有自己的独特见解，或成功的经验，或失败的教训，或新的观点和认识，就可以作为选题。如"急性心肌梗死患者的紧急处理及管理"，除了选题过大外，文章所列举的处理步骤及方法与教材毫无两样。全文看不到患者的情况，只是按常规逐点列出应该如何做，看不出研究者采取了哪些处理措施，哪些护理内容是与本组病例相关的，更看不出护理效果。如果将"临床资料"一部分删去，就是一篇"照搬"的心肌梗死患者的护理常规教材。

4. 选题要结合本学科的发展动态　注重与医疗接轨，在各专科新医疗技术开展的项目中，探索相应的护理课题，选择现在和未来迫切需要的题目。克服定势思维，大胆改革创新，从新的角度看问题、细心观察、设疑提问、勤于思考、善于捕捉问题，并力求寻找答案。要有评判性思维，对已不适用的护理方法应能打破传统观念，这样就不难找到好的科研课题。如"脾动脉灌注，脾血回输"这一选题就是根据以往脾切除后，血液由脾动脉、静脉流入到盛有抗凝剂的盐水瓶内，经抗凝过滤，再回输，这种回输方法常伴有抗凝不全，血液污染和回输效果不佳。根据血液循环的特点向术者提出将脾动脉近心端结扎，利用输液装置进行灌注，让血液顺血流方向由脾静脉直接回流到体内，结果回输效果很好，且操作方法简单，同时避免了抗凝污染和血细胞破坏等弊端。

5. 要注重科技以人为本　科技以人为本，就是说任何科学研究的结果都要以人的最大利益为原则。护理科学研究的根本目的在于为广大人民群众提供最优质的护理服务，因此，选题要注重人性化、个性化、产业化，学会在护理服务中挖掘选题，在扩大护理服务中拓展选题，在患者知情同意的范围内选题。如肝动脉化疗栓塞术后股动脉穿刺处传统加压包扎时间明确规定为 24 小时，由于压迫时间过长，常出现皮肤损伤、手术肢体麻木等并发症。某护士通过研究证明，术后加压 6 小时与加压 24 小时股动脉穿刺处出血发生率无明显增加，加压 6 小时同样达到止血效果，同时能明显降低术后并发症及不良反应的发生率。这样的选题就是人性化的选题，因为制度或规定都是人制定的，制定制度是为了更好地为人服务。

五、护理研究热点

1. 中医护理研究热点 ①常规护理的改进；②中医护理技术操作规程的应用研究；③中医院的临床护理记录与西医护理的区别；④中医院专病专科护理特色的研究；⑤中医护理管理研究；⑥中医护理与西医护理的特色研究；⑦传染病与社区护理；⑧中医护理评价体系的构建；⑨中医护理教育与临床结合的研究等。

2. 目前我国护理研究的十大热点 ①护理与法；②医改与优质护理；③社区护理；④老年护理与临终关怀；⑤循证护理临床路径；⑥新技术与护理；⑦护理新技术；⑧中医护理学；⑨护理信息学；⑩护理经济学等。

3. 美国护理领域四大热点 ①发展网络教育和临床博士的培养；②健康需求的变化，包括老年人口增多、住院比例和临终关怀中的伦理冲突；③护士短缺问题与应对策略，护士数量减少，平均年龄增长；在对策上采取合同制加以应对；④护士岗位的延伸，护理作所涉及岗位达100多种，不仅包括内、外、妇、儿等专科护理，还出现了许多其他专科护士，如整体护士、家庭护士、疼痛管理护士、转运患者护士、信息专家、感染控制护士、艾滋病患者护理管理者及各临床专业的开业护士等，不同的岗位具有不同的工作责任和工作重点，使专业角色更加明确。

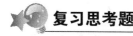

学习小结

课题选得好，可以事半功倍，如果选题不当，就有可能使研究工作半途而废。好题是可论之题、有价之题。选题的基础是严谨治学，治学之苦，苦在严谨，要将一个问题丝丝入扣论证清楚，没有严谨的、实事求是的治学态度是难以实现的。选题活动的动因在于发现问题，只有发现问题才能找到研究目标；只有发现问题，才能就题而论。问题是论题的源头。好课题是在人们对某现象和问题产生的好奇、疑问中萌芽的思想火花，来自于日常工作中的细心观察、勤于思考。

（陈代娣）

复习思考题

1. 选题的原则有哪些？
2. 选题的途径有哪些？如何从护理实践工作中寻找研究课题？
3. 选题的程序有哪些？什么叫假设？如何评价假设的科学性？
4. 如何陈述研究问题？
5. 护理研究的热点问题有哪些？选题时应注意哪些问题？

第 三 章

文 献 检 索

情 景 导 入

护士小王在工作中发现晚期恶性肿瘤患者的自我感受负担（self-perceived burden）非常重，常常认为自己什么事也做不了，只是在等死，给家人增添了很多的麻烦，还让配偶无法工作，影响子女学业成绩等。因此，她想开展一项减轻晚期恶性肿瘤患者自我感受负担的干预性研究。为了了解关于晚期恶性肿瘤患者的自我感受负担的相关研究，她着手查找文献。请问：小王可以从哪些数据库进行文献检索，检索的方法有哪些，有什么检索策略？

随着科学技术的发展，新知识、新成果不断涌现，出现了"知识爆炸"，作为知识载体的文献浩如烟海。如何在文献海洋中查找到对研究具有参考借鉴价值的文献，获取相关信息，是进行护理研究的前提和基础之一。

第一节　文献检索的基本知识

一、文献检索的几个概念

（一）信息（information）

信息是事物存在方式、运动状态及其特征的反应，是事物发出的信号、消息。信息普遍存在于自然界、人类社会以及人的思维活动中。由于不同事物具有不同的运动状态、运动方式和特征,因此信息的种类繁多、数量庞大。信息与物质、能量共同构成当代社会的三大资源。信息被人们利用后能启迪思想,增进知识,改变知识结构,提高认识世界和改造世界的能力,并产生一定的社会效益和经济效益。

(二) 知识(knowledge)

知识是优化、系统化了的信息集合。人们在认识和改造客观世界的过程中,不断地发现和接受事物发出的信息,大量的信息经过人的大脑思维,进行分析、综合,获得了对事物本质和规律的认识,得到了经验,从而产生了知识。知识源于信息,但是信息不等于知识,知识是大量信息经过人的大脑加工处理后的产物。

(三) 文献(literature)

文献是记录知识和信息的一切载体。文献由三方面构成:知识或信息、载体和记录。其中知识或信息是文献的实质内容,载体是文献的外部形态。也就是说,文献是将知识用文字、符号、图像、音频等记录在一定的物质载体上的结合体。而记录着人类多获得的医学知识的载体就统称为医学文献。

(四) 文献检索(literature review)

文献检索是指将文献根据其外部特征(如著者、标题、来源、卷期、页次、文种等)或内容特征(如主题、关键词等),按照一定的方式编排并储存在一定的载体上,通过一定的方法,从检索系统中查找出特定文献的过程。广义上讲,文献检索就是利用一定的检索工具,以科学的方法,从众多的文献集合中查找出符合特定需要的文献的过程。

二、文献的类型

(一) 按文献的发布类型划分

1. 图书(book) 图书是文献中最古老的一种出版类型,也是现代出版物中品种最多、数量最大的一种。图书记录的知识比较系统全面,是掌握一门学科、一个专题知识的基本资料。但是图书出版的周期较长,报道的知识信息有一定的时差,不适于了解相关学科的最新进展。

2. 期刊(journal) 期刊又称为杂志,是一种汇集了多位著者论文的连续出版物。期刊具有固定的刊名,有统一的板式和外观,定期出版,使用年、卷、期等序号连续编号。其特点是出版周期短、报道迅速、内容广泛、知识新颖、信息量大,是科学工作者了解科技信息,掌握学术动态和发展趋势的重要参考文献。

3. 报纸(newspaper) 是一种以刊载新闻和评论为主要内容的散页定期出版物。其特点是报道及时,发行广泛,信息传递迅速,但是专业信息系统性、严谨性较差。

4. 特种文献(special literature) 是指图书期刊以外,出版形式较特殊的科技文献的总称。这类文献介于图书与期刊之间,又叫非书非刊资料,种类繁多,主要包括专利文献、科技报告、会议文献、学术论文、政府及国际组织出版物等。特种文献出版分散,收集较困难,但是参考价值大,能从不同角度及时了解当前某领域的发明创造、动态、发展趋势,是文献中不可忽视的重要部分。

(二) 按文献的级别划分

1. 一次文献(primary literature) 又称为原始文献,是研究者直接以自己的工作或科研结果为依据撰写的文献，如期刊论文、专著、学位论文、研究报告、专利说明等。一次文献是最基本的文献类型，是产生二次、三次文献的基础，所记录的知识和信息比较新颖、具体，具有创造性、实用性和学术性等明显的特征，是检索利用的重要资源。但是一次文献数量庞大、种类繁多，查找比较困难。医学科技文献的寿命一般为3~5年，因此查找近5年的文献具有较高的参考价值。

2. 二次文献（secondary literature） 是将一次文献进行收集整理，根据一定的规则和方法进行加工、整理编排，形成的有序化的文献，以供读者检索的文献。主要包括各种目录、索引和文摘等，其主要作用是提供一次文献线索，是检索和利用一次文献的重要工具，因此又称为"报道一次文献的文献"，它汇集的不是一次文献本身，而是某个特定范围的一次文献线索。

3. 三次文献（tertiary literature） 是为了一定的目的和需求，对大量一次文献信息中的有关内容，经过阅读、分析、研究、整理和概括综合而成的再生性文献。这类文献通常围绕某个专题，对该专题所取得的成果、进展加以评论综述，并预测其发展趋势。主要包括综述、评论、指南、手册、百科全书、年鉴等。三次文献具有综合性高、针对性强、系统性好、知识更加成熟等特点，有比较高的使用价值。

4. 零次文献（zero literature） 是在形成一次文献之前的信息、知识和情报，即未形成文字记载的知识或未公开发表的最原始的文献。如书信、手稿、笔记、口头交流的信息情报、实验记录、设计草稿等。这些文献往往反映的是某个方向的最新研究进展和成果，所提供的信息是其他文献无法替代的，具有很高的学术价值。

（三）按载体类型划分

1. 印刷型 即纸质文献。这种文献阅读较为方便、广泛流传，是人们常用的文献类型。

2. 缩微型 一般以感光材料作为载体，采用缩微摄影的方法将文献记录在胶卷或胶片上。这种文献体积小、容量大、便于复制、携带及保存。

3. 视听型 又称为声像资料或音像资料，常见的包括录音带、录像带、幻灯片、科技电影等。这种文献表现力特别强，储存信息量大，便于复制与长期保存。

4. 电子型 是现代化的文献信息类型，主要通过计算机进行存储和阅读，如软盘、光盘、联机数据库等，具有较高的科技含量，存储量较大，检索速度快而准确。

三、文献检索工具

检索工具是按一定学科、一定主题进行收集整理相关文献，并给文献以检索标识的工具，检索工具具有存储、检索和报道信息的功能。文献检索工具的划分方法非常多，按载体的形式可分为印刷型、缩微型、机读型，按出版形式可分为期刊式、单卷式、附录式、卡片式，最常使用的是按编著方式来划分，可分为目录、题录、索引和文摘四类。

（一）目录

目录是对图书或其他单独成册的出版物外表特征的著录，它通常是以一本书或一种期刊作为著录的基本单位，仅描述出版物的外表特征，如文献名称、著者、出版版次、页数等。目录历史悠久，是早出现的检索工具，比较常见的类型有分类目录、书名目录、著者目录和主题目录。

（二）题录

题录是对单篇文献外表特征所做的著录，著录项目包括文献题目、著者及其所在单位、出处（期刊名称、卷、期、页次）及文种等，如《化学题录》。

（三）索引

索引是将图书、期刊或其他文献中的一些重要的、有检索价值的知识单元（如文献题名、主题词、分类号、著者等）分析摘录出来，并按照一定方式有序编排起来，以供检索的工具书。索引与目录的主要区别是，目录著录的是一个出版物的外表特征，而索引著录的是出版物的某一部分、某一知识单元，即内涵。在揭示文献深度方面，索引比目录更深入、细致。

（四）文摘

文摘是在题录基础上增加了文献的内容摘要。文摘是对原始文献内容简洁而又准确的摘录，使读者能以较少的时间和精力掌握文献的基本内容，同时由于文摘一般使用一种文字对其收录的多国文献报道，因此还可以帮助科研人员克服阅读不同语种文献时遇到的语言障碍。

第二节 文献检索的方法、途径和步骤

一、文献检索方法

检索方法是指实现检索计划的具体方法，检索方式不同，方法也不一样，下面介绍几种常用的手工检索方法。

（一）常用法

常用法，是目前利用检索工具查找文献最常用的方法，它是利用检索工具按照年代顺序查找文献的方法，又称工具法。它可分为顺查法、倒查法和抽查法三种。

1. 顺查法　是一种按照时间顺序由远及近的查找文献的方法。这种方法一般以检索课题的起始年代为起点向后查找。比如非典型肺炎从 2002 年才开始相继有报道，因此检索时可以从 2002 年开始往后逐年查找。采用顺查法需要对需检索内容的发展过程事先有所了解。

2. 倒查法　与顺查法相反，在查找文献的时候按时间顺序由近及远，从后往前查找文献。这种查找文献的方法可以在短时间内获得最新的资料，但是如果研究人员对课题的了解不全面时，可能造成遗漏。

3. 抽查法　是针对学科发展特点，抽取该课题研究最活跃、发表论文最集中的一段时间，逐年进行文献检索的一种方法。这种方法能在较短的时间获取较多的文献，但必须在检索前对学科和课题的特点掌握清楚，准确地把握其发展的时期，否则难以取得预期效果。

（二）追溯法

追溯法是利用已知文献后面所附的参考文献提供的文献线索进行追溯，逐一查找原文，然后再利用查出的原文后面的参考文献进一步扩检，继续追查，这样查出的文献就像滚雪球一样，不断增多。这种检索方法在没有检索工具或检索工具不全的情况下可以利用，查找出的文献较切题，但是这种方法检索不全面，容易造成漏检。

（三）分段法

又称为循环法，是将常用法和追溯法两者结合交替使用的一种方法，即先利用检索工具查找出一批文献（一般 3～5 年），然后再利用文献后所附的参考文献进行追溯，如此交替使用两种方法，直到满意为止。这种方法效率比较高、速度快、针对性强。

二、文献检索途径

不同的检索工具因为编排的方法不同，提供了不同的检索途径。检索工具依据文献的外表特征和内容特征进行标识和编排，从文献的外表特征提供了文献的题名、著者、刊名等途径，从文献的内容特征提供了分类及主题等途径，常用的检索途径大致分为以下几种。

（一）从文献的外表特征进行检索的途径

1. 题名途径 题名途径是指按书名、刊名或文章篇名的字顺进行检索的一种途径，是手工检索工具中最常用的一种检索途径。

2. 著者途径 著者途径是按照文献的著者、编者、译者的姓名或机构团体名称检索文献的途径。著者途径是按著者姓名字顺编排的，所以检索直接，查准率高，是一条快捷的检索途径。可以跟踪某一知名专家或机构的某一项课题的研究成果，及时掌握某学科的研究水平。但是著者姓名比较复杂，各国的习惯不同，检索时会遇到一些困难。

3. 序号途径 序号途径是利用文献的各种代码、数字编制的"号码索引"检索文献的途径。专科、科技报告、标准文献等都有自己的编号，而且具有唯一性，比如专利有专利号，图书有书号（ISBN），这些序号在索引中按大小排列，检索方便。

（二）从文献的内容特征进行检索的途径

1. 分类途径 分类途径是按文献内容所属的学科类别检索文献的途径，通过分类号进行检索。利用分类检索途径检索文献需要掌握一定的分类法，目前我国主要采用《中国图书馆分类法》，从中确定所查文献的学科类别，查找出相应类目的分类号，按分类好查找所需文献。如果要查找护理学的文献，护理学属于医药卫生的临床医学类，应归属于 R4，找到 R4 后会再查到护理学属于其中的 R47。

2. 主题途径 是通过反映文献内容的主题词来检索文献的途径。主题词表是用严格规范化的词语进行标引编排的，多数检索工具编有"主题索引"，并通过参照关系做规范化处理，使近义词、同义词、同族词、相关词、主题词与非主题词在主题词表中一目了然。这种检索途径适应性和通用性强，能集中反映同一主题分散在不同学科中的文献，能解决多学科、交叉学科、边缘学科之间文献交叉分散的矛盾。

3. 关键词途径 关键词途径是以文献的篇名、摘要以及正文部分出现的具有实质意义、能表达文献主要内容其关键作用的词或词组作为关键词，并按字顺编排形成关键词索引，从而查找文献的途径。关键词是非规范化的词语，检索者可以根据自己的需要，选择熟悉的词语进行检索，但是同一内容的文献可能会分散在不同的关键词下，影响文献的查准率和查全率。所以为了减少漏检，应同时考虑多个同义词、近义词作为关键词。

4. 分类主题途径 是将分类途径和主题途径相结合，相互取长补短的一种检索途径。

除以上检索途径外，有的检索工具还编制一些其他辅助途径，比如分子式索引、药名索引等。

三、文献检索步骤

文献检索应根据检索课题的需要，利用检索工具，按照一定的方法和步骤查找，不同的课题，所需要查找的文献不同，使用的检索工具不同，检索方法和检索途径也就有所不同。为了达到检索目标，整个检索过程一般按以下步骤进行（图3-1）。

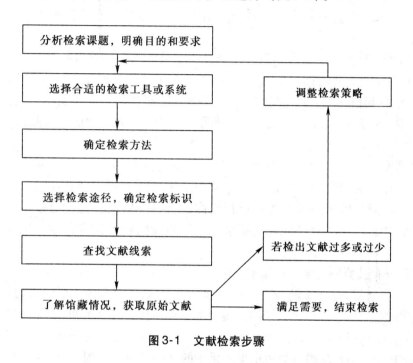

图 3-1 文献检索步骤

第三节 常用护理文献检索工具及数据库的使用

目前常用的护理文献检索可分为手工检索和计算机信息检索，计算机信息检索一般分为脱机检索、联机检索、光盘检索和网络检索，因脱机检索和联机检索的设备、程序、人员要求复杂，多不常用。随着科技的飞速发展，文献信息资源的急剧增长，利用手工检索工具检索文献信息已不能适应现代的需要，因此计算机文献检索成为当代科技工作者的主要检索手段。

一、手工检索

手工检索工具是传统型以纸质材料为载体，以手工检索为特征的检索工具。现将常用的几种手工检索工具介绍如下。

（一）《中文科技资料目录》（医药卫生）

《中文科技资料目录》简称《中目》，是我国出版的大型题录式科技文献检索刊物，按专业分为多册，医药卫生分册是其中之一，简称《中目·医》，由中国医学科学院医学信息研究所编辑出版、发行。本刊原为双月刊，1984 年改为月刊。收录了国内公开出版和内部发行的医学及与医学相关的 1000 多种期刊、图书、汇编及会议文献等，每期报道题录 5000 条左右。《中目·医》收录医学文献信息较全，类型多样，标引规范，使用方便，并附有年度主题累积索引，是目前查找国内医药卫生文献信息的主要检索工具。《中目·医》的编排主要由编辑说明、分类目次、正文、索引及附表 5 部分组成。在检索时，《中目·医》提供了分类检索和主题检索途径，两种检索各有特点，实践中视情况而定。

1. 分类检索　首先利用"本刊学科分类类名索引"按汉语拼音顺序找出所查课题的类目名称及其分类号。如果熟悉所查课题的类目，可直接利用"分类目次"。依据分类号在"分类目次"中找到相应的类目及其在正文中的页码，根据页码从正文中依次浏览该课题的所有文献，选择所需的文献，记录完整的文献题录，再根据题录中的"文献线索"获取原始文献。

2. 主题检索　首先分析所查课题的主题，确定主题词。在"主题索引"中按汉语拼音顺序找到所查主题词的位置，也可以使用"主题词首字字顺目次表"找到主题词所在的页码。主题词与后面的副主题词进行组配，在副主题词后的所有题录号就是所需文献，再根据题录号在正文中查找有关题录，记下所需的题录并按其提供的文献线索找到原文。

（二）《国外科技资料目录》（医药卫生）

《国外科技资料目录》（医药卫生）简称《外目·医》，是我国出版的系列刊物《国外科技资料目录》的一个分刊。该刊收录国外英、法、德、日、俄医学期刊 300 多种，由多个医学图书情报单位的科技人员进行翻译，将不同语种的文献题名均翻译成中文，每月一刊。该刊使用方便，减少了文种障碍，并可根据题录中的翻译单位，在国内获得原始文献，是我国出版的查找国外医学文献唯一的中文题录型检索工具。《外目·医》与《中目·医》提供的检索途径相同，检索方法也一样，但是在索取原文时应注意题录中期刊名称显示的是缩写，需要使用"收编期刊名单"还原成全称，以便找到原文。

（三）《中国医学文摘》

《中国医学文摘》是以文摘、简介和题录的形式报道国内有关医学期刊发表的文献。《中国医学文摘》共有 18 个分册，护理学分册是其中之一，1986 年创刊，为双月刊，由武汉市医学科学研究所编辑。护理学分册收录了来自国内公开发表的护理学期刊 200 多种，每年摘录其中有关基础护理、护理教育、护理科研、护理管理等专业文献 3000 余条。《中国医学文摘·护理学》经中华人民共和国新闻出版总署批准，于 2009 年 1 月更名为《中国临床护理》，由二次文献改为一次文献。

（四）《国外医学》

《国外医学》以综述、编译、文摘等形式，报道国外社会医学与卫生管理学新动态、新进展、新技术、新经验。其内容包括国外社会医学的基本理论及动态；国外医疗领域政策性、理论性重点、热点问题；社会因素对个体、群体健康的影响；临床社会医学动向，社会心理与行为因素对疾病的发生、发展及转归的作用及相应的治疗；与社会医学相关的卫生法学、卫生经济学、医学伦理学等学科的研究理论和成果。该刊按专业分册，现已出版 47 个分册，2006 年《国外医学护理学分册》更名为《国际护理学杂志》。

（五）《全国报刊索引》

《全国报刊索引》（自然科学技术）是我国出版的报道国内报纸、期刊的综合性检索刊物。它是以题录形式报道全国 6000 多种期刊和部分报纸上刊登的文章，年报道量超过 40 万条，收录范围广泛，其中生物医学方面文献量大，占"科技版"的 30% 以上。报道速度快，时效性强，时差一般只有 1~3 个月。《全国报刊索引》由 5 部分组成，分别是编辑说明、分类目录、题录正文、作者索引以及本期引用期刊一览表。《全国报刊索引》提供了分类和作者两种检索途径（1997 年以前只有分类途径）。使用分类途径时，以分类号为检索标识，利用分类目录，从正文中查找文献。使用著者途径时，在已知作者姓名的情况下，利用作者索引，找到该作者及其所著文献的题录号，根据题录号在正文中查找相应文献。

（六）美国《医学索引》

美国《医学索引》（*Index Medicus*，IM），由美国国立医学图书馆（National Library of Medicine，NLM）编辑出版，是当前世界上最常用的生物医学文献题录式检索工具之一。IM 收录全世界 72 个国家和地区 44 中文字出版的生物医学及相关期刊 3923 种。IM 收录的以英文文献为主，收录的主要类型包括期刊论文、编辑部的重要社论、通信、综述、重要医学人物传记及其讣告、全国性和国际性医学学术会议记录等。IM 收录范围广泛，报道文献信息量大，报道文献速度快，时差短，一般为 2~3 个月，且编排简单，检索方便，是检索医学文献常用的工具。IM 整体编排结构包括：IM 期索引、年度累积索引、医学主题词表和索引期刊一览表，在检索时检索途径有主题途经和著者途径。由于现在 IM 的全部内容已被 Medline 收录覆盖，因此有条件进行 Medline 数据库检索的就可以不必查 IM，但 1957 年以前的文献，仍需使用 IM 查找。

二、光盘检索

光盘检索是利用激光存储技术，把文献信息存储在光盘上，检索时借助光盘驱动器和计算机阅读的一种计算机检索方式。光盘检索的特点是光盘容量大，响应速度快，检索功能强大。常用的光盘检索数据库主要有：

（一）《中国生物医学文献数据库》

《中国生物医学文献数据库》（China BioMedical Literature，CBMdisc）是由中国医学科学院信息研究所开发研制的综合性生物医学文献数据库。该数据库收录了自 1978 年以来 1800 余种中国生物医学期刊，汇编、会议论文的会议题录约 700 万篇文献，著录内容既包括简单的题录信息也包括引文在内的摘要数据。学科涉及基础医学、临床医学、预防医学、药学、中医学以及中药学等生物医学领域的各个方面，内容涵盖了纸质版《中目·医》分册，是目前国内医学文献的重要检索工具。该数据库具有多种词表辅助检索功能，提供了关键词、索引、主题、分类、刊名、著者等多种检索途径。目前，该光盘数据库与美国 Medline 光盘检索系统及 PubMed 网上检索系统具有良好的兼容性。

（二）《中文科技期刊数据库》

《中文科技期刊数据库》由科技部西南信息中心、重庆维普资讯有限公司 1989 年创建，是我国第一个文献信息光盘数据库。涵盖自然科学、工程技术、农业、医药卫生、经济、教育和图书情报等学科的 8000 余种中文期刊数据资源，包含了 1989 年至今的 8000 余种期刊刊载的 1370 余万篇文献，并以每年 150 万篇的速度递增，且全面解决了文摘版收录量巨大但索取原文繁琐的问题。该数据库以《汉语主题词表》为基础，参考各个学科的主题词表，通过多年的标引实践，编制了规范的关键词用代词表（同义词库），实现高质量的同义词检索，提高查全率。使用者可以通过个性化的"我的数据库"功能，进行期刊定制、关键词定制、分类定制、保存检索历史以及查询电子书架等操作。

（三）Medline 光盘数据库

Medline 是美国国立医学图书馆（The National Library of Medicine，NLM）生产的国际性综合生物医学信息书目数据库，是当前国际上最具权威性的生物医学文献数据库。内容包括美国《医学索引》（IM）的全部内容和《牙科文献索引》（*Index to Dental Literature*）、《国际护理索引》（*International Nursing Index*）的部分内容。该数据库收录基础医学、临床医学、环境医学、营养卫生、职业病学、卫生管理、医疗保健、微生物、药学、社会医学等领域，1966 年以来的 70 多个国家和地区出版的 3400 余种生物医学期刊的文献，近 960 万条记录，每年递增 30 万~35 万条记录。以题录和文摘形式进行报道，其中 75% 是英文文献，70%~80% 文献有英文文摘。到 1988 年底，约有近 20 个机构获准转换 Medline 数据库，发行 Medline 的 CD-ROM 产品。该数据库可通过主题词、副主题词、关键词、篇名、作者、刊文、ISSN、文献出版、出版年、出版国等进行检索。

三、网 络 检 索

网络检索一般指 Internet 检索，是基于互联网的一种检索方式。它可提供的信息有文字、数据、图像和声音等多种媒体形式，具有信息量大、传播速度快、覆盖面广、内容新颖、反馈直接等特点，已成为现代文献检索的主要工具。

（一）网络信息资源检索

1. 中文网络信息资源检索

（1）中国知识基础设施工程：国家知识基础设施工程（National Knowledge Infrastructure，CNKI），又称中国期刊网、中国知网，于 1998 年由世界银行提出，由清华大学、清华同方发起，始建于 1999 年 6 月。中国知网为网络出版知识平台，是中国学术期刊（光盘版）电子杂志社的出版网站。《中国学术期刊网络出版总库》基本完整收录了我国的学术期刊，是中国学术期刊的权威性文献检索工具和网络出版平台，收录 1994 年至今的期刊。其网址是 http://www.cnki.net。CNKI 可对学术论文、期刊、博硕士论文、会议、报纸、年鉴、百科、词典等进行检索（图 3-2）。CNKI 有"网上包库"、"镜像站"、"光盘版"、"CNKI 卡"服务方式，前三种是单位用户，多在局域网内使用，各单位都在自己的网页做好 CNKI 入口，按步骤进入即可。CNKI 卡是个人用户，按要求登录进入检索界面。只检索题录或文摘是免费的，不必登录。

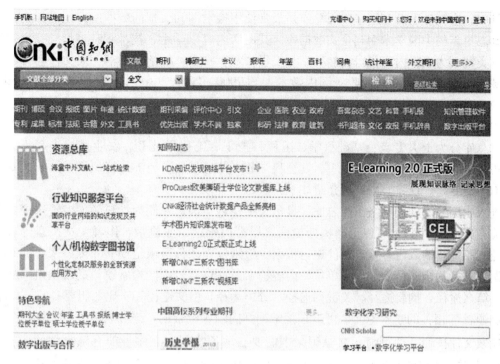

图 3-2　CNKI 首页

　　资源总库中包括中国学术期刊网络出版总库、中国博士学位论文全文数据库、中国优秀硕士学位论文全文数据库、中国重要报纸全文数据库中国重要会议论文全文数据库、国际会议论文全文数据库、中国专利全文数据库（知网版）、国外专利数据库（知网版）等（图 3-3），功能强大。

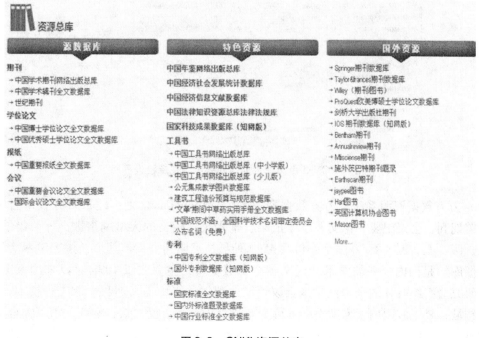

图 3-3　CNKI 资源总库

　　其中，中国学术期刊网络出版总库是最常使用检索期刊文献的数据库，是世界上最大的连续动态更新的中国学术期刊全文数据库。其出版内容以学术、技术、政策指导、高等科普及教育类期刊为主，内容覆盖自然科学、工程技术、农业、哲学、医学、人文社会科学等各个领域。截至 2012 年 6 月，收录国内学术期刊 7900 多种，其中创刊至 1993 年 3500 余种，1994 年至今 7700 余种，全文文献总量 3400 多万篇。核心期刊收录率96%；特色期刊（如农业、中医药等）收录率100%；独家或唯一授权期刊共 2300 余种，约占我国学术期刊总量的34%。总库分为十大专辑：基础科学、工程科技Ⅰ、工程科技Ⅱ、农业科技、医药卫生科技、哲学与人文科学、社会科学Ⅰ、社会科学Ⅱ、信息科技、经济与管理科学。十大专辑下分为 168 个专题。现将使用方法介绍如下：

　　进入中国学术期刊网络出版总库，显示文献检索页面，左侧为学科领域专辑选择区，右侧为检索区（图 3-4）。可以选择快速检索、标准检索、专业检索、作者发文检索等。使用检索控制条件或输入内容检索条件进行检索。检索控制条件可限定期刊年限、来源期刊、来源类别、支持基金、作者、作者单位，内容检索条件可通过不同检索途径进行检索，如主题途径、篇名途径、摘要途径、关键词途径、分类途径、引文途径等。比如想要查找与"老年痴呆照顾者"相关的学术论文，可以在检索词框内输入检索词"老年痴呆"、"照顾者"后，点击检索文件按钮，即可显示文献记录。需要获取原文时，在序号前有磁盘性的图标，点击该图标后即可下载全文，或点击篇名后，选择下载 CAJ 格式全文或 PDF 格式全文。

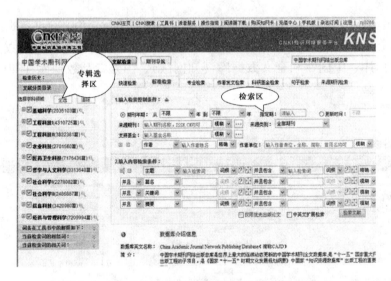

图 3-4　CNKI 中国学术期刊网络出版总库检索界面

　　（2）万方数据资源系统：万方数据资源系统（ChinaInfo）是由北京万方数据公司开发的，涵盖期刊、会议纪要、论文、学术成果、学术会议论文的大型网络数据库。集纳了理、工、农、医、人文五大类 70 多个类目共 4529 种科技类期刊全文。其中《中国学术会议论文全文数据库》是国内唯一的学术会议文献全文数据库，主要收录 1998 年以来国家级学会、协会、研究会组织召开的全国性学术会议论文，数据范围覆盖自然科学、工程技术、农林、医学等领域，是了解国内学术动态必不可少的帮手。包括会议文献、专业文献、综合文献和英文文献，涵盖面广，具有较高的权威性。该网站可对学术论文、期刊、学位、会议、外文文献、学者、专利、标准、成果、图书、法规机构、专家进行单库检索和跨库检索。

利用万方数据资源系统检索，先键入其网址 http：//wanfangdata. com. cn，进入系统主页（图 3-5）。检索时可选择简单检索或高级检索。常用的检索字段包括全文、题名、机构、人名、关键词等。高级检索可按两个以上检索表达式检索（图 3-6）。为了提高查准率，还可使用"在结果中检索"实现二次检索。

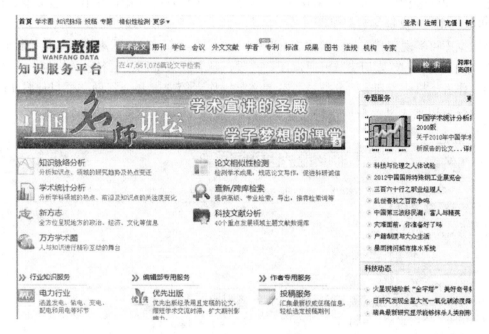

图 3-5　万方数据资源系统主页

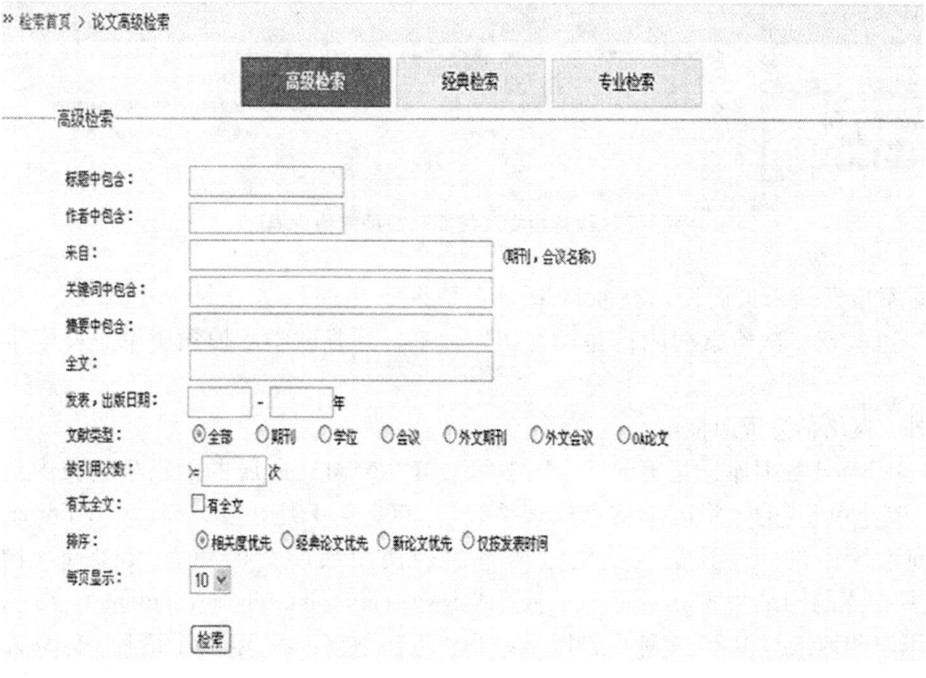

图 3-6　万方数据资源系统高级检索界面

（3）维普中文科技期刊数据库：维普中文科技期刊数据库源于重庆维普资讯有限公司1989 年创建的《中文科技期刊篇名数据库》，其全文和题录文摘版一一对应，是中国最大的综合性文献服务网，并与 Google 搜索合作，是 Google Scholar 最大的中文内容合作网站。它依赖中国最大的数字期刊数据库《中文科技期刊数据库》，收录有中文报纸 400 种、中文期刊 12000 多种、外文期刊 6000 余种，已标引加工的数据总量达 1500 万篇、3000 万页次、拥有固定客户 5000 余家，是《中国科学引文数据库》（CSCD）、《中国生物医学文献数据库》（CBMdisc）唯一全文链接数据库。

该数据库可实现期刊文献检索功能下 5 种检索方式切换，包括基本检索、传统检索、高级检索、期刊导航、检索历史。可通过任意字段、题名或关键词、题名、关键词、文摘、作者、第一作者、机构、刊名、分类号、参考文献、作者简介、基金资助、栏目信息 14 个检索项实现检索功能（图 3-7）。

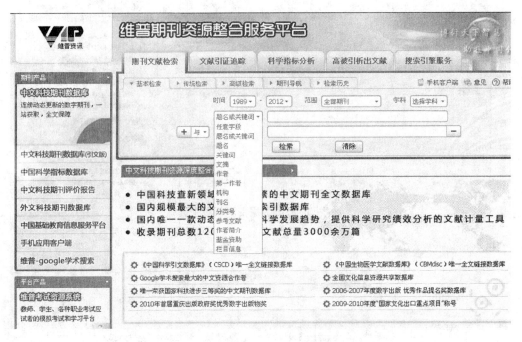

图 3-7　维普中文科技期刊数据库检索界面

数据库检索结果页面使用检索区域"在结果中搜索"、"在结果中添加"、"在结果中去除"可实现二次检索功能；并具有切换标签，到谷歌学术搜索引擎中检索维普期刊文献。

2. 外文网络信息资源检索

（1）PubMed 数据库：是美国国家医学图书馆（NLM）所属的国家生物技术信息中心（NCBI）基于 WEB 的生物医学信息检索系统于 2000 年 4 月开发，是 NCBI Entrez 整个数据库查询系统中的一个，是目前通过网络途径使用最广泛的免费 Medline（图 3-8）。PubMed 数据库的网址为 www. pubmed. gov 或 www. ncbi. nlm. nih. gov/pubmed。数据来源于 70 多个国家和地区的 4800 多种生物医学期刊，近年数据涉及 30 多个语种，90% 左右为英文文献。

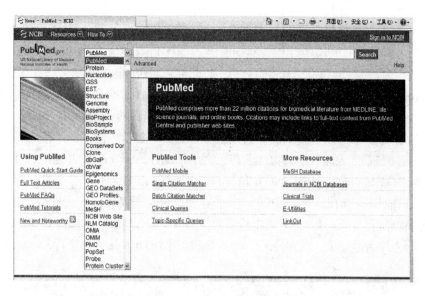

图 3-8　PubMed 检索页面

PubMed 有多种检索途径和方法。①自由词检索：在 PubMed 检索主页的检索框中输入所需查找的英文单词或短语，PubMed 即使用其词汇自动转换功能进行检索，并将检索结果直接显示在主页下方。②著者检索：当所要查询的是著作者时，在检索框中键入著者姓氏全称和名字的首字母缩写，格式为"姓 空格 名字首字母缩写"，例如"Tommy H"、"Fang X"，系统会自动到著者字段去检索，并显示检索结果。③刊名检索：在检索框中键入刊名全称或 Medline 形式的简称、ISSN 号，如"journal of advanced nursing"或"J Adv Nurs"，系统将在刊名字段检索，并显示检索结果。④题名检索：可在检索框中输入篇名中包含的词语进行检索。⑤主题词检索：使用 PubMed 下拉菜单中的"MeSH"在线查找主题词。输入自由词，选择"MeSH"，检索结果第一项即为主题词。⑥高级检索：在简单检索检索框下有"advanced"，点击即可进入高级检索页面（图 3-9）。该网站还可以将历史检索结果保存，可合并检索。

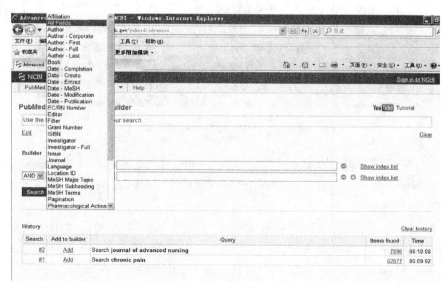

图 3-9　PubMed 高级检索

PubMed 真正向公众免费开放的只是摘要部分，大约只有 5% 的文献是可以免费看到全文的，通常这些文献的左上角会有一个 Free Full Text 的小标记。此外，通过 PubMed 的 RSS 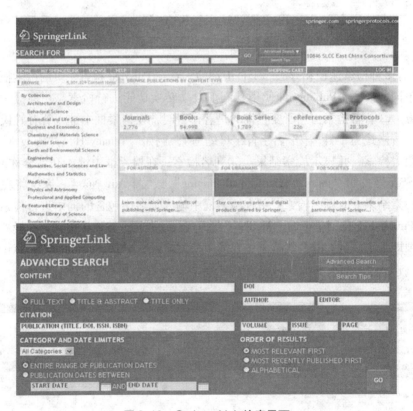订阅某一主题相关的文献（或通过期刊检索方式，订阅某一期刊最新的文献），可以跟踪研究进展。

（2）SpringerLink 全文数据库：德国 SpringerLink 全文数据库是世界上著名的科技出版集团——SpringerLink 集团的网络版全文文献服务系统。该系统目前包括 490 多种期刊的电子全文，其中多数为英文期刊，按学科分为 11 个：生命科学、医学、数学、化学、计算机科学、经济、法律、工程学、环境科学、地球科学、物理学与天文学。此外，SpringerLink 还收录了 20 余种世界知名电子科技丛书。SpringerLink 有 search 和 browse 两种形式。Search 具有检索功能，browse 只具有浏览功能，只能浏览查找。SpringerLink 检索界面有基本检索窗口，也可以点击 "advanced search" 进行高级检索（图 3-10）。在基本检索的检索框中输入检索词，点击 "GO"，系统便进入检索状态并显示检索结果。点击文献题名，若在右上方有 Open Full Text 字样，点击可打开全文。

图 3-10 SpringerLink 检索界面

Browse 有两种浏览检索方式，一种是 "Publications" 按期刊浏览，一种是 "Online libraries" 按在线图书馆浏览。比如 Journals 是以刊名的首字母按照英文 26 个字母排列顺序排列的，可按字母顺序浏览。

（3）EBSCOhost 数据库：EBSCOhost 数据库是美国 EBSCO 公司为数据库检索设计的系统，有近 60 个数据库，其中全文数据库 10 余个。主要有 Academic Source Premier（ASP）、Business Source Premier（BSP）、MasterFILEPremie、ERIC（教育资源信息中心）、Medline、Newspaper Source 等数据库。使用 EBSCOhost 需先选择数据库（图 3-11），可以选择一个或者

多个数据库进行检索。EBSCOhost 数据库也分为基本检索和高级检索（图 3-12）。其检索方法与其他数据库类似。

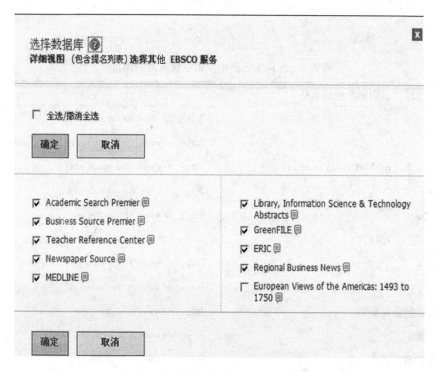

图 3-11 EBSCOhos 数据库选择界面

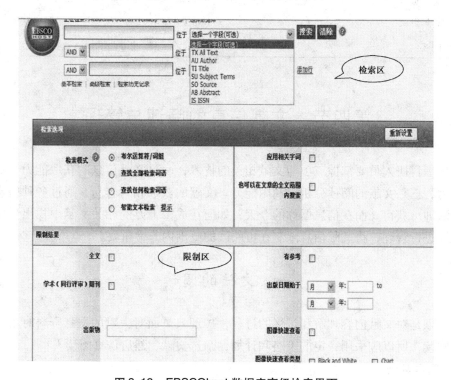

图 3-12 EBSCOhost 数据库高级检索界面

（二）生物医学搜索引擎及网站

除了常用的综合搜索引擎 Google 和百度外，医学专业搜索引擎也是获得专业文献常用的资源门户。不同的网站各具特色，侧重点不同，研究人员可以根据自己的需要，选择适合的引擎（表3-1）。

表3-1 常用生物医学搜索引擎及网站网址

常用搜索引擎及网站名称	网址
医景网	http：//www. medscape. com
医源网	http：//www. medmatrix. org/index. asp
医学世界检索（medical world search）	http：//www. mwsearch. com
Health web	http：//www. healthweb. org
MedWebPlus	http：//www. Medwebplus. com
雅虎中国-健康与医药	http：//cn. yahoo. com/health
37℃医学网	http：//www. 37℃. com
医学网站搜索	http：//www. comu. edu. cn
美国国家卫生研究所	http：//www. nih. gov/ninr
世界卫生组织	http：//www. who. org
Lippincott 护理中心	http：//www. nursingcenter. com
中国卫生事业网	http：//www. imicams. ac. cn
中华护理学会	http：//www. cna. org. cn
中国护士网	http：//www. china-nursing. com

第四节 文献信息的阅读与管理

对于护理科研人员要掌握三项与文献相关的技术，一是文献信息的获取能力，二是文献的管理能力，三是文献的阅读分析、利用能力。文献的获取相对容易，通过各种检索工具和恰当的方法即可获得。而在信息爆炸的今天，如何在成千上万的相关文献中找出最相关的信息，对文献进行管理，将文献信息限制在可阅读的范围内非常重要。

一、文献的阅读

阅读文献是对文献内容理解和记忆的过程，护理人员面对大量的文献资料时不可能每一篇都仔细阅读，所以应采用一定的策略和计划，筛选文献，然后认真阅读。

（一）阅读策略

1. 先读中文文献，再读外文文献　先阅读与主题内容相关的中文文献，有助于了解研究内容，特别是有助于理解和认识一些专业术语，为阅读外文文献扫清障碍。

2. 先读摘要，再读原文　先根据摘要的信息，对该论文与研究内容的相关性进行判断，对有价值的论文仔细阅读全文，不甚相关的论文可以略读或不读。

3. 先读综述性的论文，再读专题性论文　由于综述性论文是对大量专题性论文比较全面的总结和评价，所包含的信息量大，因此通过阅读综述可以在短时间内对所要研究内容的最新研究进展有大体的了解，可以提高阅读的有效性。

4. 先读近期的文献，后读远期文献　由于现代文献的半衰期较短，为了了解研究的最新进展，应先阅读近3~5年的文献，然后再扩展阅读。

5. 先略读，后精读　在阅读文献时，先对文献的摘要、引言、结论等内容进行阅读，对文献的主要内容有一个初步的印象，对其中值得参考吸收的部分再仔细阅读，理解原文的内容含义，并对重点文献和重点内容作出摘记。

（二）文献阅读的注意事项

1. 阅读论文时，要细心体会、准确理解，不得曲解原文的结果、观点，要在彻底弄清背景知识的情况下，准确理解原文含义。

2. 在阅读文献时要学会抓住重点　阅读时尽可能记住各部分的主要信息，把握文章的基本线索，并学会对重点内容做阅读记录。

3. 阅读论文的同时逐渐形成自己的观点　在吸收他人的经验成果的同时，要学会批判性的阅读，对论文中提出的观点，以及通过多篇阅读后对某一主题的研究进展形成自己的判断。

二、文 献 管 理

由于检索出来的文献较多，科研工作者应学会利用科学的方法将收集到的杂乱无章的文献按照一定的程序和方法进行记录和整理，以便于及时利用。文献整理方法可分为手工整理和计算机整理。

（一）手工整理

阅读文献仅靠记忆是不够的，在阅读时进行信息摘记是积累文献信息的好方法。做笔记可以加深对文献的理解和记忆，锻炼思考能力，提高文字的表达能力。记录内容及文献的出处一定要准确，以便以后引用和再查找。另外，还可以通过主题或者分类将所查找的文献进行编排，形成自己的文献库。

（二）计算机整理

随着信息时代的到来，获得文献信息多数是电子全文文献，对于个人拥有的海量电子全文文献的管理以及对信息的分析和利用，是对现代科技工作者的基本要求。可借助计算机，使用一些文献资料管理软件文献进行管理，例如 EndNote、PmCite、Biblioscape 和 NoteExpress 等。如 EndNote 文献管理软件可以建立一个自己的个人图书馆，方便的对文献信息进行管理与使用。此外，在撰写论文、报告和书籍时，EndNote 提供了非常方便的编排参考文献格式。在 EndNote 中还可以做笔记并且进行保存，大大提高使用文献、管理文献的效率，减轻工作负担。

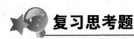 **学习小结**

　　通过文献检索护理人员可以获得最新的科研结果，学到新知识，提炼总结经验应用于临床，并能从中发现未解决的问题，从而提出研究问题，形成研究思路。因此，文献检索能力是当代护理科研工作者必备的基本信息素养。随着科学的进步，计算机信息检索工具及文献管理软件帮助人们节省了大量的时间和精力，希望每一位护理科研人员都可以利用文献检索工具，使用恰当的检索方法打开通往神圣的科研殿堂之门。

（李　蕾）

复习思考题

1. 常用的文献检索方法有哪些？
2. 可以通过哪些工具对文献进行检索？
3. 在文献阅读时应遵循怎样的阅读策略？

第 四 章

护理研究设计

学习目标

通过本章学习，学生能够：

1. 描述科研设计的基本内容。
2. 阐明实验设计的基本原则和基本要素。
3. 比较实验性研究、类实验性研究和非实验性研究的特点。
4. 列举常用的科研设计类型。
5. 概括实验研究、类实验性研究、非实验性研究的优点和局限性。
6. 比较质性研究与量性研究的区别。
7. 复述质性研究的主要方法、说出质性研究的特征及在护理领域中的意义。

情 景 导 入

某护士在临床工作中发现，左侧卧位经右鼻孔插管法是对机械通气患者胃管置入更为有效的方法，其机制可能主要与此方法能借助重力令舌根偏向左侧而容易暴露食管入口有关。这个经验是否合理可行，该研究者欲探讨改良置胃管法——左侧卧位经右鼻孔插管法在机械通气患者中的应用效果，以提高置管成功率，缩短置管时间、减少置管并发症呕吐和呛咳发生。请问：如何对该研究进行设计，该研究中的自变量、因变量和可能的混杂变量分别是什么呢？

第一节 概 述

一、研究设计的概念及意义

护理研究设计是研究问题确立后，研究者要针对研究课题和预期的研究目的制订总体计划、研究方法、技术路线和实施方案等，用以指导研究过程的步骤和方向，目的在于得到理想和可信的研究结果。科学的、可行的设计方案，是保证研究成功的关键因素。理想的研究设计不在于其设计的复杂程度或花费人力和物力的多少，主要看研究设计能否达到研究目的和结果是否有说服力。护理研究设计是科研工作中很重要的一个环节，也是护理科研人员必备的能力，有无严谨的研究设计对是否能获得有价值的科研结果十分重要，同时与科研论文的质量也是密切相关的。

二、护理研究设计的主要内容

研究设计因研究的目的不同、所选择的研究方法不同，因而设计方案的具体内容差异会很大。但有几个主要内容是必须要考虑的，包括确定研究对象、设对照组、随机分组、观察指标、采用的研究方法和统计学处理方法等。除此之外，还有研究工作步骤、研究进度、人员分工与培训及经费预算等。主要内容有：

（一）确定研究对象

研究对象（research objects）的选择要服从于研究目的，必须按设计规定的条件严格进行取样，因为科研资料来自研究对象。研究工作中的研究对象称为样本（sample），它是总体（population）的代表，需从样本的研究结果推论总体。在研究设计中选择样本的注意事项：①严格规定总体的条件；②按随机原则选取样本，并应注意具有代表性；③每项研究课题都应规定有足够的样本数，例数过少则无代表性，而样本数过大对实验条件不易做到严格控制，则易产生误差大。故应根据不同的课题内容，合理设计总体的条件和样本例数。

（二）设立对照

有对照（control）才能比较，通过实验组和对照组结果的比较，才能得出干预的效应，得出的结论更有说服力，并不是每个研究都要设对照，如现况调查研究，就不设对照，但大多数研究需要设对照，特别在临床护理研究设计中，研究对象的个体差异如性别、年龄、文化、经济、民族及宗教信仰、病种、病情程度、心理社会因素，甚至环境、气候等都可能影响研究结果，采用同期对照就可以消除或减少这些因素的影响。因此设对照组的目的是为了甄别出研究因素和各种干扰因素（非研究因素）的效应，对照组和实验组在尽可能相同的条件下进行观察，为突出研究因素的效应，凡与实验无关的因素（非研究因素），两组应尽可能一致。目的在于提高研究的精确度，减少误差，使结果具有可比性和可重复性。常用的对照方法有组间对照、自身对照、配对对照等，应根据研究目的和内容选择合适的对照。

1. 组间对照　将研究对象分为实验组和对照组，实验组采用新的干预措施或在常规基础上加新方法，而对照组只采用常规方法，最后将两组结果进行比较，相比较的两组数据来自两组不同的研究对象。

【例4-1】　护士小李研究行为干预对维持性血液透析患者的影响，将50例患者随机分为实验组和对照组各25例，实验组在常规一般性行为指导基础上另接受16周行为干预，对照组只接受一般性行为指导。在干预的第4周和第16周分别对两组患者的行为改变、生活质量和依从性等指标进行比较评价。

2. 自身对照　研究对象自身在干预前后效果的比较，对照组和实验组的数据来自同一组样本。例如研究健康教育前后患者知识增长程度。自身对照的优点是消除研究对象自身各种内环境因素的影响，而且节省样本量。护理研究的设计模式中常选用自身实验前后对照设计。

3. 配对对照　是指将研究对象按某些特征或条件（影响实验效应的主要干扰因素）进行配对，然后再把每对中的两个研究对象分别随机分配到对照组和实验组，组成两组进行观察。配对设计组间均衡性好，可以较严格地控制干扰因素对实验结果的影响。配对设计中研究对象配对特征或条件一般指年龄、性别、病情严重程度、环境条件等因素。如研究两种不同的产后宣教方法对于产后母乳喂养的影响研究中，可选用同年龄组、同文化程度、同分娩方式的产妇一对一配对后，然后每个配对子中的两个受试对象随机分配到实验组和对照组，分别进行不同方法的健康宣教，并在宣教后对母乳喂养情况进行观察。配对设计能减少每一对研究对象内部的差异，故较组间对照设计的效果更好。但是，在实际护理工作中，很难找到合适的条件进行配对，所以配对设计要比组间设计难以实施。

4. 历史性对照　将新的干预措施的结果与过去的研究作比较，这是一种非随机、非同期的对照研究。此类型对照的资料可来自文献和医院病历资料。这种设置对照的方法易被患者接受，也不会违背医德，而且节省经费和时间。但是不少文献资料缺乏对研究对象有关特征的记载，有的医院病历资料残缺不全，难以判断对比两组是否可比，而且由于科学的进展、诊断手段的改进，以及护理技术的进步，使得对比两组疗效上的差别并不完全反映不同疗法的差异，可能会使研究结论不正确。

（三）随机分组

随机（randomization）包括随机抽样和随机分组。随机抽样是指从总体随机抽取样本的过程，使总体中每一个观察单位具有同等的机会被抽取为研究对象的可能性；随机抽样是保证样本具有代表性的前提。随机分组是指按随机方法对被抽取的研究对象进行分组，使每个受试对象有同等机会被分配到实验组和对照组；目的是保证实验组和对照组非研究因素的均衡性，确保两组之间基线均衡可比，被认为是减少两组患者选择性偏倚的最佳方法。

（四）确认变量

变量（variable）是研究工作中所遇到的各种因素，如体重、身高、血压、脉搏、性别等，变量可以观察到或测量。研究工作中所遇到的各种因素都是一些变量。确认变量可以帮助完善科研设计。变量可分为自变量、因变量和混杂变量等。

1. 自变量（independent variable）　能够影响研究目的的主要因素，自变量不受结果的影响，却可导致结果的产生或影响结果。例如，在"音乐疗法对肺癌术后患者疼痛的影响"研究中，自变量就是音乐疗法。

2. 因变量（dependent variable）　指想要观察的结果或反应，它受自变量改变的影响，也可受其他因素的影响。在"音乐疗法对肺癌术后患者疼痛的影响"研究中，因变量就是术后疼痛。

3. 混杂变量（extraneous variable，外变量，干扰变量）　指某些能干扰研究结果的因素，应在科研设计中应尽量控制，通过设立对照能甄别出混杂变量的作用。在"音乐疗法对肺癌术后患者疼痛的影响"研究中，混杂变量包括患者的年龄、职业、文化程度、居住地、手术方式、是否化疗及化疗周期等。

总的来说，自变量是研究问题的"因"或"影响因素"，而因变量是"果"或"被影响因素"，大多数科研都可事先确认研究变量，再通过研究结果来解释变量间的相互关系。

三、护理研究设计分类

在护理研究中，按照是否施加干预分实验研究和非实验性研究（调查研究），实验研究分为实验性研究和类实验性研究；按照观察的时间不同可分为回顾性研究和前瞻性研究；按照研究性质不同又可分为量性研究和质性研究。

（一）实验研究和非实验性研究

1. 实验研究（experimental study）　属于干预性研究，分为实验性研究和类实验性研究。实验性研究能准确地解释自变量和因变量之间的因果关系，反映研究的科学性和客观性。实验研究具有三个基本要素，其设计必须遵循四个基本原则。类实验性研究（quasi- experimental study）与实验性研究方法基本相似，但可能缺少随机，或缺少对照，或两个条件都不具备。

2. 非实验性研究（non- experimental study）　研究中对研究对象不施加任何干预措施，主要观察研究对象在自然状态下的某些现象和特征，故相对前两类研究较容易操作，适用于对所研究问题了解不多时选用。

（二）回顾性研究和前瞻性研究

以现在为时间原点，前瞻性研究是分析将发生的，回顾性研究是分析以前发生的。

1. 回顾性研究（retrospective study）　回顾性研究就是运用现有的资料如临床病历或社区普查记录等进行分析和总结的一种方法，以发现某种现象出现的原因或者导致该现象出现的相关因素。回顾性研究的对象是根据其在过去某时点的特征或暴露情况而入选并分组的，然后从已有的记录中追溯从那时开始到其后某一时点或直到研究当时为止这一期间内，每一样本的情况。回顾性研究是开始于对因变量的分析，往回追溯导致因变量发生的原因或影响因素，是一种由"果"至"因"的研究方法。其优点是较省时、省钱、省人力，易为医护人员采用，也是进行深入研究的基础；缺点是偏差大，常因资料记录不全而导致不能深入探讨和发现某些相关因素，或者资料记录不够准确，而导致获取的数据误差增大，且主观因素多。

2. 前瞻性研究（prospective study）　是从研究对象的现存状况开始，随着时间的推移，追踪研究对象的某种状况的变化情况或者某些因素随着时间的推移对研究对象的影响效果。前瞻性研究是开始于自变量，随着时间的推移观察其对因变量的影响。其特点是有明确的研究目的，周密的研究计划，合理的观察指标，并严格按照设计要求详细记录临床资料，通过对这些资料的整理、归纳、统计和分析，得出某一结论。前瞻性研究是一种科学的、合理的研究方法，研究结果更可信，可作为病因的推断。

（三）量性研究和质性研究

1. 量性研究（quantitative study）　又称定量研究，是按照预先设计的研究方案进行研究，通过观察指标获得数据资料，用科学方法来验证模式或理论，用数字资料来描述结果的研究方法，是生物医学领域传统的研究设计。常需用统计学方法对数据进行分析，将研究结果由样本推断到总体。

量性研究有明确的技术路线、研究对象入选和分组程序、研究指标和测量工具、资料收集流程和资料分析程序，要求对研究进行精确的控制，避免研究中的误差和偏倚，并需要采用统计方法对数据进行处理，可研究变量之间的因果关系等。

2. 质性研究（qualitative study） 又称定性研究，是研究者凭借研究对象的主观资料和研究者进入当事人的环境中参与观察、记录、分析、解释人类生活过程中不同层次的共同特性和内涵，用文字描述报告结果的研究方法，是社会科学领域常用的研究方法。主要特征强调主观体验和情景的多元化，反对将人类的主观体验、心理特征、社会过程用数据简单处理，主张用语言进行深入描述反映丰富的人类心理过程和社会互动过程。因此，质性研究可以作为获取护理知识的新方法，用以描述和促进对某些人类经验或经历的理解，如疼痛、照顾、舒适和疾病应对体验等。它强调研究者深入研究现场进行长期、多次的观察、访谈，结合档案记录查询等方式收集和整理资料，并用归纳、分类、推理和提炼主题等方式进行资料分析，用文字呈现研究结果。

质性研究包括现象学研究（phenomenological research）、扎根理论研究（grounded theory research）、人种学研究（ethnographic research）、历史研究（historical study）、个案研究（case study）、行动研究（action research）等。

质性研究以往在生物医学领域受到的重视程度不够，随着我国对护理学科本质的深入认识，质性研究受到了重视。质性研究和量性研究可从不同角度对护理现象和护理问题进行分析研究，两者的研究资料具有同样的重要价值，其结果可相互补充。所以在护理研究中，质性研究和量性研究都应该给予同等的重视。

第二节　实验研究设计

实验研究（experiment study）亦称干预研究，干预在前，效应在后，属于前瞻性研究。研究者根据研究目的，主动地对研究对象施加干预因素，并控制非干预因素的影响，以总结干预因素作用的研究。实验研究的对象可以是社区人群（社区干预实验），如预防措施的干预效果评价，也可以是医院患者（临床试验），也可以是实验动物（动物实验）等。

一、实验设计的基本原则

（一）对照原则

对照（control）是指设立条件相同、诊断方法一致的一组对象，接受某种与实验组不一样的干预，实验组的结果与对照组的结果进行比较，以证明两组（或多组）间结果的差异及其程度。用做对照比较的一组人群称为对照组。为了观察人为施加因素的影响，必须设立相等的对照组。设立对照的目的是排除与研究无关干扰因素的影响，突出实验干预措施的效应。设立对照组的多少，依照研究目的和需要控制因素的多少而定。实验研究一般应设立一个对照组。对照是控制各种混杂因素的基本措施。

【例4-2】 研究手部按摩对乳腺癌患者化疗期间生活质量的影响，要求实验组和对照组研究对象的年龄、身高、体重、文化程度、病程、病理分期、化疗次数和化疗方案等相似，且两组均接受乳腺癌化疗护理常规，不同的是实验组在常规护理的基础上给予手部按摩疗法，对照组仅接受常规化疗护理，这样生活质量的测定才可以比较，其结果的差异从理论上才可能唯一地归因于处理因素的不同。

在护理研究中，设立对照应做到：①组间除干预不同之外，其他影响结果的非干预因素应尽可能一致或均衡；②各组观察与检测研究对象的方法、诊断标准等必须一致；③对各组的研究对象同等对待与重视，无歧视性；④特别注意不要触犯伦理原则，研究者可以对实验组的患者在实施常规护理的基础上再增加一些新的护理干预措施，而对照组的研究对象则仅接受常规护理，而不给予新的干预措施。这样做既不违背伦理原则，也可以探讨新的护理措施的效果。做到以上几点，才能尽可能地控制混杂变量，以降低混杂变量对研究结果（自变量和因变量的关系）的影响，提高研究的科学性和客观性。

（二）随机化原则

随机化（randomization）的含义包括两个方面：①随机抽样：从目标人群中选取研究对象时，要符合随机抽样的原则，将符合标准的研究对象纳入研究，并用样本所得的结果代表总体的状况，不得随意选择、任意取舍。随机抽样的目的是使研究对象总体中的每一个体都有同等被抽取的机会作为研究对象。②随机分组：在随机抽样基础上使研究对象有相等几率被分到实验组与对照组的分组方法。随机分组的目的是使每一个研究对象的个体都有同等的机会被分到实验组或对照组中去。临床护理研究中常用的随机方法有抛币法、抽签法、随机数字表法等。

1. 抛币法 根据硬币落下时正反面来决定该研究对象分配到实验组或对照组。具体过程如下，先将纳入样本中的研究对象进行编号，并事先规定凡硬币正面向上者分入实验组，而反面者则入对照组，如此反复抛掷，最终根据抛币随机结果将研究对象分别分到相应的组内。在一般情况下，每个研究对象分入两组的机会大致相等。倘若参加随机分配的例数过少时，其组间分配不等机会较大，比如连续抛8次硬币，得到正、反面各为4次的可能性较小，但若连续抛10 000次，则得到正、反面机会就非常接近50%。该法使用较少。

2. 抽签法 将符合纳入标准的 N 个研究对象，先从1到 N 进行编号，做到每人均有唯一编号，然后将标签放入一个密封的盒子（或信封）内，事先规定凡抽中奇数号者入实验组，偶数者则入对照组。依次抽出每个研究对象对应的标签，对号归组。

3. 随机数字表法 随机数字表是事先编排好的数字表，表中数字，无论从行、列或对角线均是完全随机的。

【例4-3】 欲将20名符合研究条件的研究对象，随机分配到实验组（A）和对照组（B）。步骤如下：

（1）先将研究对象编号1、2、3……20。

（2）查随机数字表，从表中任意指定行、列开始向后连续读取2位数的随机数字20个，遇相同的随机数字舍去，即82，25，65……依次抄录于研究对象编号下，然后将20个随机数字按大小顺序编序号于相应的随机数下。

（3）按预先规定：序号1~10为A组，序号11~20为B组。分组过程如下（表4-1）。

表4-1 实验对象的随机分组过程

研究对象编号	1	2	3	4	5	6	7	8	9	10
随机数字	82	25	65	83	92	19	52	08	64	38
随机数字序号	18	3	12	19	20	2	9	1	11	5
分配组别	B	A	B	B	B	A	A	A	B	A

续表

研究对象编号	11	12	13	14	15	16	17	18	19	20
随机数字	70	61	29	68	45	44	40	66	77	78
随机数字序号	15	10	4	14	8	7	6	13	16	17
分配组别	B	A	A	B	A	A	A	B	B	B

分组结果如下：

A组：2、6、7、8、10、12、13、15、16、17

B组：1、3、4、5、9、11、14、18、19、20

在护理研究中，由于受到各种因素的影响，应采取随机化的方法对研究对象进行选择和分配，以防止在选择和分配研究对象时可能出现的偏差，保证研究结果的准确性。如果违背了随机化的原则，将会人为地夸大或缩小组间差别，使研究结果出现偏差。

（三）重复原则

重复（replication）是指在相同的实验条件下进行实验过程的全重复。重复程度表现为样本含量的大小和重复次数的多少，随机化在很大程度上能够抵消非处理因素所造成的偏差，但由于个体变异与各种偶然因素的影响，观察例数太少，有可能把个别情况误认为普遍现象，把偶然性或巧合现象当做必然的规律性，歪曲了实验结果的真实性。样本含量大或实验次数多，能反映机体变异的客观真实情况，但样本含量大或实验次数多，会增加严格控制实验条件的困难，造成不必要的浪费。执行重复的原则，就是为了保证实验结果具有一定的可靠性的条件下，确定最小的样本含量，节省人力和经费。样本含量的具体估计方法详见第五章。

（四）均衡原则

均衡（homogeneity）是指各实验条件下的研究对象所受的非处理因素的干扰和影响基本相等。要求对照组和实验组相比除给予的处理因素不同之外，其他对研究结果有影响的非处理因素均衡一致。均衡性越好，越能显示出实验组处理因素所产生的效应，减少非处理因素对实验结果的影响。如果受试对象是患者，则要求患者的病种、病期、病型、病程、病情、年龄、性别、生活、社会、心理等因素保持均衡一致，更好地避免偏性，减少误差，提高实验的精确性。

二、实验研究的基本要素

护理实验研究的目的是要阐明某处理因素作用于受试对象后产生的实验效应。实验研究由三个基本部分组成，即处理因素（treatment factors）、受试对象（object）、实验效应（experimental effect）。如何合理安排实验的三要素，是科研设计的关键。

（一）处理因素

处理因素是实验中根据研究目的由研究者人为施加给受试对象的因素，该因素可能会引起实验效应的变化，亦称干预（intervention）。在护理研究中是指研究者有目的地对研究对象施加某些护理措施。而这些施加因素多是作为研究的自变量来观察，其引起的结果则是研究的因变量。例如"社区护理干预对老年糖尿病患者生活质量的影响"中社区护理干预即干预措施，也是该研究的自变量，而生活质量则为该研究的因变量。干预是实验性研究和非实验性研究的根本区别。

（二）受试对象

受试对象亦称研究对象，是由研究目的决定的具有某种特征的个体组成的群体，是处理因素作用的对象。在护理实验研究中，受试对象大多数是患者，也可以健康人群作为研究对象。研究对象的选择是否科学、合理，是关系研究成功的关键。选择研究对象的一般原则是：①具有代表性，能反映同类对象的性质和规律。研究对象的选择标准包括科学规范的诊断标准、严格的纳入标准和明确的排除标准；②具有客观性，选择患者作为研究对象时，社会因素是另一个不容忽视的方面。如个人爱好、生活习惯、经济状况、家庭背景、文化差异等都是客观存在的因素，如果不加以重视，同样会影响实验效应；③具有依从性，依从性是指研究对象能按照预定计划接受处理因素的合作程度。依从性低，将会干扰实验计划的完成。在研究中，可以通过控制实验时间（不要太长）、提高临床护理质量、做好患者的思想工作、增加医患之间的信任程度等尽可能提高研究对象的依从性。

（三）实验效应

实验效应是处理因素作用于受试对象的反应（response）和结果（outcome）。往往通过具体效应指标来表达，选择什么样的标志或指标来表达处理因素对受试对象的某种作用的有无及大小的问题。例如研究"社区护理干预对老年阻塞性肺疾病患者再住院的影响"研究中，将研究对象的再住院次数、再住院天数、再住院率和病死率和作为观察指标来反映社区护理干预对老年阻塞性肺疾病患者再住院的影响的效应。

如果指标选择不当，未能准确的反映干预的作用，那么获得的研究结果就缺乏科学性，因此选择好观察指标是关系研究成败的重要环节。在选择观察指标过程中，应注意以下几点。

1. 关联性　选择的指标要与课题研究的目的有本质的联系，这种联系即指标的关联性，它必须能够确切地反映处理因素的效应。如判断患者术前是否处于焦虑状态，用体温说明有无焦虑，这个指标与焦虑无关联性，而采用血压、脉搏等作指标，就具有一定的关联性。

2. 客观性　根据数据的来源，观察指标分为主观指标和客观指标。客观指标（objective index）是指通过仪器或设备测量得到的，如测血压、血糖、产程时间等，客观指标具有较好的真实性和可靠性，较少受心理因素影响。因此，应尽可能选择客观性强的效应指标。而主观指标（subjective index）是受试对象的主观感觉、记忆、陈述或观察者的主观判断结果，如疼痛、满意度等，易受研究者和受试对象心理因素和暗示程度的影响，具有随意性和偶然性，且不易量化。

3. 灵敏性　灵敏度（sensitivity）是反映其检测出真阳性的能力。灵敏度高的指标能将处理因素的效应更好地显示出来，指标的灵敏性是增强实验效应的一个重要方面。包括指标本身和测量手段的灵敏性。如用血氧饱和度作为观察机体缺氧程度的指标，比用呼吸和面色的改变更为灵敏。在实验设计时，为了充分显示实验效应，选用的指标应灵敏，同时受试对象、测量仪器及方法也应具有灵敏性。

4. 特异性　特异度（specificity）是反映其鉴别真阴性的能力。选用指标时应选用能准确反映被试因素的效应本质且特异高的指标。特异高的指标易于揭示事物的本质特点而不易受其他因素的干扰。而非特异的指标，极易受其他因素的干扰，使效应结果不准确。

5. 可行性 指确定的观察指标在现有的研究仪器设备、经费、技术等条件下是否能够达到，是否能够准确获得。

选择指标的多少应根据研究目的和内容而定，不能笼统地说指标愈多愈好，而应选择恰当数目的指标来综合分析问题，着重提高论点的说服力。研究指标选择主要取决于假设（研究的预期目的）和相关的专业知识，同时也要注意结合统计学的要求。通常每项科研设计都会选择多个指标，很少采用单一指标，如有关陪伴分娩的研究，研究者就可以使用产程时间、产后出血量、分娩方式、新生儿评分等多个指标进行陪伴分娩效果的评定。

三、常用的实验设计类型

（一）实验前后对照设计（before-after experimental design）

1. 设计要点 将研究对象按随机化的方法分为实验组和对照组，实验组给予新的干预措施或在常规基础上加新方法，而对照组只采用常规方法，两组同时在实验前和实验后测量某些指标。研究者通过比较两组在实验前的数据来评价两组的可比性，比较两组实验后的数值来评价干预措施的有效性，得出自变量对因变量的影响（图4-1）。

在常用的研究方法中，实验前后对照设计是目前公认的标准研究方法，其论证强度大，偏倚性少，容易获得正确的结论。但由于该设计方案将一半的研究对象当做对照组，该组得不到新方法的治疗或护理，有时容易触犯研究中的伦理原则，在临床实施中有一

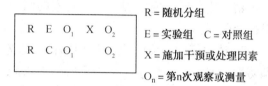

图4-1 实验前后对照设计模式

定的困难，加之工作较复杂，因此实验前后对照设计的应用推广受到一定的限制。

2. 适用范围

（1）用于临床护理研究：探讨和比较某种护理或预防措施对疾病康复和预防的效果，为正确的医疗决策提供科学依据。

（2）用于病因研究：当所研究的因素被证明对人体确实没有危险性，但又不能排除与疾病的发生有关时，可采用此种方法。

【例4-4】 研究产前心理干预对产褥期妇女应对方式的作用。采用抽签法将120名孕妇随机分为实验组和对照组，干预前采用应对方式量表测量两组孕妇应对得分，两组研究对象的积极和消极应对得分均无统计学差异（$P > 0.05$），基线资料一致，具有可比性。对照组孕妇接受常规的产前教育，实验组孕妇在常规产前教育的基础上接受心理干预。然后产后4~5天采用应对方式量表再次测评，比较两组产褥期的应对方式。

（二）单纯实验后对照设计（after only experimental design）

1. 设计要点 按照随机分配的原则将研究对象随机分配至实验组和对照组，向实验组施加干预或处理因素，对照组不施加干预措施，然后观察或测量所研究的因变量，比较两组在因变量上的差异（图4-2）。

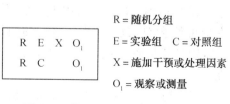

图4-2 单纯实验后对照设计模式

2. 适用范围 该研究设计减少了因干预前测

量所导致的结果偏倚，适用于一些无法进行前后比较的护理研究。例如一些心理测量的研究，研究对象会因为实验前测量而有了经验或相应的知识，而使得实验后测量的结果受到了影响，此时出现的现象就称为霍桑效应。对于此类研究，研究者可以不进行实验前测量而只做实验后对照设计。

【例4-5】　有关"影像干预对促进母婴互动的效果分析"的研究中，首先将母亲们随机分到实验组或对照组，实验组接受特殊的干预，即利用录像将母婴互动的一些细节进行拍摄，然后观看并接受护士的指导，而对照组则没有该干预方法。干预后测量母婴的互动情况并分析两组间存在的差异。如果此研究在干预开始前就进行了两组的前测量，对照组的母亲就可能会对测量的条目或内容加以重视，从而很注意自己的母婴互动情况或隐藏自己的真实行为，而产生霍桑效应，影响后测量的结果，也影响了对干预效果的评定，最终使研究结果产生偏倚。

（三）随机临床实验研究设计（randomized clinical trials design）

1. 设计要点　将研究对象随机分为实验组或对照组，观察或测量所研究的因变量，然后向各组施加不同的干预或处理因素，再次观察或测量所研究的因变量，观察两组结果的变化（图4-3）。

2. 适用范围　该设计适用于临床护理或预防性研究，探讨和比较某一新的护理措施对疾病康复和预防的效果。当所研究的因素

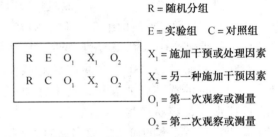

R = 随机分组

E = 实验组　C = 对照组

X_1 = 施加干预或处理因素

X_2 = 另一种施加干预因素

O_1 = 第一次观察或测量

O_2 = 第二次观察或测量

图4-3　随机临床实验研究设计模式

被证明对人体确实没有危险性，但又不能排除与疾病的发生有关联时也可用于病因的研究。

【例4-6】　护士小张欲探讨重度外阴水肿的最佳治疗护理方法。将不同原因引起的重度外阴水肿产妇80例随机分成两组，每组40例。两组患者在年龄、病情、外阴水肿程度比较，经统计学分析，$P > 0.05$，差异无统计学意义，具有可比性。观察组采用多点针刺、按摩放液联合红外线照射治疗；对照组采用硫酸镁湿热敷联合红外线照射治疗，每天观察并记录产妇外阴水肿消退情况，记录水肿完全消失时间，进行两组水肿消退时间的比较。该研究按随机的原则分为两组，干预前进行了外阴水肿程度的比较，旨在说明两组的可比性，然后，分别接受了不同的干预措施，在干预后又测量了外阴水肿的情况并进行比较。

（四）所罗门四组设计（Solomon four group design）

1. 设计要点　所罗门四组设计实际上是为避免霍桑效应及其他因素的影响，将实验前后对照设计和单纯实验后对照设计组合起来的一种研究方法（图4-4）。

2. 适用范围　该设计适用于实验前测量本身可能会对实验结果有影响的情况下，特别是某些涉及情感、态度等方面的研究。

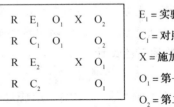

R = 随机分组

E_1 = 实验组1；E_2 = 实验组2

C_1 = 对照组1；C_2 = 对照组2

X = 施加干预或处理因素

O_1 = 第一次观察或测量

O_2 = 第二次观察或测量

图4-4　所罗门四组设计模式

【例4-7】　在有关"健康咨询干预对社区脑卒中患者家庭主要照顾者的健康促进行为的影响"的研究中，研究者选择符合观察条件的脑卒中患者的家庭主要照顾者200名，随机分

为四组，A1 和 A2 为实验组；B1 和 B2 为对照组。对实验组的家庭照顾者进行为期 2 周的除社区常规护理之外的健康咨询干预，对照组的家庭照顾者则不给予健康咨询干预。健康咨询干预开始前，用同样的方法测量 A1 和 B1 组家庭照顾者的健康促进行为情况。培训结束后，再用同样的方法测量四组全部家庭照顾者的健康促进行为情况并进行比较。采用这种研究设计方法就是为了避免前测量本身对研究对象的影响。在此研究中，前测量时需测量照顾者目前的健康促进行为状况，如营养、锻炼等方面的行为，前测量后照顾者有可能会对自己的健康促进行为加以重视，例如，加强锻炼和增加营养等，这样在后测量中引起的健康促进行为的变化就可能不单纯是健康咨询干预的效果，可能是由于前测量引起的。因此，当不能确定前测量是否会对干预效果有影响时，研究者可以用四组研究对象来进行比较，从而排除前测量对实验结果的干扰。

四、实验性研究的优点和局限性

1. 优点　实验性研究是检验因果假设最有说服力的一种研究设计。由于这种设计通过随机取样和随机分组，以及设立对照组，最大限度地控制了外变量对因变量的影响，从而比较准确地解释了处理因素与结果即自变量和因变量之间的因果关系，具有较强的科学性和客观性。

2. 局限性　实验性研究在护理问题的研究中尚不能广泛地应用，主要原因如下：①实验性研究需要严格控制混杂变量，但是由于大多数护理问题的研究对象是人，较难有效控制混杂变量，如心理社会状况、环境等问题，因此降低了在护理研究领域应用实验性研究的普遍性；②由于伦理方面和实际研究情况的考虑，很难做到完全应用随机的方法分组；③在实际工作中，由于种种原因，难以找到完全相等的对照组而使实验性研究的应用受到限制。

五、类实验性研究

类实验性研究（quasi- experimental study）亦称半实验研究，是设计时一定有对研究对象的护理干预内容，但可能缺少按随机原则分组或没有设对照组，或两个条件都不具备。类实验研究的干预在前，效应在后，属于前瞻性研究。

（一）类实验性研究特点

类实验性研究设计的设计内容一定有对研究对象的干预措施，但可能缺少按随机原则分组或没有设对照组，或两个条件都不具备。类实验性研究结果对变量间因果关系的论述不如实验性研究可信度高，但其结果也能说明一定的问题，在护理研究、社会学研究中比较实用。在医院、社区等开展对人的研究中，往往由于伦理问题或研究条件问题，很难进行完全的实验性研究，特别是要达到随机分组比较困难，故选择类实验性研究的可行性较高。例如，某研究希望验证病友之间的同辈支持项目对改善住院治疗的乳腺癌患者应对方式的影响，因伦理问题很难将同一病房的乳腺癌患者随机分为同辈支持组和不接受同辈支持组，该研究采用乳腺外科 A 病房接受同辈支持，乳腺外科 B 病房接受常规护理支持的分组方式，在该两病房原有的治疗方式、护理方式基本类似的前提下，该分组方法提高了研究的可行性。

（二）常用的类实验性设计类型

常用的类实验性研究包括不对等对照组设计、自身前后对照设计及时间连续性设计等。

1. 不对等对照组设计（nonequivalent control group design） 是指实验组与对照组的研究对象不是采用随机的方法分组，是由研究对象或研究者根据实验条件和人为设定的标准选择，两组施予不同的干预措施，然后观察比较其结果。此种研究设计与实验性研究的不同之处就是没有随机分组。

（1）设计要点：人为地将符合纳入与排除标准的研究对象分配到实验组或对照组，然后实验组接受干预措施，对照组接受常规措施，在一定的条件下或环境中，观察两组的实验结果，并进行科学的测量、比较和分析（图4-5、图4-6）。

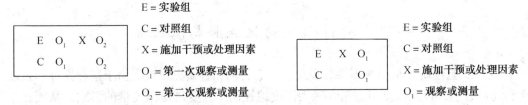

图4-5 不对等对照组前-后对照设计模式　　　图4-6 不对等对照组仅后测对照设计模式

（2）适用范围：不对等对照设计是前瞻性研究，多用于比较不同干预措施的效果，此种设计不能完全按照随机分配的原则进行分组，往往是按自然存在的状态进行分组。如研究某项护理措施的效果时，可以将一个医院的住院患者作为对照组，另一个医院的住院患者作为实验组来进行研究。在这种情况下，研究中的实验组与对照组患者并不是随机分配的。该方法简单，易于掌握，可操作性强，实施方便。短时间内可获得较大的样本，尤其是当某一医院合适的病例数较少或对某一疾病不同医院施行不同疗法时，本设计方法较为适用。但是由于分组不随机，实验组与对照组缺乏可比性，从而影响结论的可信度和说服力。若研究对象来源于不同医院，则医院间的医疗水平、诊断方法、患者病情等可能存在不可比的情况。

2. 自身实验前后对照设计（one-group pretest-posttest design）

（1）设计要点：该设计方法既没有设对照组也没有随机分组，即只有实验组一组，研究者将符合纳入与排除标准的研究对象做基线调查，然后接受干预措施，测量干预后的结果，最后将前后两次测量结果进行比较（图4-7）。

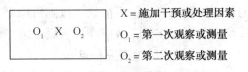

图4-7 自身实验前后对照设计模式

（2）适用范围：适用于干预措施简单且时间较短，需要迅速获得前后测试结果的研究。

【例4-8】 护士小王研究糖尿病患者自我管理教育模式的效果。对88例糖尿病患者进行为期10个月的自我管理教育，比较教育前后患者的自我管理能力、血糖值及糖化血红蛋白值的变化。结果显示患者饮食控制、用药依从性及适量运动自我管理能力较健康教育前提高，空腹血糖值、餐后2小时血糖值及糖化血红蛋白值均较教育前低，$P < 0.01$。该研究仅有一个实验组，在自我管理教育前后分别测量了糖尿病患者的自我管理能力、空腹血糖、餐后2小时血糖和糖化血红蛋白值，进行前后的比较后得出结论。

自身前后对照设计虽然较为常用而且也合乎逻辑，但是实验前测量不足以替代对照组的功能，因此不能很科学地解释结果。研究者在解释结果时切忌过于绝对。

3. 时间连续性设计（time series design）

（1）设计要点：该设计其实是自身前后对照设计的一种改进，对研究对象在干预前后进行多次的观察与测量（图4-8）。

$O_1 O_2 O_3 O_4 \quad X \quad O_5 O_6 O_7 O_8$

X = 施加干预或处理因素

O_n = 第n次观察或测量

图4-8 时间连续性设计模式

（2）适用范围：当自身变量的稳定性无法确定时，可以应用时间连续性设计。

【例4-9】 某医院计划采用一种继续教育学分同晋升挂钩的方法，了解这种方法对出勤率、参加业务学习的人数、工作的差错和患者的满意度等方面的影响。因不能在一个医院中实行不同的晋升政策而无法设立相等的对照组，又无法控制如人际关系、工作量、家庭负担、福利待遇等方面的因素，因此无法进行随机分组。便采用了类实验设计中的时间连续性设计。具体方法是在实施新政策前每隔一定的时间（如1个月）收集一次资料作为对比的基础资料。连续收集几次后再开始实行新的政策（施加处理因素X），以后再每隔一定时间用同样的方法收集资料并进行比较。

4. 类实验性设计的优点及局限性

（1）优点：类实验性研究的最大优点是在实际人群中进行人为干预因素研究的可行性高，同实验性研究相比更为实用。特别是在护理实践中当无法严格地控制混杂变量而不能采用实验性研究来回答因果关系时，类实验性研究是较为适宜的研究方法，且不易触犯伦理原则。

（2）局限性：由于类实验性研究有时无法进行随机取样和随机分组，已知的和未知的混杂因素就无法像实验性研究那样均匀分布在各组中，特别是对于无对照组的类实验，如自身前后对照设计和时间连续性设计，效果的判断更是很难完全归因于干预措施，故结果不如实验性研究的可信度高。

第三节 调查设计（非实验性研究）

一、调查设计的特点

调查研究是指采用问卷或访问等手段，有目的地从某特征群体或其样本搜集相关资料，并通过对资料的统计分析来认识某现象及其规律的研究方式。调查设计是调查研究工作的先导和依据，也是调查结果准确可靠的保证。调查设计的特点是：①观察因素不受人为干预，是客观存在的，如职业、地域、民族等；②混杂因素，如年龄、性别等难以控制，不能用随机化分组来平衡混杂因素对调查结果的影响，故设计重点是对调查表、分析表与抽样方法的设计；③许多因素是未知的，一般不能下因果结论。在护理科研工作中，涉及探索行为目的、观点、态度、知识程度，了解现状的问题比较适合采取调查研究方法。另外，病因学问题的初步探讨也常用调查研究方法。这类研究常在完全自然状态下进行，故简便易行。非实验性研究是实验性研究的重要基础，许多实验性研究都是先由非实验性研究提供线索再由实验性研究予以验证的，所以该方法适用于对所研究问题了解不多或研究问题的情况较复杂时选用。

二、调查设计的内容

（一）明确调查目的并将其具体化到指标

明确调查目的是调查研究各个环节中最核心的问题。在调查设计时，需要把研究总目标具体化，然后才可以把这些具体目标转化为可操作的、能用指标来表达的目标。指标要精选，尽量用客观、灵敏、精确的定量指标。

（二）确定调查对象

根据调查目的确定调查对象，即要确定调查总体及其同质范围，观察单位可为人、物、群体、地区等；有明确的纳入标准与排除标准。

（三）确定调查方法

根据不同的研究目的选择不同的研究方法。若目的在于了解总体特征，可采用现况调查方法；目的在于研究事物之间相互关系和探索导致某种健康效应的原因，可采用病例对照和队列研究方法；调查的总体不大可采用全面调查，调查的总体太大或无限总体，可采用抽样调查。

（四）估计样本含量

详见第五章"样本含量估计"和有关的流行病学书籍。

（五）调查表的设计与评价

科学合理的调查表是调查设计的关键环节。调查表的基本结构和设计要求详见第八章"问卷的编制"。调查表制订完成后，要对调查表的有效性、可靠性、稳定性和内在一致性进行评价，详见第六章"研究测量工具性能的测定"。

（六）确定资料收集方式

资料收集方式主要有直接观察法和采访法，各有适用范围。

1. 直接观察法　一般来说，对于客观指标的测量、临床检查等可以直接观察、检查、测量。

2. 采访法　调查者直接或间接与被调查者交谈，又分访谈、邮寄调查、电话访谈和小组调查。访谈是调查者与被调查者直接交谈，调查结果准确、可靠，当有足够的调查人员和费用可采用面对面的问卷调查；邮寄调查是通过邮寄信件的形式了解被调查者的情况；电话访谈是将调查表的内容通过电话询问；需要快速得到结果可采用集中在一起的小组调查方法。

（七）资料的整理与统计分析

调查收集到的原始资料必须经过整理与分析，才能揭示事物的本质和规律。因此，调查设计时要考虑以下几个问题：①数据的录入与审核；②拟定分析表和资料分组；③根据资料的设计和类型选择适当的统计学分析方法。

（八）组织实施计划与质量控制

调查的组织计划是保证调查研究得以顺利进行的重要环节。组织计划包括组织领导、时间进度、地域划分、调查员培训、分工协作、经费预算、调查表格和宣传资料的准备、调查资料的检查制度以及资料的汇总要求等。调查设计中必须对上述工作作出周密的计划安排。

调查研究的质量控制的目标是获得准确、真实和有效的数据，避免人财物和各种资源的浪费。质量控制贯穿于调查设计、资料收集、整理和分析的全过程。在设计阶段，要正确划分调查范围，尽量采用客观、明确的调查指标，问题的设置简洁、有代表性。此外，在正式调查之前做小范围的预调查是非常有必要的，可以检查调查表的设计质量，发现问题，及时修改。在实际调查中，要严格遵守资料的检查制度，尤其应注意原始资料的完整性和准确性，发现问题及时补查或修正。

三、调查设计类型

调查设计一般分为描述性研究、相关性研究及分析性研究三种类型。

（一）描述性研究

描述性研究是目前护理领域应用最多的一种研究方法。当对某个事物，某组人群，某种行为或某些现象的现状尚不清楚的时候，为了观察、记录和描述其状态、程度，以便从中发现规律，或确定可能的影响因素，用以回答"是什么"和"怎么样"的问题的时候，多从描述性研究着手，通过了解疾病、健康或事件的基本特征，获得启发，形成假设，为进一步分析研究打下基础，如"老年人对跌倒危险因素认知调查"、"肺癌化疗患者癌因性疲乏状况的调查"。

描述性研究可能事先不设计预期目的，也可不确定自变量和因变量，但是在研究开始前，需要确定观察内容和变量，以便做到系统、有目的和客观地描述，如护理研究中现状调查、相关因素调查、影响因素调查、需求调查等都属于描述性研究。描述性研究设计包括横断面研究和纵向研究等方法。

1. 横断面研究（cross-sectional study） 是在特定的时间内（某时点或短时间内），通过调查的方法，对特定人群中某疾病或健康状况及有关因素的情况进行调查，以描述该病或健康状况的分布及其与相关因素的关系，是护理描述性研究中最常用的一种方法。由于所获得的资料是在某一特定时间上收集的，类似时间的一个横断面，又称现况研究或现患率研究。

横断面研究只能提示因素与疾病之间是否存在关联，而不能得出有关因果关系的结论。该研究在设计时一般没有特别的对照组，但在资料分析时可灵活进行组间比较分析。

（1）设计要点：按照事先设计的要求在某一人群中应用普查或抽样调查的方法收集特定时间内特定人群中疾病或健康状况和相关因素的资料，以描述疾病或健康状况在不同特征人群中的分布，以及观察某些因素与疾病之间的关联。

（2）适用范围：①了解现况，描述疾病或健康指标及护理事件在人群中的分布及其特征；②描述、分析某些因素与疾病状况之间的联系，从而为疾病病因、危险因素或与健康有关的因素提供进一步研究的线索；③为疾病控制或促进健康的对策与措施的效果提供信息，即通过描述性研究，提供实施控制疾病或促进健康对策与措施前后的比较数据，从而可对该对策或措施作出评价；④研究人群中医疗卫生服务的需求及其质量的调查。

【例4-10】　某护士调查手术室护士发生锐器伤的原因、种类等，为制订针对性的防护措施提供依据。于2012年1~12月，采用自行设计的问卷对某市三所综合性医院手术室的186名护士进行调查。调查问卷内容主要包括：锐器伤的次数、原因、种类、发生环节以及手术室护士对锐器伤的防护意识等。结果显示手术室护士锐器伤的发生率为97.8%，以缝针刺伤最常见，多发生在手术配合时，疲劳是最常见的致伤原因。

2. 纵向研究

纵向研究（longitudinal study）也称随访研究（follow up study），是对一特定人群进行定期随访，观察疾病或某种特征在该人群及个体中的动态变化。

（1）设计要点：不同时间点对同一人群疾病、健康状况和某些因素进行调查，了解这些因素随时间的变化情况。该研究在时间上是前瞻性的，在性质上类似于横断面研究，即在不同时间对同一人群进行多次现况研究结果的综合分析。

随访的间隔和方式可根据研究内容有所不同，短到每周甚至每天，也可长至一年甚至十几年。纵向研究观察的对象常常影响结论的适应范围，除了环境因素外，患者个体特征也影响疾病转归，如患者年龄、性别、文化程度、社会阶层等。因此，纵向研究时尽量考虑观察对象的代表性。纵向研究是无对照研究，所以在下结论时要慎重。

（2）适用范围：可做病因分析、某疾病症状的动态变化分析，也可全面了解某病发展趋向和结局，认识其影响因素和疾病的自然发展史。例如对超体重者进行长期随访观察，同时了解其饮食习惯、体力活动等情况，观察其发展为糖尿病、冠心病的可能性大小。

【例4-11】　某护士欲研究自我管理教育对永久性结肠造口患者自我护理能力的影响。对60例接受永久性结肠造口术的患者在常规护理基础上进行自我管理教育，包括住院期间的自我管理教育干预和出院后上门访视、电话随访等多种方式的随访，并于出院时、出院后1个月及6个月，采用一般资料调查问卷、疾病知识掌握情况调查表及自我护理能力评价量表进行问卷调查。结果显示患者各时段自我护理能力总分、自我护理技能、健康知识水平存在差异，$P < 0.01$。自我管理教育干预模式能提高结肠造口患者的自我护理能力。该研究对研究对象进行了随访，并在不同的时间段调查了对疾病知识掌握和自我护理能力情况，研究了自我管理教育干预模式随着时间变化的情况。

（二）相关性研究

1. 设计要点　先描述疾病、健康指标或护理事件的分布及特征，再分析它们之间的关系。它同描述性研究一样没有施加任何人为的因素，与描述性研究不同的是它有比较明确的几个观察变量，以便回答所观察的变量间是否有关系。因此，它比描述性研究有更多的"探索"原因的作用，可为进一步的研究提供研究思路。如了解重症胰腺炎患者腹内压与呼吸功能变化的相关性研究，就可以初步确定腹内压与呼吸频率、氧分压及二氧化碳分压之间的关系，为进一步形成实验性研究提供研究思路。

2. 适用范围　①描述两个变量之间的相关及相关程度的高低，提出护理对策；②用于预测，根据两个变量间的相关一致性，则可以用其中一个容易测量的变量预测另一个变量；③量表开发中信度和效度的测量。

【例4-12】　护士小李研究实习护生应对方式和工作倦怠之间的关系。对156名本科及大专实习护生进行问卷调查，问卷包含3个部分，分别为一般情况调查表、应对方式问卷和工作倦怠量表。结果显示实习护生的工作倦怠发生率为67.9%，以积极应对方式为主的护生占 87.2%，其积极应对方式得分与个人成就感程度呈正相关，与去人格化倾向程度呈负相关。提示实习护生是工作倦怠的高发人群，积极的应对方式可以提高护生个人成就感，减轻其去人格化倾向。该研究探讨的是应对方式与工作倦怠两个变量之间的关系，在研究中没有对研究对象施加任何干预，是在自然状态下进行的。

（三）分析性研究

描述性研究是对一种现象的描述，而分析性研究是针对已经存在差异的两种或两种以上不同的事物、现象、行为或人群的异同进行比较的研究。分析性研究根据其性质和研究目的不同，分为队列研究和病例对照研究两种。

1. 队列研究　队列研究（cohort study）亦称定群研究，属于前瞻性研究，是观察目前存在差异的两组或两组以上研究对象在自然状态下持续若干时间后两组的情况会如何的研究方法。

（1）设计要点：从一个人群样本中选择和确定两个群组，即暴露组和对照组。暴露组暴露于某一可疑的致病因素（如接触 X 线、口服避孕药等）或者具有某种特征（如某种生活习惯或生理学特征，如高胆固醇血症），这些特征被怀疑与所研究疾病的发生有关。对照组则不暴露于该可疑因素或不具有该特征，两个群组除暴露因素有差别外，其他方面的条件基本相同。对这两个群组追踪观察一个时期，并记录在这个期间内，研究疾病的发生或死亡情况（即观察结局），然后分别计算两个群组在观察期间该疾病的发病率或死亡率，并进行比较，如果两组的发病率或死亡率确有差别，则可以认为该因素（或特征）与疾病之间存在着联系。

（2）适用范围：①病因探索：检验危险因素与疾病结局的因果关系，特别是在因伦理学等因素无法开展随机对照设计研究时；②干预措施的有效性及安全性评价；③疾病预后探索：可观测疾病的发生、发展至结局的全过程，可直接计算研究人群出现某种预后结局的发生率，并可同时观测多种预后结局的发生。

（3）特点：①群组的划分是根据暴露因素的有无来确定的；②暴露因素是客观存在的，并不是人为给予的；③研究方向是纵向的、前瞻性的，即由因到果的研究方向，也就是说在研究开始时有"因"存在，并无"果"（结局）发生，在"因"的作用下，直接观察"果"的发生；④可直接计算发病率，并借此评价暴露因素与疾病的联系。

（4）优点与局限性：相对于病例对照研究而言，该研究方法的优点是能够直接获得两组的发病或死亡率，以及反映疾病危险关联的指标，可以充分而直接地分析病因的作用；由于病因发生在前，疾病发生在后，并且因素的作用可分等级，故其检验病因假说的能力比病例对照研究强，并且队列研究可以同时调查多种疾病与一种暴露的关联。缺点是所需投入的力量大，耗费人力、财力，花费的时间长，而且不适宜罕见病的病因研究。

【例 4-13】　某护士研究不同分娩方式对母乳喂养的影响，将活产剖宫产产妇 200 例、阴道分娩产妇 204 例作为研究对象。两组患者选择何种分娩方式是在自然状态下，暴露组即剖宫产组，对照组即阴道分娩组，除了暴露因素——剖宫产分娩方式外，两组产妇在职业、学历、年龄、家庭经济状况、孕期体重增长、孕期接受母乳喂养健康教育都没有显著性差异，具有可比性。比较两组产妇产后泌乳始动时间、乳汁分泌量、催乳素水平及住院期间母乳喂养及产后 1 个月母乳喂养情况。该研究根据是否剖宫产分为两组，这种暴露因素不是人为干预的，是自然存在的，然后比较两组产后母乳喂养的情况，从"因"到"果"的研究，属于前瞻性研究。

2. 病例对照研究（case-control study）　是一种回顾性研究，从因果关系的时间顺序来看是从果查因的研究方法，也就是从已患病的病例出发，去寻找过去可能与疾病有关的因素。

（1）设计要点：是以现已确诊患有某疾病的一组患者作为病例组，以未患该病但具有可比性的另一组个体为对照组，通过调查回顾两组过去的各种可能存在的危险因素（研究因素），测量并比较病例组与对照组存在各因素的比例差异，经统计学检验，判断研究因素与疾病间是否存在着统计学联系及联系程度的研究方法。

（2）适用范围：①广泛探索疾病的可疑危险因素。在疾病病因不明的阶段，病例对照研究利用其收集信息快及费用低的优点广泛收集可疑危险因素，从多方面探讨疾病的病因。②罕见疾病或潜伏期长的疾病病因研究。对于发病率极低疾病的病因探索，由于前瞻性研究的可行性受到限制，病例对照研究的优点得以充分体现。例如对已经确诊为 2 型糖尿病 3 年出现并发症的和未出现并发症的两组患者进行比较。了解在确诊以来两组患者预防并发症发生的自护行为，通过调查患者是否严格遵循医疗方案、随诊频率、自我保健意识和行为等，从中找出造成目前两组患者病情差异的原因。自 Doll 和 Hill（1948~1952 年）进行了著名的吸烟与肺癌关系的病例对照研究以来，这种研究方法不断地得到发展和完善。现在这种研究方法已被普遍应用，特别在病因学研究方面发挥了独特的作用。③为前瞻性研究提供明确的病因线索。由于前瞻性研究耗时长、花费大及实际可行性受限等缺点，因此，可先进行病例对照研究，对筛选出来的较明确且重要的病因采用队列研究进一步确证。④多方面评价。还可用于药物上市后评价、疫苗效果评价、管理革新效果评价和卫生服务效果评价等多个方面。

（3）特点：①属于观察法，病例与对照的疾病情况和暴露因素均不受研究者人为影响，是在研究之前就客观存在的，这是区别于实验研究的一个重要方面；②设立对照组，病例对照研究在研究设计时即设立与病例组相比较的对照组，对照组应来自产生病例的人群，应当能代表产生病例的人群；③由果及因，病例对照研究开始时，研究对象结局事件的发生情况已经确定，然后回溯两组的暴露情况，探求暴露因素与疾病的关系，属于回顾性研究；④可以研究一种疾病与多种因素的关系，可根据既往研究，收集与疾病有关的多种暴露情况，同时探讨多种暴露、暴露间的交互作用与疾病的关系。

（4）优点与局限性：该研究方法的优点是省时、省人力、省物力，易于组织实施，能充分利用资料信息，而且只需少量的研究对象即可进行，一次研究可探索多种可疑因素。该研究方法的缺点是易发生选择偏倚和回忆偏倚；信息的真实性难以保证，因为是由果及因的回顾性研究，暴露与疾病的时间先后常难以判断，论证因果关系的能力较弱；仅能了解暴露组和非暴露组的暴露率和暴露水平，而不能测定两组疾病的发生率。

【例 4-14】　护士小杨研究影响糖尿病患者药物治疗依从性的相关因素，回顾性分析 2012 年 1 月~2013 年 1 月就诊的 385 例糖尿病患者的临床资料，以药物治疗遵医行为好者作为观察组，遵医行为差者作为对照组，对药物治疗遵医行为相关因素如平均年龄、文化程度、经济水平、降糖药物种类及服用次数、药物副作用、糖尿病病程、糖尿病相关知识了解程度、医疗费支付方式、就医条件等进行病例对照研究。结果显示年龄大、糖尿病认识不足、医疗费自费支付是影响遵医行为的重要因素，因此应该有针对性地进行干预。该研究以遵医行为好与差作为结果，回顾性分析引起这样结果的可能相关因素有哪些，是从"果"到

"因"的研究。

四、非实验性研究的优点和局限性

1. 优点　非实验性研究是在完全自然的状态下进行研究，因此，是最简便、易行的一种研究方法。同时，非实验性研究可以同时收集较多的信息，特别适用于对研究问题知之不多或研究问题比较复杂的情况，用来描述、比较各种变量的现状。另外，非实验性研究可以为实验性研究打下基础，是护理研究中最常用的一种研究方法。

2. 局限性　非实验性研究没有人为的施加因素，也无法控制其他变量的影响，因此一般情况下无法解释因果关系。

以上介绍的实验性研究、类实验性研究及非实验性研究三种研究方法的设计内容不同，并不能完全说明研究水平高低，而只有根据题目和研究的预期目的选用恰当的研究方法，所得研究结果才能真正说明问题和水平。

第四节　质　性　研　究

护理工作的对象是人，研究有关人的现象和经历是护理研究的重要内容。有时，单纯的数字并不能回答研究问题，需采用质性研究的方法进行探索或挖掘深层次的现象及含义。因此在护理领域中，质性研究具有重要的研究意义。

一、质性研究的概念

质性研究（qualitative research）又称质的研究、定性研究，是研究者凭借研究对象的主观资料和研究者进入当事人的环境中参与分析资料，观察、记录、分析、解释人类生活过程中不同层次的共同特性和内涵，用文字描述报告结果的研究方法。质性研究以研究者本人为研究工具，在自然情景下，采用参与观察、访谈等多种资料收集方法，对社会现象进行整体性探究，使用归纳法分析资料，通过与研究对象互动，对其行为和意义建构获得解释性理解。质性研究对事物或现象进行整体的、深入的、层层相扣的研究，它通过揭示事物内涵认识事物，被较多地用于社会学、人类学、管理学、心理学以及护理学等领域。

二、质性研究的哲学基础

质性研究是一个从实际观察的资料中发现共性问题的过程，属于探索性和叙述性的研究。质性研究与量性研究的本质区别是建立在不同的哲学观基础上。量性研究建立在实证主义基础上，遵循客观、有效、实用的原则。量性研究讲究严密、客观和控制，认为事实是绝对的，认为所有行为都是客观、可测量的，认为个人的价值观、感受或观点不能影响测量。而质性研究者认为知识是由社会建构的，无论研究者还是被研究者都有他们的价值观和现实观，因此现实是多元的。质性研究建立在诠释主义或批判主义基础上，认为理解一个过程的最佳途径是去经历和体验这一过程，换一个角度看待同一个问题时，会产生新的发现。质性研究的方法论以整体观为指导，其基本思想是：①任何现实都不是唯一的，每个人的现实观都是不同的，并随时间推移而有改变；②对事物的认识只有在特定的情形中才有意义，因此质性研究的推理方法是将片段整合，以整体观分析事物；③由于每个人对事物的感受和认识不同，因此同一事物可以存在不同的意义，例如，不同年龄、不同职业背景的吸烟男性，对戒烟的看法、戒烟的经历均具有较大的差异。

三、质性研究的作用

1. 质性研究可以使研究者产生新思想　通过对研究对象的观察和倾听，可以获取第一手资料，为研究者产生新思想提供信息。质性研究可以了解研究对象的心理和行为，了解研究对象受到语言或非语言的刺激后产生的思想和反应，可以获取定量研究无法获取的真实信息。

2. 质性研究能为定量研究打下基础　质性研究可以探讨人们行为、情感、思想等领域里的一系列问题，为定量研究的问卷设计提供必要的基础信息，它是定量研究前的必要步骤。

3. 质性研究能深化定量研究结果的认识　质性研究可以帮助理解和解释定量研究的结果。例如，通过质性研究可以帮助了解非预期结果的反应，使研究者对所研究的问题有较为客观、全面的解释及认识。

4. 质性研究为收集情感资料的重要途径　质性研究主要以开放式的问题或访谈提纲的形式来收集资料。所收集到的资料较为全面，通过适当的整理、处理，可以客观、准确地反映被研究者的情感、思想、行为等方面的问题，是一种较好的，有时也是唯一的收集资料的方法。

四、质性研究的特征

虽然质性研究受到不同哲学观的影响，对于不同的研究问题有不同的研究方法，但质性研究具有一些共同的特征，主要包括：

1. 质性研究的研究设计具有灵活性，可在资料收集过程中随时调整。例如质性研究在自然场景中进行，可随研究进展而改变研究场所，如研究内科住院患者的出院计划执行情况，可首先在医院进行，随后随患者回到家庭和社区中进行。而定量研究的研究场所往往是固定不变的，并控制研究条件，使之具备一致性。

2. 质性研究一般综合多种资料收集的方法，例如访谈法、观察法、档案资料收集法等。

3. 质性研究具有整体性，深入探索事物的内涵和实质，而不只截取某一个片段。

4. 质性研究为非干预性研究　质性研究关注特定的现象和社会情景，其目的是深入了解事物或现象的本质和真实状况，但不对此预测和改变。因此质性研究不对研究对象施加任何干预，无自变量和因变量。

5. 质性研究要求研究人员深入研究情景，并在此情景中生活或工作相当长时间。

6. 质性研究往往采用目的抽样的方法选取研究对象，即根据研究人员对研究对象特征的判断有目的地选取研究对象。

7. 质性研究一般不设计资料收集的结构，无特定的资料收集工具，一般认为研究者即是研究工具。

8. 质性研究的资料收集与资料分析往往同步进行，是一个连续的过程，以确定下一步的研究策略、何时完成资料收集工作等。

9. 质性研究最终形成的是适合于所研究的现象和情景的模式或理论。

10. 研究人员往往以主观的态度描述研究过程、自己的角色以及可能的偏差。

从以上特征中可以看出，质性研究是通过研究者和被研究者之间的互动对现象进行深入、细致、长期的体验，然后对现象的"本质"得到一个比较全面的解释性理解，而量性研究依靠对事物可以量化的部分及其相关关系进行测量、计算和统计分析，以达到对事物"规律"的一定把握。表4-2对这两种研究方法的主要特征进行了比较。

表4-2　量性研究与质性研究的比较

	量性研究	质性研究
哲学基础	实证主义	诠释主义
研究的问题	事先确定	在研究过程中产生
研究设计	结构性的，事先确定的，比较具体	非结构性的，灵活的，演变的，比较宽泛
研究的手段	以数字为资料，进行计算、统计分析	以语言、图像、文字为资料，进行描述、分析、归类、提炼
研究工具	问卷、量表、统计软件、计算机	研究者本人、实地笔记、录音机
抽样方法	随机抽样，样本量较大	目的抽样，样本量较小
收集资料的方法	封闭性问卷，结构性观察，统计表	开放式访谈，参与性观察
资料的特点	量化的资料，可操作的变量，统计数据	语言、图像、文字等描述性资料
分析的方法	演绎法，统计分析，收集资料之后进行	归纳法，寻找概念和主题，贯穿全过程
论文的呈现形式	概括性、客观性、常用表格	描述为主，研究者的个人反思

五、质性研究的主要方法

质性研究主要包括现象学研究、扎根理论研究、人种学研究、历史研究、个案分析及行动研究等类别。尽管各自在哲学理念和方法上略有不同，但其共同的目的都是探索事物的实质和意义。现介绍前三种质性研究的方法。

（一）现象学研究（phenomenological research）

现象学是以哲学和心理学为基础，聚焦于人们生活经历的意义。现象学研究是一种观察特定的现象，分析该现象中的内在和外在成分，把其中的重要因素提炼出来，并探讨各要素之间及各要素与周围情景之间的关系的一种质性研究方法。现象学研究以 Husserl 和 Heidegger 的哲学观为基础，Husserl 认为现象是经历所处的情景，只有当某个体经历了这个现象，现象才存在。因此这种经历必须用描述的方法而非使用统计的方法表达。现象学研究的目的在于将人类的经验用语言表达出来；因此，现象学研究的重点是研究对象的经验，而不只是探讨"研究对象"或"某件物品"；它总是试着从复杂的周围事物、情境去了解人类的经验。现象学研究者认为有三个方面是现象学研究的焦点：第一，观察某特定的现象；第二，观察该现象中一般性的要素；第三，捕捉所觉察要素之间的关系。

当某一现象很少被界定或定义时，非常适合用现象学研究进行探究。现象学研究所探索的问题往往对人们的生活经历具有重要意义，如疼痛的意义、压力的意义、丧亲经历、某种慢性病患者的生活体验和生活质量等。

深入访谈法是现象学研究收集资料常用的手段。即研究者与被研究者面对面有目的地交谈。通过深入访谈，研究人员请研究对象描述某方面的生活经历，但不主导访谈的内容和方向。研究人员应努力体察研究对象的世界，除深入访谈外，现象学研究还通过参与、观察、档案资料查询、反思来研究个案的经历。研究者在丰富、生动的报告中与读者分享他们的领悟，一篇描述研究结果的现象学报告应有助于读者从另一种不同的角度"看"事物，丰富他们对经历的理解。

【例4-15】 某护士采用现象学研究探索肝硬化失代偿期患者配偶心理体验。通过对18例肝硬化失代偿患者的配偶进行深度访谈，结果将肝硬化失代偿期患者的配偶在陪伴患者治疗过程中的心理体验归纳为3个方面：①确诊初期复杂的心理反应，包括震惊、怀疑、害怕、担心、紧张、不知所措感和获得信息的强烈愿望；②剧烈心理冲击后的适应；③照护体验及社会功能转变，主要有茫然、身心疲惫、经济压力、生活重心转变、心理状态改变等。

（二）扎根理论研究（grounded theory research）

扎根理论研究又称根基理论研究，在20世纪60年代由社会学家 Glaser 和 Strauss 提出。所谓扎根是指研究得出的理论以资料为基础，从资料中提炼而来。扎根理论的研究目的是去发现或寻找对某一特定现象理论上完整的解释，该方法的特点包括以下几个方面：

1. 从资料中产生理论 扎根理论特别强调从资料中提升理论，认为只有通过对资料的深入分析，一定的理论框架才可能逐步形成。这是一个归纳的过程，自下而上将资料不断浓缩。理论一定要可以追溯到其产生的原始资料，一定要有经验事实作为依据。这是因为扎根理论者认为，只有从资料中产生的理论才具有生命力，如果理论与资料相吻合，理论便具有了实际的用途。可以被用来指导人们具体的生活实践。

2. 不断比较的方法 扎根理论研究采用持续比较法（constant comparative method）发展和提炼理论的相关概念，这一特征是其资料分析方法的独特之处。持续比较法将实际观察到的行为单元反复进行相互比较，发掘和归纳出共同的性质，从而得到"类别"，再将提炼出来的类别不断与以往的资料中的事件、现象进行比较、对照。以找出同一性和变异性，并据此不断收集新资料，不断对照，渐渐澄清类别的范畴、定义，明确类别之间的关系，直至呈现出概念和理论。持续比较法可探求新类别的结构、时间特征、原因、发生情景、范围、结果、与其他类别的关系，这些是产生严谨的、有实际含义的理论基础。通过比较，类属或结构的基本属性得到浓缩，事件间不同点的界限、类属之间的关系逐渐清晰。这种比较必须贯穿于研究的全过程，包括研究的所有阶段、层面和部分。该方法属于归纳方式，由特定的社会现象归纳发展出一般性的理论。

3. **理论敏感性**　由于扎根理论研究方法的宗旨是建构理论，因此它特别强调研究者对理论保持高度的敏感。无论是在研究设计阶段，还是在收集资料和分析资料的时候，研究者都应该对自己现有的理论、前人的理论以及资料中呈现的理论保持警觉，注意捕捉建构理论的新线索。

4. **理论抽样的方法**　扎根理论多采用理论抽样（theoretical sampling），是指资料收集由演化中的理论概念引导，依据比较的原则来寻找那些最有可能呈现出概念间变异情形的人、事、物或地，以增加类别的属性与维度的密度。在一开始的抽样中，研究者尽可能大范围系统地收集相关领域资料，分类资料，发展出大量核心类别，进而增加其密度，最后达到类别的饱和（saturation）。类别的饱和是指：①再也没有关于该类别的新资料或相关资料显现出来；②以该类别的属性和维度所呈现出的变异而言，该类别已充分发展；③类别之间的关系建立起来，且经过初步验证。

5. **适度引用文献**　虽然使用有关的文献可以开阔研究者视野，为分析资料提供新的概念和理论框架，但也要注意不要过多地使用前人的理论。否则，前人的思想可能束缚研究者的思路，有意无意地将别人的理论往自己的资料上套，或把自己的资料往别人的理论里套。

6. **标准化的评价**　扎根理论对理论的评价有自己的标准，可归纳为：①概念必须来源于原始资料，深深扎根于原始资料之中。理论建立起来之后，应该可以随时回到原始资料中，可以找到丰富的资料内容作为论证的依据；②理论中的概念本身应该得到充分发展，内容比较丰富，理论内部有很多复杂的概念及其意义关系；③理论中的每一个概念应该与其他概念之间具有系统的联系，彼此紧密地交织在一起，形成一个统一的、具有内在联系的整体；④由大量概念联系起来的理论应该具有较强的实用性，具有较强的解释力。

【例4-16】　护士小赵采用扎根理论研究方法，探讨具有坚强特质的乳腺癌患者的抗癌体验。采用目的抽样和理论抽样的方法选取了 23 名乳腺癌患者，采用半结构式深入访谈和参与式观察法收集资料，经过开放式登录、关联式登录、核心式登录三个步骤，采用不断比较的方法，形成关于中国乳腺癌患者坚强理论模型，包括概念结构、促进因素和转归三部分。提出坚强为乳腺癌患者患病后的一个自我调整的过程，包括认知、信念和行为三方面的调整，通过这个过程可以帮助个体免于应激事件的损害。

（三）人种学研究（ethnographic research）

人种学研究，又称民族志研究，是对人们在某种文化形态下的行为的描述和解释。人种学研究通过实际参与人们自然情形下的生活、深入观察、深度访谈、档案或文史资料查寻，探讨一定时间内人们的生活方式或体验。人种学研究的目的是要将文化中隐藏的意义表现出来，要认识一种文化包括了解人，知道他们做些什么，说些什么，彼此之间的关系怎么样，他们有些什么习惯，有哪些信仰，怎么解释他们的经验等。

护理人种学研究（ethno nursing）最早是由 Leininger 在 1985 年提出，着重对人们习以为常的生活方式或某种特定文化进行系统的观察、描述、记录、分析。在健康保健领域，人种学研究最适合于探讨不同文化环境中人们的健康信念、健康行为、照护方式等，用以研究文化对护理行为及其观点、信念、方法的影响，探索护理本身的文化特性、临床过程及护患关系。

根据研究规模，人种学研究可为小型的人种学研究和大型人种学研究，前者重点放在特定的小范围收集资料，例如：山区 10 位妇女产后的健康照顾行为；后者整体性地研究某文化的一般性和特殊性现象,例如:研究某种文化下患者的出院计划设计和执行过程以及相关的社会结构因素,如政治、经济、卫生政策、宗教、信仰、医院环境等。

人种学研究几乎无一例外的需深入研究场所,为了解所要研究的文化群体,需要数月甚至数年的实地研究。在大多数情况下,研究者力争主动地参与到文化事件或活动中。研究文化,需要与文化群体中的人员有一定程度的密切接触,这种密切接触只有随着时间的延长或作为一个主动的参与者直接与他们一起工作才能实现。"研究者即是研究工具"在人种学研究中被高频率使用,体现了人种学研究者本人在分析和解释文化中起到的重要作用。

人种学研究具有以下特征:①适于研究全然无知的现象;②适于研究整体的生活方式;③适于探讨蕴藏于周围情形中的含义,因为它不仅仅收集独立片段的资料,而是整体性资料;④适于护理现象及相关的人类文化;⑤可以收集到别的方法所无法得到的详细深入的文化相关情景资料。

【例 4-17】 Penrod 等人研究了照护文化对非专业照护者照护经历的影响,采用人种学研究方法开展研究,9 名研究团队的成员参与资料收集,分别在各专科门诊深入观察了 12 个月。主要观察专业照护者与非专业照护者的语言和非语言互动。并访谈专业照护者,以了解在与非专业照护者互动过程中专业照护者行为的意义。该研究确定了多学科合作、专业照护者主导、协作性网络三种不同的照护文化,每种照护文化具有不同的价值观和信念,但均围绕五个特征,即承认必然发生的死亡,专业照护者的作用,感知非专业照护者的作用和需求,在病情发展过程中以每次的门诊随访为工作重点,持续的照护。

六、质性研究在护理领域中的运用

护理学的发展长期受医学模式的影响,直到 20 世纪 50 年代,护理学者开始对这种医学模式是否适合护理实践开始产生质疑,他们在思考"什么是护理'"、"什么是照护?"、"护患之间互动关系的实质是什么?"的过程中期望护理从以往的旧模式中蜕变出来,成为一门真正的专业。护理学者意识到需建立护理自己的知识体系、专业标准,并应构建属于自己专业领域的理论,运用护理理论观察护理现象。护理的语言开始发生变化,表现为从原先的医疗的、微观的、因果模式,转变为护理的、整体的、互动模式。

一些护理研究者在研究设计中采用实验性或类实验性研究方法,以期控制研究情景中的干扰因素,但在护理实践中很多护理现象很难设立对照、实施控制(例如对晚期癌症患者进行心理护理和情感支持),因此这种方法在很多情况下或由于伦理问题或由于无法操作并不适合护理实践。很多护理研究者倾向于采用质性的研究方法,因为质性研究强调以人为中心和整体观,该方法有助于促进对人的经历的理解,运用质性研究的方法,护士们能够得到关于患者、同事以及其他专业人员丰富的知识和深刻的见解。

在护理领域,许多护理现象可以用质性研究方法探讨,例如:①人们对应激状态和适应过程的体验,如化疗的癌症患者在住院期间的情感体验;②护理决策过程,如患者出院过程中护士的行为;③护士与患者之间的互动关系,如护士与患者之间沟通方式的研究;④影响护理实践的环境因素,如中国文化背景下的患者照护需求和家属的照护行为。

在护士与患者的相互作用过程中,许多行为可以同时用质的和量的研究方式得出结论，例如研究患者的焦虑和不确定感，质性研究通过访谈、观察、深入患者的生活情景等方式了解患者对焦虑和不确定感的体验；而定量方法则用评定量表测试患者是否存在焦虑和不确定感，以及焦虑和不确定感的程度。质性研究法具有主观性，而定量研究法资料更加客观化。然而这种"客观"要求护士从患者的立场中分离出来，科学地克服主观的介入。有意与患者保持一段距离，这样可能使资料的真实性和深入性大打折扣，且可能丢失护患关系中人性化的、具有较强影响力的一面。因此质性研究与定量研究有各自的特点，不可片面看待两者。

七、定性研究的优点和局限性

（一）质性研究的优点

质性研究具有量性研究无法比拟的优势，弥补了量性研究的不足，具体体现在以下几个方面：

1. 质性研究把人的体验放到突出的位置　在质性研究中研究者和研究对象不是分离的，而是通过两者的互动完成研究，在这个过程中护理人员可对人类疾病反应或行为有更深的了解，更清楚个案的本质，从而制订出有助于个性化的护理措施，体现了对人独特性的认识，进而提升护理的品质。

2. 质性研究从整体的角度分析现象　质性研究不主张把现象割裂成几个部分，强调在自然状态把社会现象放到背景中进行整体考察，找出现象间的关联，从而有利于从不同的角度认识研究对象，这与护理学的整体观念一致。

3. 质性研究注重对研究结果的解释性理解　研究中研究者始终保持开放的态度，从研究对象的视角，用研究对象自己的语言及概念符号去诠释他们内心世界的体验或经历，理解他们眼中的生活和行为。因此，在研究人类健康与疾病的体验过程中，质性研究是较为适当的方法。

（二）质性研究的局限性

1. 不适合在宏观层面对规模较大的人群或社会机构进行研究。

2. 不能像量化研究那样对研究结果的信效度进行工具性的、准确性测量。

3. 研究的结果不具备量化研究意义上的代表性，不能推广到其他地点和人群等。

学习小结

　　科研设计是对科学研究的具体内容与方法的设想和计划安排，是科研的灵魂。严密的设计是取得有价值结果的先决条件和重要保证，从这个意义上说没有"设计"就没有科研。工欲善其事，必先利其器。做好科研设计，设计者不仅应具备丰富的专业理论知识，还需具备必要的相关知识，如医学统计学、流行病学等知识。此外，需要有一定的科研意识和积累，具有丰富的临床经验。

（杨　丽）

复习思考题

1. 简述科研设计的内容、实验设计的基本原则和基本要素。
2. 简述实验性研究的三个要素、设计类型和优点及局限性。
3. 简述类实验性研究的主要设计类型。
4. 简述实验性研究与类实验性研究的设计区别。
5. 简述常用的非实验性研究的设计类型。
6. 简述质性研究的主要方法，并比较量性研究与质性研究的区别。

第 五 章

总体和样本

学习目标 ❚❚❚

通过本章学习，学生能够：

1. 解释总体、样本的概念。
2. 阐明抽样的过程及抽样原则。
3. 概括概率抽样的方法。
4. 概括非概率抽样的方法。
5. 阐明样本含量的估计方法。
6. 复述样本含量估计的注意事项。

情 景 导 入

PICC 已在临床普遍应用，可有效地减少因反复穿刺血管造成的痛苦和创伤，减少静脉炎、药物外渗等并发症。由于儿童静脉特点的限制，许多住院治疗的婴幼儿、肥胖儿及静脉细小的患儿行 PICC 置管成功率低。为找到适合小儿 PICC 穿刺的最佳方法，根据儿童特点在原有方法的基础上进行了改进，采用非超声引导下的改良塞丁格技术，这个方法效果如何，进行了研究。请问：她该怎样选择研究对象，如果选择本科室的患者，属于哪种抽样并如何估计样本含量？

在护理研究中，对全体研究对象（即总体）进行调查，常常是不太可能的，而且也没有必要，往往需要从研究对象中随机抽取一部分（即样本）来进行研究，这就是抽样。采取合理的抽样方法，能节省较多的人力、物力，获得对总体比较准确的估计。

第一节 基 本 概 念

抽样的目的是从总体中选取研究对象。研究结果来自研究对象，因此必须保证研究对象即样本对总体的代表性。因此，如何选择研究对象、选择什么样的研究对象、选择的研究对象是否能代表总体是护理研究中非常重要的问题。下面介绍一下相关的基本概念。

总体（population）是根据研究目的确定的同质研究对象的全体。总体分有限总体和无限总体。若同质研究对象的所有观察单位的研究变量取值的个数为有限的，则这个总体称为有限总体（finite population）。在另一些情形下，总体是假设或抽象的，没有时间和空间的限制，观察单位数是无限的，称为无限总体（infinite population）。观察单位（observed unit）亦称个体（individual）或研究单位（study unit），指研究总体的单位组成部分，是科学研究中的最基本单位。

样本（sample）是从总体中按某种方式抽取出来的部分观察单位，是实际测量值的集合。抽样研究的目的是通过对样本的研究，根据样本信息，了解总体，推断总体的特征。为了使样本的特征能推论总体的特征，必须保证样本具有代表性。代表性是指某观察指标在样本中的频数分布情况和该观察指标在总体中实际的分布情况比较接近，可以看做是总体的缩影。如果样本具有代表性，则样本测量所得的结果外推到总体时，可以保证正确可靠性。比如血液是循环流动的，用一滴外周血的化验结果来代表全血的成分，就是正确可靠的。

第二节　抽样过程及原则

一、抽　样　过　程

1. 明确总体　根据研究目的界定合适的研究总体，这是护理研究的关键环节。

2. 确定抽样标准　根据研究目的，对研究对象的特征做明确的规定，如所依据的诊断标准、纳入标准和排除标准，还要考虑研究的可行性问题。

3. 选择合适的样本量　根据相应的研究目的、方法和相关资料的类型确定研究所需要的合适的样本量。样本量过多，没有必要，且试验误差不易控制；样本量过少，所得的指标不够稳定，结果缺乏代表性。

4. 确定抽样方法抽取样本　当样本量确定后，应确定抽样方法并实施抽样。抽样方法的选择应根据研究对象的特征和样本量来确定。如果研究对象的特征差异较大，可采用分层抽样方法。如果调查样本大，涉及单位多，且各单位情况比较一致，可采用整群抽样方法。如果是一项较大范围的调查，可采用多级抽样方法。

要保证抽样的全过程合理正确，使抽取的样本能够代表总体，才能保证研究的真实性与科学性。

二、抽　样　原　则

抽样的原则是在抽样过程必须保证样本的可靠性和代表性。

（一）保证样本的可靠性

指样本中每一观察单位确实来自同质总体，研究对象的选取必须有明确的诊断标准、纳入标准和排除标准。

诊断标准是对病种、病型、病程、病情等严格区分，给出正确诊断。诊断标准应多参考国际上的通用标准，如 WHO 所建议的高血压、糖尿病、心肌梗死诊断标准等，一致的诊断标准便于国际间的比较和交流。

研究对象符合统一诊断标准的同时，研究者还需制订符合研究课题要求的纳入标准，纳入标准是为了从复杂的群体中，选择相对单一临床特点的对象进行研究。例如研究急性心肌梗死患者的自护能力，研究对象除符合心肌梗死的诊断标准外，研究者规定：症状发作 1 周后、75 岁以下的患者等两项为该研究的纳入标准。

另外，护理研究的实施和结果受研究对象的来源、病情、社会经济地位、心理特点以及接受各种治疗的因素影响。为了防止这些因素的干扰，对符合诊断标准和纳入标准的潜在研究对象，还应根据研究目的以及干预措施的特点，制订相应的排除标准。例如急性心肌梗死患者的自护能力的研究，研究对象排除标准是除外伴有充血性心力衰竭、完全房室传导阻滞和持续心动过缓者。在纳入和排除标准的共同控制下，使入组病例临床特点相对单一，从而避免干扰因素的影响，使研究结果有相对可靠的病例基础。

（二）选取有代表性的样本

指样本能充分反映总体的特征，要求样本必须满足两条原则：

1. 抽样要遵循随机化原则　　所谓随机化原则是指在进行抽样时，总体中每个个体是否被抽取到，不是由研究者主观意愿所决定，而是按照概率原理，采用一定的抽样技术使每个个体拥有均等的被抽取机会，使样本能够被认可代表总体。

2. 足够的样本含量　　应保证样本中有足够的变量值个数。"足够"的标准要根据研究的精度和变量的变异程度确定。通常精度要求越高，样本含量要求越大；变量的变异越大，样本含量要求越大。

第三节　抽　样　方　法

抽样方法可分为两种类型：一类为概率抽样，另一类为非概率抽样。

（一）概率抽样

概率抽样（probability sampling）又称随机抽样（random sampling），是指随机从总体中抽取样本，使总体中每一个研究个体都有相等的机会被抽到，以保证被抽取的这部分个体能够代表总体的特征，使样本具有较好的代表性。常用的概率抽样方法有简单随机抽样、系统抽样、分层抽样、整群抽样及多阶段抽样。

1. 简单随机抽样　　简单随机抽样（simple random sampling）又称单纯随机抽样，是先将总体的全部研究个体统一编号，再用抽签法或随机数字表法，随机抽取部分个体组成样本。简单随机抽样是一种最基本的概率抽样方法，它对总体中所有研究个体不进行任何分组、排列，按照随机原则直接从总体中抽取样本，使总体中的每一个研究个体均有同等被抽取的机会。

（1）抽签法：是把总体中的每一个个体都编上号码，并做成签，充分混合后从中随机抽取一部分，这部分所对应的个体就组成一个样本。例如，要了解某校学生的视力情况，该校共有学生 2000 名，拟选用简单随机抽样法调查 100 名学生。先将 2000 名学生编号为 1 ~ 2000，并做成签，充分混合后，随机抽取 100 个签，与这 100 个签号相对应的学生，就是所要调查的学生，也就是单纯随机抽样的一个样本。抽签法比较简便，随时可用，几乎不需专门工具。

（2）随机数字表法：是一种由许多随机数字排列起来的表格。利用随机数字表，确定从总体中所抽取个体的号码，则号码所对应的个体就进入样本。随机数字表可随意从任何一区、任何一个数目开始，依次向各个方向顺序进行。例如，要调查某高校护理专业1000名学生的考试焦虑状况，拟选用随机数字表法选取100名学生进行调查。具体做法是：首先将1000名学生按任意顺序编号为1~1000，然后在随机数字表中任意指定一个数字开始，以3个数字为一组或选用后3位，向任何一个方向连续摘录100个三位数的数字，凡后面出现与前面数字相同者弃取，这些数字相对应的学生就是所要抽取的样本。

为了保证抽样的随机性，要求正确使用随机数字表。由于计算机和某些计算器可以用随机函数产生随机数，因此也可以用于抽样设计。但有些计算机和计算器在每次运行或每次开机运行随机函数时产生的随机数字序列都是相同的，这时需先给一个指令（如randomize），才能使随机函数产生的随机数字的序列不同。

单纯随机抽样方法简单易行，是其他概率抽样方法的基础，但当总体含量较大时，要对所有的研究对象一一编号，费时、费力，在实际工作中往往难以做到；另外，当总体内差异较大时，样本的代表性难以保证。如调查某地区医院护理质量，该地区有若干所二、三级医院，若按单纯随机抽样进行，就可能导致各级医院在样本中分布不均，从而影响样本对总体的代表性，导致结果的偏差。因此在实际工作中采用单纯随机抽样的并不多，它仅适用于总体含量不大，且研究对象间变异不太显著的情况。

2. 系统抽样 系统抽样（systematic sampling）又称等距抽样或机械抽样，是将总体的每个研究个体按照与调查内容无关的某一特征顺序编号，按一定的间隔（即抽样距离H）抽取样本。抽样距离H为总体所含个体数（N）除以样本所需单位数（n），即H = N/n。再随机确定一个小于H的数字K，然后以K为起点，每间隔H抽取一个编号，这些编号所代表的研究个体组成样本。如：要调查某医院职工的心理健康状况，该医院共有职工800名，欲选取80名职工组成样本。根据系统抽样的方法，可知总体含量N为800，样本含量n为80，抽样距离K为800/80 = 10，即每隔10个抽取一个。将该院所有职工进行编码，先在1~10之间以单纯随机抽样的方法确定一个数字k，如R = 3，然后按照编码每隔10号抽取一个人，即抽3号、13号、23号、33号……793号，共80名职工组成样本。

系统抽样是单纯随机抽样基础上的简单变种，同样适用于总体含量不大且内部差异小的研究对象。一般情况下，系统抽样方法更容易实施，被选入样本的个体在总体中的分布比较均匀，抽样误差小于单纯随机抽样，对总体的估计较为准确。但当总体的观察单位按顺序有周期趋势或单调递增（或递减）趋势时，系统抽样将产生明显的系统误差。如：对学生进行学习成绩的抽样调查，若每班的学号是按入学成绩由高到低或由低到高来排列的，而入学成绩与在校学习成绩有一定的关系，现在按系统抽样就可能产生明显的误差，所得到的样本对总体缺乏代表性。因此，在使用系统抽样时，一定要仔细考虑总体的排列状况和抽样间隔，若原有的排列次序可能导致抽样失败，应打乱原有次序，或分段选用不同的随机数。

3. 分层抽样 分层抽样（stratified sampling）是将总体按照某种特征分成不同的层，然后再从每一层内按比例随机抽取一定数量的个体，将各层抽得的子样本合起来组成样本。具体方法是：首先，按照与研究目的明显有关的某一种或几种特征将总体分为若干层，比如可以将总体按照性别、职业、民族等特征划分为几个层，一般选择对调查中测量现象较大影响的因素作为分层标准。例如调查某医院护士对目前工作条件的满意度如何，考虑到"文化程度"是会影响护士对工作条件的满意度，就可以按"文化程度"将职工分层。该医院本科学历的护士占15%，大专学历的护士占50%，中专学历的护士占35%，假如想抽取一个100人的样本，则可以按学历分"层"，从本科、大专、中专学历的护士中分别随机抽取15人、50人、35人，合起来组成所需的样本。

确定在各层中抽取样本单位的数量，可采取等比例和不等比例抽取两种不同的方法：①等比例分层抽样：要求各层在样本中所占的比例与它们在总体中所占的比例相同，即要求各层之间的抽样比例相等。例如上例就是采用的等比例分层抽样；②不等比例抽样：即各层之间的抽样比例不等。一般由于各层单位数相差悬殊，单位数少的层，若仍按等比例抽样，可能会因该层样本单位数太少而难以代表层内的情况，因此，往往要提高该层的抽样比例。如上例，以学历来分层，本科学历、大专学历、中专学历的护士数目皆不相等。抽样时样本中每一层的个体数量，要根据它们在总体中所占比例确定，结果样本中本科学历的护士只有15人。假如研究者想对本科学历的护士作进一步深入探讨，这15名本科护士就不具有代表性，这时研究者应该舍弃原有的比例而加大稀少部分的抽样数，使所抽取的样本更具代表性。可以使用不等比例抽样。例如，每组均抽30人组成一个90例的样本，这就使本科学历护士的被抽取机会高于大专和中专学历护士，这是一个非等概率抽样，因此在做统计推断时，要进行加权处理。

分层抽样是建立在按标准分组和随机原则相结合的科学基础上，克服了单纯随机抽样和系统抽样的缺点，按群体特征分配样本数，使样本的结构与总体的结构更接近，因而抽样误差小，代表性较强；另外，分层抽样还可根据层的特点，采用不同的抽样方法，实施起来灵活方便，而且便于组织。总体含量较大、构成复杂且内部差异明显的总体可选用分层抽样，但研究者必须对总体情况有较多的了解，才能进行恰当的分层。如果分层不合理，样本的代表性也较差。

4. 整群抽样　整群抽样（cluster sampling）是将总体中所有的个体按照某种属性分成若干个群组，再从这些群组中随机抽取一部分群体，这部分群体的全部观察单位组成样本。整群抽样不是从总体中逐个随机抽取个体，也不是从每个层中随机抽取个体，而是以群为单位进行抽样。各群的观察单位可以相等也可以不等。如调查某市护士是否存在亚健康状态，调查的总体是一个市的所有护士，可以将该市的每所医院都看成一个群体，对所有的医院进行编号，随机从中抽出若干个医院，然后对被抽取医院中的所有护士进行调查。

整群抽样被调查的单位集中，容易控制调查质量，易于组织实施，可以节省人力、物力和财力，且群间差异越小，抽样的群数越多，样本的代表性越好。即使群内差异明显，但因群内包含了总体中的各种样本，以群为抽样单位时仍能保证其所得样本的代表性。整群抽样也有相应的缺点，样本分布面不广，样本对总体的代表性差等。与其他抽样方法相比，由于样本中的个体相对比较集中，因而涉及的面相对缩小，使结果偏差较大。但由于实施方便，比较适合于大规模的调查。

上述的四种基本抽样方法都是通过一次抽样产生一个完整的样本，称为单阶段抽样。其中单纯随机抽样是最基本的方法，是其他抽样方法的基础。四种抽样方法按抽样误差大小排列为：分层抽样 < 系统抽样 < 简单随机抽样 < 整群抽样。

5. 多阶段抽样　多阶段抽样（multistage sampling）又称多级抽样，是将抽样的过程分为两个或两个以上的阶段来进行，它是在整群抽样的基础上发展起来的，操作方便。具体方法是：第一阶段采用整群抽样或分层抽样，从总体中抽取若干个子群，称之为一级抽样单元（或称初级抽样单位），从抽中的一级抽样单元中抽出较小的二级抽样单元，再从二级抽样单元中抽出三级抽样单元，这样逐次往下经过多阶段的抽样，直到最终抽出所需的样本。如欲了解某省城市育龄妇女采取避孕措施的情况，第一阶段从全省抽出若干个市（一级抽样单元），第二阶段从每个抽中的市里各抽出若干个区（二级单元），第三阶段从每个被抽中的区里各抽出若干个居委会（三级单元），第四阶段从每个被抽中的居委会里抽出若干已婚育龄妇女组成样本。

多阶段抽样特别适用于观察单位多、情况复杂的大范围调查，可以使样本的分布较为集中，从而大大节约了调查所需的人力与费用；同时，在各个阶段可根据具体情况灵活选用不同的抽样方法，保证样本的代表性。

（二）非概率抽样

非概率抽样（non- probability sampling）又称为非随机抽样，它不是按随机抽样原则来抽取样本，而是研究者根据自己的方便或主观判断抽取样本的方法，因此不是总体中的每一个研究单位都有机会被抽取进入样本。非概率抽样的样本代表性方面不如概率抽样，但在护理研究中仍比较实用。常用的非概率抽样方法主要有方便抽样、配额抽样、目的抽样、网络抽样。

1. 方便抽样　方便抽样（convenient sampling），是指用最容易找到的人或物作为研究对象。如护士调查本科室的患者，教师调查他所教班级的学生等。偶遇抽样（accidental sampling）是常见的方便抽样，如在十字路口拦住过往行人进行调查；在图书馆、阅览室对当时正在阅读的读者进行调查。方便抽样的优点是方便、易行；其缺点是样本的代表性差，有很大的偶然性，抽样误差较大，是准确性和代表性最差的一种抽样方法，应尽量避免使用。如果在研究中只能使用这种方法，在分析结果时，应特别慎重地对待和处理各种数据。

2. 配额抽样　配额抽样（quota sampling）是指研究者根据调查对象的某种属性或特征将总体中所有个体分成若干层，然后再按比例在各层中抽样组成样本，比例与他们在总体中所占比例一样。如假设某高校有 1000 名学生，其中一年级学生占 30%，二年级、三年级、四年级学生分别占 30%、20% 和 20%。现要用配额抽样抽取一个规模为 100 人的样本，则从一、二、三、四年级分别抽取 30 人、30 人、20 人、20 人，至于选谁不是随机的。

配额抽样是在方便抽样的基础上增加了分层配额的抽样策略，与方便抽样相同，并没有采取随机的方法来抽样，所以它的缺点与方便抽样相同。

3. 目的抽样　目的抽样（purposive sampling）是研究者根据自己的专业知识和经验，以及对调查总体的了解，有意识地来选择和确定研究对象的方法。这些研究对象对所要研究的问题非常了解，或者在研究对象中非常典型。比如某护理部欲进行护士长的准入标准的研究，有目的地选择了几位专家进行访谈，包括有长期实践经验的高年资护士长、护理教育专家等，此种抽样方法就是目的抽样。护理研究中经常运用这种方法，又比如调查白血病患者接受骨髓移植的情况，可以在开展该项技术的医院中选择调查对象。

这种方法虽然没有采取随机抽样，但在护理研究中仍然有很强的实用性，适合于无法确定总体范围，或总体规模小，或调查时间等条件有限而难以进行大规模抽样的情况，以及检验某种新的技术措施，在探索性、前瞻性研究中比较常用。其缺点是难以判断样本是否真的具有代表性。

4. 网络抽样　网络抽样（network sampling）又称滚雪球抽样（snowball sampling），是在特定的总体成员难以找到最适合个体的一种比较特殊的抽样方法。可以从总体中具有代表性的某人开始调查，然后由被访问者推荐第二个符合条件的人，再去找第二人并询问他知道的第三人。如同滚雪球一样，可以找到越来越多具有相同性质的群体成员，达到研究的目的。网络抽样对无家可归者、艾滋病患者、丧偶者、网瘾者、药物滥用者、酗酒者及离婚者等特殊个体十分适用，因为这些个体一般不愿意让人们了解他们，很难找到。

非概率抽样简单易行、成本低，但由于未随机取样，无法客观测量样本是否有代表性，因此样本不具有推论总体的性质。非概率抽样多用于探索性研究以及总体范围无法确定的研究。在实际及应用中根据具体情况灵活选择各种抽样方法，达到提高样本代表性的目的。

第四节　样本含量估计

一、相 关 概 念

（一）检验水准

检验水准（significance level）是统计学上的显著性水平，也就是 α 值。α 值代表本次研究允许的第一类错误概率，也称假阳性率。通常 α 值设定为 0.05，$\alpha \leqslant 0.05$，表示第一类错误出现的概率 $\leqslant 5\%$。第一类错误表示实际情况是总体间无差异，但通过样本进行研究和统计学推断后发现有差异，此时的错误即为第一类错误。α 值越小，即假阳性率越低，所需样本越大。另外还应明确是单侧或双侧检验。

（二）检验效能

检验效能（power of test）也称把握度（power），即在特定的检验水准下，若总体间确实存在差异或某种关系，通过该项研究能发现此差异或关系的能力，即能发现这种差异或关系的把握度。检验效能用 $1 - \beta$ 表示其大小。β 表示第二类错误概率，即实际情况是总体间有差异，但通过样本的信息进行统计学推断后却没有发现有差异存在。β 也称假阴性错误，一般取单侧。检验效能 $1 - \beta$ 通常要求达到 80% 或 90%，即检验效能达到 0.80 或 0.90。进行两个样本均数的比较时，H_0 为 $\mu_1 = \mu_2$，H_1 为 $\mu_1 \neq \mu_2$，如果两个样本所代表的总体确有差异（即两个样本均数之间差异有显著性），那么在 100 次试验中，平均有 80 次或 90 次能发现出差异，则 $1 - \beta$ 为 0.80 或 0.90。样本含量越大，检验效能越高；样本含量越小，检验效能越低。

（三）容许误差

容许误差是样本指标与总体指标之间的相差所容许的限度。在其他条件确定的情况下，容许误差越小，样本含量越大；反之，容许误差越大，样本含量越小。

（四）总体标准差

总体标准差是指总体中各观察单位计量值的变异程度。当变异程度越大时，标准差越大，所需样本含量越大；反之，当变异程度越小时，标准差越小，所需样本含量越小。当研究者不了解总体标准差时，可以根据过去经验、文献报道或预试验作出估计，常用样本标准差代替。

（五）单、双侧检验与设计类型

在其他条件相同时，单侧与双侧检验所需的样本量不同，一般来说双侧检验所需样本较大。同时不同设计类型的样本量估算的方法也不同，下面将进行较详细的介绍。

二、样本含量的估计方法

在实际研究工作中有些人认为一项研究的样本量越大越好，即表示样本的代表性强，结论的外推性也强，这种观点实际上是不符合设计原则的。要估计样本含量，样本含量不必太大也不能太小，如果太大会导致人、物力和时间上的浪费，很难控制实验条件，而如果偏少，又会降低检验效能 $(1 - \beta)$，导致总体中确实存在的差异不能检验出来，出现了非真实的阴性结果。因此，需要根据资料的性质，借助相应的公式进行样本含量的估计。

确定样本含量的方法大致有：经验法、计算法、查表法等。

1. 经验法　指根据前人无数次科研实践经验所积累的一些常数作为大致的标准。例如，在干预性研究中，一般认为采用计量指标的资料如果设计均衡，误差控制得较好，样本量可以小些，有30~40例患者即可；采用计数指标的资料则样本要大些，即使误差控制严格，设计均衡，也需50~100例。一般可参考如下标准：采用计量指标时每组患者不得少于10例；采用计数指标时每组患者不得少于20~30例。在调查性研究方面，一般认为确定正常值范围的研究项目至少需要100人以上；肿瘤死亡率调查不能少于10万人；估计人口年龄、性别构成的抽样应为总人口数的1/10等。另外，描述性研究一般样本量应为总体的10%~20%，而实验性研究样本量则可以少一些。

2. 公式法　亦称计算法，通过一定的数学公式估算出所需样本含量。

（1）估计总体率的样本含量，按公式5-1或公式5-2计算：

$$n = \left(\frac{z_{\alpha/2}}{\delta}\right)^2 \cdot \pi\,(1 - \pi) \qquad\qquad 公式\ (5\text{-}1)$$

$$n = \left(\frac{z_{\alpha/2}}{\delta}\right)^2 \cdot p\,(1 - p) \qquad\qquad 公式\ (5\text{-}2)$$

式中：n 为所需样本例数；π 为总体率，p 为样本率，在 π 未知的情况下，作为 π 的估计值，其确定方法：①在某一范围内，取其中最接近0.5者；②如果对 p 一无所知，则应取0.5。δ 为容许误差；Z_α 由 t 界值表 $(\nu = \infty)$ 查得。

【例5-1】　调查在校护理学生的近视率。查阅资料发现近视率一般不会超过30%，若要求容许误差为3%，检验水准 α 为0.05，问单纯随机抽样至少应抽查多少人？

计算：此例中，α 为0.05，$Z_{0.05/2, \infty} = 1.96$，$\pi = 0.3$，代入公式得：

$$n = 1.96^2 \times 0.3 \times (1 - 0.3)\ /0.03^2 = 896.3 \approx 897$$

因此可以认为应调查897例。

（2）估计总体均数的样本含量，按公式5-3或公式5-4计算：

$$n = \left(\frac{z_{\alpha/2} \sigma}{\delta} \right)^2 \qquad\qquad 公式（5-3）$$

$$n = \left(\frac{z_{\alpha/2} S}{\delta} \right)^2 \qquad\qquad 公式（5-4）$$

式中：n 为所需样本例数；σ 为总体标准差，若 σ 未知时，用样本标准差 S 作为其估计值，δ 为容许误差，Z_α 由 t 界值表（$\nu = \infty$）查得。

【例5-2】　某护理人员欲估计右半肝切除手术中出血量的总体均数，误差不超过100ml的可能性为95%，如果采用单纯随机抽样，需调查多少例？

计算：此例中，$\alpha = 0.05$，查阅文献得知右半肝切除手术中出血量的标准差为220ml，代入公式得：

$$n = \left[1.96 \times 220/100 \right]^2 \approx 19$$

需调查 19 例研究对象。

（3）样本率与已知总体率比较的样本含量估计，可用公式5-5计算：

$$n = \left(\frac{z_{\alpha/2} + z_\beta}{\delta} \right)^2 \pi_0 \left(1 - \pi_0 \right) \qquad\qquad 公式（5-5）$$

式中：n_1 和 n_2 为每组所需样本例数，π_0 为已知总体率，α 为检验水准，β 为第二类错误，Z_α 和 Z_β 由 t 界值表（$\nu = \infty$）查得，Z_α 有单侧和双侧之分，Z_β 只取单侧值（下同）。

【例5-3】　用传统方法治疗运动性胫骨结节骨骺损伤的有效率约为85%，现采用小钢针做胫骨结节骨骺穿刺，加上物理治疗方法，估计有效率为95%，现欲比较新疗法的有效率是否高于传统疗法，选定单侧 $\alpha = 0.05$，$\beta = 0.10$，则至少观察多少病例？

计算：本例 $\pi_0 = 0.85$，$\delta = 0.95 - 0.85 = 0.10$，单侧 $\alpha = 0.05$，$\beta = 0.10$，$Z_{0.05} = 1.645$，$Z_{0.10} = 1.282$，则：

$$n = \left(\frac{1.645 + 1.282}{0.10} \right)^2 \times 0.85 \times (1 - 0.85) \approx 110$$

（4）两样本率比较的样本含量估计

若两组例数相等时，用公式5-6计算：

$$n_1 = n_2 = \frac{1}{2} \left(\frac{z_{\alpha/2} + z_\beta}{\sin^{-1} \sqrt{P_1} - \sin^{-1} \sqrt{P_2}} \right)^2 \qquad\qquad 公式（5-6）$$

式中：n_1 和 n_2 为每组所需样本例数，P_1 和 P_2 为两样本率，分别作为两总体率的估计值。

若两组例数不相等时，用公式5-7计算：

$$n = \left(\frac{z_{\alpha/2} \sqrt{\overline{P}(1-\overline{P})(Q_1^{-1} + Q_2^{-1})} + z_\beta \sqrt{P_1(1-P_1)Q_1^{-1} + P_2(1-P_2)Q_2^{-1}}}{P_1 - P_2} \right)^2$$

$$公式（5-7）$$

式中：n 为总例数，Q_1、Q_2 为两组的分配比例，P_1 和 P_2 为两总体率的估计值；$\overline{P}$ 为两样本合并率，每组的样本例数可根据 n 与 Q_1、Q_2 计算。

【例5-4】　某研究者欲了解甲、乙两种健康教育方法对高血压患者的服药依从性的影响是否有差异。通过预试验发现甲方法可以使高血压患者的服药依从率达到90%，乙方法可使高血压患者的服药依从率达到70%。若 $\alpha = 0.05$，$\beta = 0.1$，需要多少名研究对象？

计算：此例中，$P_1 = 0.90$，$P_2 = 0.70$，双侧 $\alpha = 0.05$，所以 $Z_{0.05/2} = 1.96$，$\beta = 0.1$，所以 $Z_{0.1} = 1.282$，

$$n_1 = n_2 = \frac{1}{2} \times \left(\frac{1.96 + 1.282}{\sin^{-1}\sqrt{0.7} - \sin^{-1}\sqrt{0.90}} \right)^2 \approx 79$$

所以每组应抽取 79 名研究对象。

若两组例数不等，甲乙两组的分配比例为 40%:60%，则

$$n = \left(\frac{1.96\sqrt{0.8 \times (1-0.8)(0.4^{-1} + 0.6^{-1})} + 1.282\sqrt{0.7(1-0.7) \times 0.4^{-1} + 0.9(1-0.9) \times 0.6^{-1}}}{0.7 - 0.9} \right)^2 = 176$$

甲药组样本含量为 $176 \times 0.4 = 70$，乙药组样本含量为 $176 \times 0.6 = 106$。

（5）完全随机设计的两样本均数比较的样本含量估计：

两组例数相等时，按公式 5-8 计算，n_1 和 n_2 为每组样本例数。

$$n_1 = n_2 = 2\left[\frac{(z_{\alpha/2} + z_\beta)\ \sigma}{\delta} \right]^2 \qquad 公式（5-8）$$

两组例数不等时，按公式 5-8 计算，n 为总例数。

$$n = \left[\frac{(z_{\alpha/2} + z_\beta)\ \sigma}{\delta} \right]^2 (Q_1^{-1} + Q_2^{-1}) \qquad 公式（5-9）$$

式中 σ 为总体标准差（可用 s 来代替），δ 为容许误差。Q_1、Q_2 为两组的分配比例。

【例 5-5】　观察两种药物治疗肌痉挛的疗效，其中 A 药使肌痉挛分数平均减少 2.16，B 药使肌痉挛分数平均减少 1.66，设两种药物疗效的标准差相等，均为 0.7 分，要求 $\alpha = 0.05$，$\beta = 0.1$，若要得出两处理差别有显著性结论，需要多少研究对象？

计算：此例中，$\delta = 2.16 - 1.66 = 0.5$，$\sigma = 0.7$，双侧 $\alpha = 0.05$，$\beta = 0.1$，查 t 值表得：$Z_{0.05/2, \infty} = 1.96$，$Z_{0.1, \infty} = 1.282$，代入公式 5-8 得：

$$n_1 = n_2 = 2\ [(1.96 + 1.282) \times 0.7/0.5]^2 = 41.2 = 42$$

故认为两个药物组各需 42 例患者，两组共需要 84 例。

（6）样本均数与总体均数比较（或配对计量资料的比较）的样本含量估计，按公式 5-10 计算：

$$n = \left(\frac{(z_{\alpha/2} + z_\beta)\ \sigma_d}{\delta} \right)^2 \qquad 公式（5-10）$$

式中：n 为所需样本例数（或对子数），σ_d 为总体标准差（可用 S_d 来代替），δ 为容许误差。

【例 5-6】　某研究者欲了解某市目前正常新生儿出生体重较过去是否有提高。过去该市正常新生儿的出生体重为 3kg，估计目前平均出生体重比过去至少提高 0.1kg。若 α 取 0.05，β 取 0.1（即检验效能为 0.9），应抽取多少名正常新生儿？

计算：此例中，$\delta =$ 容许误差 $= 0.1$，单侧 $\alpha = 0.05$（因为只检测体重是否提高，为单侧的变化），所以 $Z_{0.05} = 1.645$，因为 $\beta = 0.1$，所以 $Z_{0.1} = 1.282$，总体标准差在例子中未说明，研究者通过查阅资料发现既往正常新生儿出生体重的标准差为 0.4kg，所以取 $\sigma_d = 0.4$。代入公式得

$$n = [(1.645 + 1.282)^2 \times 0.4^2]\ /0.1^2 = 137.1 \approx 138。$$

所以应抽取 138 名新生儿。

【例 5-7】　某研究者欲了解吃素食是否会降低血清胆固醇。在对 10 名受试对象进行预试验后，她发现受试的医院职工吃素食前后血清胆固醇平均下降了 22.7mg/dl，标准差为 54.3mg/dl，若取 $\alpha=0.05$，$\beta=0.1$，若要得出吃素食会降低血清胆固醇的结论，需要多少研究对象？

计算：此例中，研究者通过预试验得到 $\delta=22.7$，$\sigma_d=54.3$，单侧 $\alpha=0.05$（因为只检测素食使血清胆固醇降低，为单侧的变化），所以 $Z_{0.05}=1.645$，因为 $\beta=0.1$，所以 $Z_{0.1}=1.282$，代入公式得：

$$n=\left[(1.645+1.282)^2\times54.3^2\right]/22.7^2=49.02\approx50$$

因此，在此试验中，应观察 50 名研究对象。

三、样本含量估计的注意事项

1. 选择恰当的估算样本的方法　因为研究目的、研究设计、研究资料、抽样方法等不同，估算样本的方法、公式也不同，因此，应按照相关适用标准，选用正确的估算样本含量的方法。

2. 通过完善科研设计来提高试验效果　方法有：①尽量选择总体单一，减少研究单位的个体变异，如比较吸烟与不吸烟的肺功能时，采取同年龄、同性别比较等；②尽量选择客观指标，如数值变量、计量指标等；③选择较优的实验设计方案，严格控制实验条件，如配对设计、交叉设计、随机区组设计等；④多组设计时，各组间的样本含量最好相等。

3. 多种样本含量估计方法相结合　如确定临床参考值时，要求 N 应大于 100；若采用计算方法进行估计时，可多作几种估算方案，以便选择。

4. 必须考虑样本的丢失情况　由于估算的样本含量是最少需要量，在抽样过程中，可能遇到受试者中有不合作者、中途失访、意外死亡等，都会减少样本数量，所以开始研究时需增加 10%~15% 的样本量。研究者应根据实践经验以及借鉴他人的研究经验预先对失访量进行估计，做到心中有数。

学习小结

总体即全体研究对象，在科研工作中经常需要从全体研究对象中抽取部分研究对象进行研究，这就是抽样。如何使抽取的样本能更好地代表总体呢？抽样方法有概率抽样和非概率抽样。概率抽样包括简单随机抽样、系统抽样、分层抽样、整群抽样及多阶段抽样。非概率抽样包括方便抽样、配额抽样、目的抽样、网络抽样。非概率抽样的样本代表性不如概率抽样。样本含量并不是越大越好，具体多少较为恰当，可根据资料的性质来选择不同的计算公式。估计样本含量的重要参数包括检验水准、检验效能、容许误差、总体标准差。

（李秋芳）

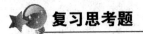复习思考题

1. 简述总体、有限总体、无限总体、样本的概念。

2. 抽样过程是什么？抽样的原则有哪些？

3. 概率抽样方法和非概率抽样方法各有哪些？

4. 样本含量的估计方法有哪些？

5. 样本含量估计的注意事项有哪些？

第 六 章

调查研究测量工具性能的测定

学习目标 ▮▮▮

通过本章学习，学生能够：
1. 解释研究工具的信度、效度的概念。
2. 说出研究工具信度、效度的测量方法。
3. 阐明研究工具的信度、效度的关系。
4. 描述国外量表的翻译和应用过程。

情 景 导 入

化疗作为乳腺癌患者主要治疗方式之一，常使患者产生多种身心症状。这些症状可产生多重的负面效应，不仅影响患者的生活质量，造成不同程度的心理困扰，也影响患者的治疗依从性。虽然目前已有一些癌症患者多症状测评工具，但乳腺癌患者在化疗期间常出现一些特有症状，现有癌症症状测评工具常不包含这些特有症状，这给化疗期乳腺癌患者的症状管理造成一定影响。为了更好地对乳腺癌患者化疗期间进行症状管理，在查阅了癌症症状测评工具的基础上，某研究者编制了乳腺癌化疗患者症状测评量表，通过专家评定，症状测评量表 Cronbach'α 系数为 0.818，重测信度为 0.745。思考：这个量表的质量如何，是否适合在临床中测评化疗期乳腺癌患者的症状？

收集资料时常常要使用到研究工具，比如前面提到的问卷、量表等。研究工具的质量好坏会直接影响到收集资料的准确性和可靠性。在护理研究中，信度和效度是用来反映研究工具质量高低的两个最常用的指标，高信度和高效度的研究工具是良好科研的必需条件。

第一节 信 度

一、概 念

信度（reliability）是指使用某研究工具所获得结果的一致程度或准确程度。当使用同一研究工具重复测量某一研究对象时所得结果的一致程度越高，则该工具的信度就越高。同时，越能准确反映研究对象真实情况的工具，其信度也就越高。信度受随机误差的影响，随机误差越大，信度越低。如护理研究中常用的量表、问卷等研究工具，研究者希望它们能准确反映研究对象的真实情况，即具有较高的信度。稳定性、内在一致性和等同性是信度的三个主要特征。

二、信度的计算方法

（一）稳定性

研究工具的稳定性的大小常用重测信度来表达。

1. 重测信度（test-retest reliability）　是指用同一工具两次或多次测定同一研究对象，所得结果的一致程度。一致程度越高，则说明研究工具的稳定性越好，重测信度也就越高。

2. 计算方法　重测信度用重测相关系数来表示，相关系数越趋近于 1，则重测信度越高。具体做法是使用研究工具对研究对象进行第一次测试，隔一段时间以后使用同一研究工具再对同一研究对象进行测量，然后计算两次测量结果的相关系数，这个系数反映了研究工具重测信度的高低。实际工作中可利用 SPSS 统计软件来计算相关系数。

例如中文版护理实习生自主学习准备度量表的信效度研究中，研究者采用便利抽样抽取 5 家上海市全日制高等医学院校的护理学院的护理实习生，同时在样本中选择 15 名护生，间隔 2 周进行重测，以考察量表的重测信度。两次测量结果的相关系数 >0.7，可认为重测信度较好，量表的稳定性高。

重测信度的计算公式为：

$$r = \frac{\sum (X-\bar{X})(Y-\bar{Y})}{\sqrt{\sum (X-\bar{X})^2 \sum (Y-\bar{Y})^2}} = \frac{\sum XY - \frac{\sum X \cdot \sum Y}{n}}{\sqrt{\left[\sum X^2 - \frac{(\sum X)^2}{n}\right]\left[\sum Y^2 - \frac{(\sum Y)^2}{n}\right]}} \qquad 公式（6-1）$$

∑X：第一次测试 15 名研究对象各得分之和。

∑Y：第二次测试 15 名研究对象各得分之和。

∑XY：15 名研究对象各自第一次与第二次测试得分乘积后的和。

∑X：第一次测试 15 名研究对象各得分平方之和。

∑Y：第二次测试 15 名研究对象各得分平方之和。

代入公式即可算出该量表的重测信度。

3. 注意事项　重测信度的优点是简单、直观，但结果也受重测时间、记忆力、重测环境的影响，因此使用时要注意：

（1）两次测量的间隔时间：总的原则是时间间隔足够长，长到第一次的测量不会对第二次测量产生影响，但是也不能太长以至于客观情况发生了转变，要具体情况具体分析。有的可在对研究对象第一次测量后马上进行第二次测量。如检验体温计的重测信度，可以在完成第一次测量后立即进行第二次测量；如一份考察护生对护理措施掌握情况的试卷，可以刚考完收回考卷后立刻再考一次同样的考卷，但要将两次案例的次序颠倒打乱。通过两次考试结果所得的相关系数，即可反映试卷这个研究工具的重测信度的大小。有的研究则需间隔 2 周或更长时间再测量第二次。如用人格问卷来研究学生的人格类型，刚填完问卷立刻再填一次就没有多大意义，因为学生们会记得刚才的答案，这样得到的重测信度会非常高，但是并不代表研究工具的信度高，只是代表学生记忆力的好坏，在这种情况下可间隔 1~2 周或更长时间再进行第二次重复测量。

（2）所测量的变量的性质：由于重测信度的计算需要间隔一段时间再进行测量，因此当研究工具用于评估性质相对稳定的问题，如个性、价值观、自尊、生活质量等变量时，可以用重测信度来表示研究工具的信度。而诸如测量态度、行为、情感、知识等性质不稳定变量的工具，则不宜使用重测信度来反映其稳定性的高低。例如，某学校用一问卷对该校某班学生进行测量以了解学生对某一任课教师工作的满意程度，1 周后再次使用该问卷对该班学生进行测量，以了解该问卷的重测信度如何。这时可能会出现学生第二次的问卷结果与第一次有很大的不同，不能说明研究工具的信度低，极有可能这一星期班级里发生了什么事情使学生对这位教师的态度发生了改变。因此，在使用重测信度来表示研究工具的稳定性时，应考虑用来测量的变量的性质如何。对性质相对稳定的问题，适宜用重测信度；对性质不稳定的问题，则不宜使用重测信度。

（3）测量环境的一致性：在进行重复测量时，应尽可能保证两次测量的环境相同，从而减少外变量的干扰。如相同的测试人员、相同的测量时间以及相似的周围环境等。

（二）内在一致性

内在一致性（internal consistency）是指研究工具的各项目之间的同质性或内在相关性。同质性越好或内在相关性越大，说明组成研究工具的各项目都在一致地反映同一个问题或指标，也说明工具的内在一致性越好，信度也就越高。如某问卷用于测量护士的同情心，如果这个问卷中所有问题都是与同情心有关的，则说明此问卷的内在一致性好、信度高，如果其中有一道或几道问题是用来评价护士业务能力的，则此问卷的内在一致性较差、信度较低。内在一致性的测量是信度测量中应用最多的，因为它只需测量一次，不仅经济省时，而且更适合于心理、社会方面问题的测量。折半信度、Cronbach'α 系数与 KR-20 值三种方法均可以反映研究工具的内在一致性。

1. 折半信度（Split-Half Reliability）是测定内在一致性的最古老的方法之一。只用一个测量工具对同一群受试者实施一次测量，具体做法是将组成研究工具的各项目（如组成一份问卷中的各个问题）分成两部分，分别加以计分，对这两个部分的数值进行相关分析，然后计算出折半信度。折半方法常用的有前后分半法、奇偶分半法。如一个调查问卷，由 100 题组成，已对少量研究对象进行了预调查。奇偶分半是计算奇数试题总分（即 1、3、5……99 题得分之和）和偶数试题总分（即 2、4、6……100 题得分之和）之间的相关系数，再计算出分半信度。前后分半法则是计算从第 1~50 题的总分与第 51~100 题的总分之间的相关系数，再计算出折半信度。比如上述中文版护理实习生自主学习准备度量表的信效度研究中，研究者采用奇偶分半，将 40 个条目分成对等的两半，计算两部分总分的 Pearson 相关系数。结果显示，两部分条目得分的相关系数为 0.885，各维度的折半信度均大于 0.8，说明量表的折半信度较好。一般常用折半方法为奇偶分半，而非前后分半，目的是避免顺序效应。

2. Cronbach'α 系数与 KR-20 值（Kuder-Richardson formula 20） 使用折半信度时，采用不同的折半方法会导致不同的结果。如按奇偶折半与前后项折半得的信度就很可能不同。Cronbach'α 系数与 KR-20 值所计算的是工具中所有项目间的平均相关程度。KR-20 值是 Cronbach'α 的一种特殊形式，适用于二分制的研究工具。计算较为复杂，可通过统计分析软件 SPSS 的计算程序来计算。在报告研究工具的信度时，研究者要明确指出内在一致性是采用哪种方法进行测试的。如某研究者将国外被广泛应用的健康行为能力自评量表发展为中文版健康行为能力自评量表的研究。在研究报告中明确指出"总量表 Cronbach's α 系数为 0.95"，说明进行内在一致性方面的信度的检测使用的是 Cronbach's α 的计算方法。

（三）等同性

等同性是指不同观察者使用相同研究工具测量研究对象或者用两个相似的研究工具同时测量同一研究对象所得结果的一致程度。常用调查员间信度和复本信度表示研究工具的等同性。等同性的计算也是进行相关分析。

1. 调查员间信度（interrater reliability） 调查员间信度即不同调查员间使用相同工具同时测量相同对象时结果的一致程度。一致程度越高，则该测量工具等同性越好，信度越高。如使用观察法收集资料时，不同观察者使用同一研究工具进行观察时会产生观察者偏倚。在计算调查员间信度时，可以用不同调查员间评定结果的一致程度来表示。如 2 名研究人员同时使用同样的 1 份考核标准考核某医院护士的心肺复苏操作，可用 2 份考核结果中一致的项目数，除以总项目数来简单估算信度。比如考核表中含有 40 个条目，2 份考核表中考核结果相同的条目有 32 个，因此，调查员间的信度就可计算为 32/（32 + 8）= 0.8。如果观察结果是用数字表示的，则可计算观察者们的观察结果之间的相关系数，用此系数可以表示调查员间信度的大小。

2. 复本信度（alternate forms reliability） 若两个大致相同的研究工具同时被使用时，需测定研究结果的一致程度，即复本信度。复本信度又称等值性系数。它是以两个等值但题目不同的测验（复本）来测量同一群体，然后求得被试者在两个测验上得分的相关系数。复本信度也要考虑两个复本实施的时间间隔。如果两个复本几乎是在同一时间被使用的，相关系数反映的才是不同复本的关系，而不掺有时间的影响。如果两个复本的使用相隔一段时间，则称为等值稳定系数。如教师用两份考核知识点相同但形式不同的 A、B 两份试卷测试同一班学生，然后计算出两份试卷得分的相关系数，就表示试卷的复本信度。相关系数越趋近于 1，则试卷的等同性就越好，复本信度就越高，即两份试卷反映学生掌握知识的情况是一致的。通过研究两份试题之间联系的紧密程度，给教育教学研究提供科学的参考。

在进行预试验时，一般选取 10～20 例样本进行研究工具信度的测试，相关系数达到多少可认为研究工具的信度好呢？目前尚未有一个适用于各种情况下的统一的信度标准。一般认为相关系数高于 0.7 时工具的信度才可以被接受。而对于一个已被广泛使用的研究工具而言，其信度值至少应达到 0.8。当信度不够理想时，则需要对研究工具进行完善和修改。在研究报告中介绍研究工具的信度并说明它是怎么计算出来的。另外需要注意的是，并不是所有的研究工具都要同时介绍出它的稳定性、内在一致性和等同性的数值。

第二节　效　　度

一、概　　念

效度（validity）是指某一研究工具能真正反映它所期望研究的概念的程度。反映期望研究的概念的程度越高，效度越好。换句话说，效度即有效性，指此研究工具测量的结果是否是研究者所需要的结果？测查到何种程度？如一个焦虑评定量表，若测验结果所表明的确实是受试者的焦虑，而且准确测量了焦虑的程度，那么这焦虑评定量表的效度好；反之则不好。

二、测 定 方 法

效度有多种检查方法，可以用内容效度、效标关联效度和结构效度等指标来反映。但是效度的好坏并不像信度那样易于评价。

（一）内容效度

内容效度（content validity）是根据理论基础及实际经验来判断工具中的项目能反映所测量内容的程度。内容效度是建立在大量文献查询、工作经验以及综合分析、判断的基础上，由专家委员会评议的，专家的选择应与研究工具所涉及的领域相关，专家人数以 3～10 人较为合适，5 人最合适。

内容效度指数（content validity index，CVI）是基本的评估内容效度的方法。专家们应对研究工具中的各项条目是否与所要测量的概念有关并给出评价和修改意见，可采用表格的形式请专家进行内容效度的评定（表6-1），然后根据专家的意见进行修改，修改后邀请这些专家再次评议。但注意两次评议时间最好间隔 10～14 天，避免时间距离过近，专家们对第一次的评议结果尚有印象，从而干扰二次评议结果。

表6-1　内容效度评定表

问卷条目	评价意见				修改意见
	非常相关 4	相关但需少量修改 3	必须修改，否则不相关 2	一点都不相关 1	
1.××××××					
2.××××××					
3.××××××					
4.××××××					

说明：您是否同意上述条目，请您在相应的空格内画"√"，并填写具体的修改意见

如某研究工具是用来评定支气管哮喘患者自我护理行为的，则所请专家应对支气管哮喘患者的护理或 Orem 的自理理论较为熟悉。计算 CVI 时可以计算各个条目的 CVI，也可以计算总量表的 CVI。各个条目的 CVI 就是以各条目评分为 3 和 4 的专家数除以专家总数。总量表的 CVI 可以用所有各条目的 CVI 的平均值来表示。当各个条目的 CVI 达到 0.78 以上，总量表的 CVI 达到 0.9 以上时，可认为该研究工具具有比较好的内容效度。当 CVI 值较低时需依据专家意见认真修改各条目，之后再请专家进行新的测评。要注意由于 CVI 是建立在评定专家的主观判断的基础上的，因此它不能作为表达研究工具效度的最有力的证据。

（二）效标关联效度

效标关联效度（criterion-related validity）主要反映研究工具与其他测量标准之间的相关关系，相关系数越高，表示研究工具的效度越好，它未体现研究工具与其所测量概念的相符程度。因为效标效度需要有实际证据，所以又叫实证效度。效标关联效度可分为同时效度（concurrent validity）和预测效度（predictive validity）两种，两者之间的区别主要是时间上的差异。

1. 同时效度　即研究工具与现有标准之间的关系。如要验证测量"腋温"是否是测量体温的有效方法，已知测口温是有效的测量体温的方法，以口温数值为参考标准，计算腋温与口温数值之间的相关系数 r，r 越接近于 1，则表明同时效度越高。显然，在这种情况下，被选作标准工具的性能影响着研究工具的效度。

【例6-1】 胡蕴绮、周兰妹用健康行为能力自评量表（self-rated abilities for health practices scale，SRAHP）测量个人健康行为自我效能，经过多名权威专家修订，通过预试验，共确定 28 个条目，包括营养、心理安适（指压力管理和人际关系）、运动和健康责任（指获取与健康相关的信息和帮助的能力）4 个分量表。为研究中文版健康行为能力自评量表的信效度，采用方便抽样抽取兰州市区 524 例 60 岁以上老年人作为研究对象。数据统计分析显示，各分量表与总量表分值间的相关系数分别为 0.84、0.87，说明该量表具有较好的同时效度。

2. 预测效度　是测量工具作为未来情况预测指标的有效程度。如研究者用人的应激控制能力来预测其未来的健康状况。研究者选择一群目前健康的人群填写应激控制量表，然后根据结果预测哪些人将来会得病，哪些人将来依旧健康。数年后研究者根据这些研究对象的实际健康状况与预测的结果进行比较，即可得出预测效度。有研究者应用卡特尔 16 种人格因素问卷对企业管理人员进行人格测评，发现该问卷对于企业管理人员工作绩效具有良好的预测效度，可用于企业管理人员工作绩效的预测。

（三）结构效度

结构效度（construct validity）是指测量工具与其所依据的理论框架或概念框架相结合的程度。概念越抽象就越难建立结构效度，同时也越不适宜使用效标关联效度进行评价。结构效度重点是了解工具的内在属性，而不是关心使用工具后所测得的结果。它主要回答"该工具究竟在测量什么？"、"使用该工具能否测量出想研究的抽象概念？"之类问题。结构效度的建立最为复杂，目前有关结构效度的计算，应用最多的是因子分析（factor analysis）。

因子分析可以确定研究工具内相关项目的集合。通过因子分析可以发现问卷或量表中的条目是否体现该研究工具所测量的概念。研究工具是针对研究中要测量的主要概念，而主要概念可能由几个次要概念组成。研究者往往围绕这些次要概念发展具体的条目而构成不同的维度。因子分析的过程较复杂，可以参考相关的统计学书籍。

【例6-2】　"造口"一般是针对直肠、膀胱病变（如直肠癌、膀胱癌等），手术切除病变的部位，在患者腹部开一个口，大便或小便通过该造口不自主地排出体外。造口通过肠道或泌尿道排泄物的输出，达到肠道减压、减轻梗阻、保护远端肠管的吻合等目的。造口使患者的身体外形发生了变化，排泄物不能随意控制，因此造口初期患者不太适应。为研究我国造口患者的适应水平，皋文君、袁长蓉等对英文版造口患者适应量表通过翻译、回译和文化调适后，发展为衡量我国造口患者适应水平的量表。其量表测量的主要概念即为造口患者适应水平，在此概念之下，又包括了"接受"、"持续担忧"、"社交"、"愤怒" 4个次要概念，形成4个维度。4个维度分别有不同的条目，即接受9个条目，持续担忧5个条目，社交4个条目和愤怒2个条目。量表最后由这23个问题条目组成。在该量表发展后，研究者欲检测该量表的结构效度，即是否测量的是我国造口患者适应水平主要概念和"接受"、"持续担忧"、"社交"、"愤怒" 4个次要概念，研究者则需采用因子分析的方法来进行验证。研究者将该量表发给200名造口患者填写，数据核对无误后输入统计分析软件，然后进行因子分析。经分析后共提取3个公因子，分别是持续担忧、接受和积极的生活态度（积极的生活态度这一维度来源于造口患者自我适应量表，英文版造口患者适应量表是由其发展而来的），最终确定20个条目。与原量表的维度略有差异，考虑可能是不可避免的文化差异造成的。

前面介绍了研究工具的信度和效度，那么两者之间的关系如何呢？每种研究工具均有其信度和效度。研究工具的信度和效度不是有或无的问题，而是程度上高与低的问题。信度针对的是随机的非系统误差，而效度针对的是系统误差，即工具本身的正确程度。信度高可以得到一致的答案，而效度高可以得到正确的答案。研究工具的信度和效度并不是截然孤立的，两者存在一定的关系。信度低的工具效度肯定不高，如果某研究工具测量的数据连准确都达不到，又怎能期望它能真正达到所要研究的目的呢？但信度高的工具也仅能说明有效度高的可能性。如用校正好的体温计测量患者体温以反映其焦虑水平，校正好的体温计信度高，因其能较准确地反映患者的体温情况，但其效度不高，因焦虑的程度不能简单地用体温数值来表示。

第三节　国外量表的翻译和性能测定

随着中外护理交流合作的日益增加，越来越多的国外量表被引用。这些外文量表在使用时需要翻译，在翻译量表时要注意：翻译后的量表既要符合中国的文化背景，又不能偏离原意，同时还要尽量使翻译后的量表具有较好的信度和效度。国外量表的翻译一般按照以下步骤进行：

一、翻　译

首先需将国外量表翻译成中文。最好选择两个或多个有经验的翻译者，彼此独立地将外文量表翻译成中文。翻译者最好既能熟悉原量表语言及其文化背景，又有较好的汉语功底，灵活运用直译与意译相结合的办法，准确地将量表翻译过来，不产生歧义或走样，并使翻译后的量表更能符合中国的文化特点。全部译成中文后，组织翻译者对译出来的版本进行讨论，达成共识。

二、回　　译

回译是请语言功底好、对原量表不知情的一位或多位翻译者将翻译成中文的量表再翻译回去。请双语专家对原量表与回译后的"原量表"进行细致的分析、比较，找出不同的部分，分析是否是由于文化背景不同而导致的差异，再对其中文版本中的相应内容进行修改。反复多次回译，直到两个量表在内容、语义、格式和应用上相一致，然后请有关专家对修改后的中文版量表的内容进行评判。

【例6-3】　郭金玉、李峥等在将英文版心力衰竭自我护理指数量表翻译为中文版本的过程中，将最终的回译量表合并后，提交给外籍护理专家，专家指出，量表中呼吸困难均回译为"dyspnea"，而原量表中为"trouble breathing"，两个词汇中前者是专业术语，而后者是通俗表达。由于在汉语中患者可以理解"呼吸困难"，因此在翻译量表中保留该词汇，但在与患者沟通过程中会以"气短"或"憋气"询问患者，基本实现了语义对等性。

三、检测原量表与中文版量表之间的等同性

寻找一定数量的双语样本（既懂中文又懂原量表语言的研究对象）检验两量表之间的等同性。给研究对象两种语言版本的量表做答，然后比较原量表与中文版量表得分之间的相关性以及各项目得分的相关性。相关程度越高，表示两版本量表的等同性越好。但实际上获得双语研究对象的难度较大，因此也可选取一些只懂中文的研究对象进行预试验，检测量表的信效度。通过预试验，可了解中文版量表的文字是否通俗易懂，是否符合中国人的表达习惯等。

【例6-4】　下面仍以皋文君、袁长蓉等研制中文版造口患者适应量表为例来描述翻译、回译和检测过程。英文版造口患者适应量表是2009年Simmons由造口患者自我适应量表发展而来的。征得该量表原作者授权后，由研究者和两名英语专业的研究人员翻译成中文，由另外一名癌症护理和护理教育专业的双语专家进行分析、比较，确定翻译初稿，再由一名护理教育专家和两名外国语言学及应用语言学专家将中文问卷回译为英文，由一名护理教育专家对回译问卷进行综合，随后将原问卷、回译后的问卷与中文版问卷一同交由原作者Simmons审校，对翻译不确切的部分进行修改，保证翻译的准确度。再由两例结肠造口患者、一例尿路造口患者、两名具有国际认证的专业造口师、3名专业造口医师和五名护理专家组成专业团队，以召开专家、患者座谈会的方式，对回译问卷进行逐条修改，保证问卷条目通俗易懂。经过检测，中文版的造口患者适应量表具有较好的信度、效度，适合中国文化背景的造口患者适应水平的测量。

国外量表的翻译和应用过程的性能测定是一个复杂的、费时费力的过程。为保证翻译后的国外量表的质量，研究者必须怀着审慎的态度，遵循研究工具翻译和性能验证的基本步

骤，使翻译后的量表适合在中国人群中应用和推广。

 学习小结

　　信度和效度是用来反映研究工具质量高低的两个最常用的指标，高信度和高效度的研究工具是进行科学研究的必需条件。信度可以用重测信度、折半信度和调查员间信度、复本信度等指标来反映。效度可以用内容效度、效标关联效度和结构效度等指标来反映。但是效度的好坏并不像信度那样易于评价。每种研究工具均有其信度和效度。研究工具的信度和效度不是有或无的问题，而是程度上高与低的问题。研究工具的信度和效度并不是截然孤立的，两者存在一定的关系。信度低的工具效度肯定不高，但信度高的工具也仅能说明有效度高的可能性。国外量表的翻译一般按照翻译、回译、检测原量表与中文版量表之间的等同性三个步骤进行。

（李秋芳）

复习思考题

1. 简述信度的特征。
2. 信度的测量方法有哪些？
3. 效度的表示方法有哪些？
4. 研究工具的信度和效度之间的关系是什么？
5. 国外量表的翻译一般分哪几个步骤？

第 七 章

影响护理研究质量的相关因素

学习目标

通过本章学习，学生能够：

1. 说出科研质量控制的意义。
2. 解释误差、偏倚、依从性的概念。
3. 描述误差分类、来源及评价。
4. 复述偏倚的产生原因、类型及各类偏倚的控制方法。
5. 列举偏倚对研究结果的影响及控制偏倚的意义。
6. 说出依从的重要性及不依从的表现及产生原因。
7. 概括依从性的衡量与改善方法。

情 景 导 入

德国 Robert-Koch 研究所开展了一项青少年健康状况的调查，共发出家庭问卷 26 784 份，初步得到反馈问卷 17 142 份。分析应答人群特征：非德国籍家庭应答率为 45%，德国籍家庭应答率为 65%；农村家庭应答率为 67%，城市家庭应答率为 55%；德国西部家庭应答率为 61%，德国东部家庭应答率为 68%，首都柏林家庭应答率为 54%。请问：根据应答家庭的资料能否反映真实情况，如何控制与处理无应答偏倚？

质量就是生命，科研质量的控制直接影响科学研究的成败。在开展科学研究的过程中，研究条件、研究对象的差异性、研究者的主观性等均可能影响科研的质量。在科研选题、设计、收集资料、整理资料及分析资料的整个科研过程中均涉及大量的影响科研质量的因素。如何认识、分析影响科研质量的因素，避免或排除它们对研究工作的干扰，确保研究结果的真实与可靠是十分重要的。本章主要介绍护理研究中常易发生的误差、依从性等影响科研质量的因素，及其产生的原因和控制方法。

第一节 实验数据的误差分析

测量是人类认识事物本质不可缺少的手段，通过测量能使人们对事物获得定量的概念和发现事物的规律性，科学上很多新的发现和突破都是以实验测量为基础的。由于实验方法和实验设备的不完善，周围环境的影响，以及人的观察力、测量程序等限制，实验观测值和真值之间，总是存在一定的差异，人们常用绝对误差、相对误差或有效数字来说明一个近似值的准确程度。为了评定实验数据的精确性或误差，认清误差的来源及其影响，需要对实验的误差进行分析和讨论，由此可以判定哪些因素是影响实验精确度的主要方面，在以后实验中，进一步改进实验方案，缩小实验观测值和真值之间的差值，提高实验的精确性。

一、误差的概念

误差（error）是指对事物某一特征的度量值偏离真值的部分，即测定值与真值之差，样本统计量与总体参数之差。

$$X \quad = \quad T \quad + \quad B \quad + \quad E$$
$$\downarrow \qquad\quad \downarrow \qquad\quad \downarrow \qquad\quad \downarrow$$

实测值　　　真值　　系统误差　测量误差

二、误差的分类

根据误差的性质和产生的原因，一般分为四类：

1. 系统误差（systematic error）　是指在测量和实验中未发觉或未确认的因素所引起的误差，而这些因素影响结果永远朝一个方向偏移，其大小及符号在同一组实验测定中完全相同（使测量结果系统地偏离真值），当实验条件一经确定，系统误差就获得一个客观上的恒定值。当改变实验条件时，就能发现系统误差的变化规律。

系统误差产生的原因：测量仪器不良，如刻度不准，仪表零点未校正或标准表本身存在偏差等；周围环境的改变，如温度、压力、湿度等偏离校准值；实验人员的习惯和偏向，如读数偏高或偏低等引起的误差。针对仪器的缺点、外界条件变化影响的大小、个人的偏向，待分别加以校正后，系统误差是可以清除的。

2. 随机测量误差（random measurement error）　在已消除系统误差的一切量值的观测中，所测数据仍在末一位或末两位数字上有差别，而且它们的绝对值和符号的变化，时而大时而小，时正时负，没有确定的规律，这类误差亦称偶然误差。

偶然误差产生的原因：原因不明，因而无法控制和补偿。但是，倘若对某一量值作足够多次的等精度测量后，就会发现偶然误差完全服从统计规律，误差的大小或正负的出现完全由概率决定。因此，随着测量次数的增加，随机误差的算术平均值趋近于零，所以多次测量结果的算数平均值将更接近于真值。

3. 抽样误差（sample error）　属于随机误差，是由于抽样造成的样本指标与总体指标之间及各样本指标之间的差异，它与测量的优劣没有必然的联系，进行信度和效度分析时，可以忽略抽样误差。

4. 过失误差（gross error）　过失误差是一种显然与事实不符的误差，它往往是由于研究人员粗心大意、过度疲劳和操作不正确等原因引起的。此类误差无规则可寻，只要加强责任感、多方警惕、细心操作，过失误差是可以避免的。

三、误差的表示方法

利用任何量具或仪器进行测量时，总存在误差，测量结果总不可能准确地等于被测量的真值，而只是它的近似值。测量的质量高低以测量精确度作指标，根据测量误差的大小来估计测量的精确度。测量结果的误差越小，则认为测量就越精确。

1. 绝对误差　测量值 X 和真值 A_0 之差为绝对误差，通常称为误差，记为：

$$D = X - A_0 \qquad 公式（7-1）$$

由于真值 A_0 一般无法求得，因而上式只有理论意义。常用高一级标准仪器的示值作为实际值 A 以代替真值 A_0。由于高一级标准仪器存在较小的误差，因而 A 不等于 A_0，但总比 X 更接近于 A_0。X 与 A 之差称为仪器的示值绝对误差。记为：

$$d = X - A \qquad 公式（7-2）$$

与 d 相反的数称为修正值，记为：

$$C = -d = A - X \qquad 公式（7-3）$$

通过检定，可以由高一级标准仪器给出被检仪器的修正值 C。利用修正值便可以求出该仪器的实际值 A。即：

$$A = X + C \qquad 公式（7-4）$$

2. 相对误差　衡量某一测量值的准确程度，一般用相对误差来表示。示值绝对误差 d 与被测量的实际值 A 的百分比值称为实际相对误差。记为：

$$\delta_A = \frac{d}{A} \times 100\% \qquad 公式（7-5）$$

以仪器的示值 X 代替实际值 A 的相对误差称为示值相对误差。记为：

$$\delta_X = \frac{d}{X} \times 100\% \qquad 公式（7-6）$$

一般来说，除了某些理论分析外，用示值相对误差较为适宜。

3. 引用误差　为了计算和划分仪表精确度等级，提出引用误差概念。其定义为仪表示值的绝对误差与量程范围之比。

$$\delta_A = \frac{示值绝对误差}{量程范围} \times 100\% = \frac{d}{X_n} \times 100\% \qquad 公式（7-7）$$

d——示值绝对误差；X_n——标尺上限值 – 标尺下限值。

4. 算术平均误差　算术平均误差是各个测量点的误差的平均值。

$$\delta_{平} = \frac{\sum |d_i|}{n} \qquad i = 1,\ 2 \cdots n \qquad 公式（7-8）$$

n——测量次数；d_i——为第 i 次测量的误差。

四、有效数字及其运算规则

在科学研究中，该用几位有效数字来表示测量或计算结果，总是以一定位数的数字来表示。不是说一个数值中小数点后面位数越多越准确。实验中从测量仪表上所读数值的位数是有限的，而取决于测量仪表的精度，其最后一位数字往往是仪表精度所决定的估计数字。即一般应读到测量仪表最小刻度的十分之一位。数值准确度大小由有效数字位数来决定。

1. 有效数字　一个数据，其中除了起定位作用的"0"外，其他数都是有效数字。如 0.0037 只有两位有效数字，而 370.0 则有四位有效数字。注意：有效数字不一定都是可靠数字。如测量身高所用的尺子，最小刻度是 1mm，但可以读到 0.1mm，如 175.43mm，此时有效数字为 5 位，而可靠数字只有 4 位，最后一位是不可靠的，称为可疑数字，记录测量数值时只保留一位可疑数字。

为了清楚地表示数值的精度，明确读出有效数字位数，常用指数的形式表示，即写成一个小数与相应 10 的整数幂的乘积，这种以 10 的整数幂来记数的方法称为科学记数法。如 75200，有效数字为 4 位时，记为 7.520×10^5、有效数字为 3 位时，记为 7.52×10^5、有效数字 2 位时，记为 7.5×10^5；再如 0.00478，有效数字为 4 位时，记为 4.780×10^{-3}、有效数字 3 位时，记为 4.78×10^{-3}、有效数字为 2 位时，记为 4.7×10^{-3}。

2. 有效数字运算规则

（1）记录测量数值时，只保留一位可疑数字。

（2）当有效数字位数确定后，其余数字一律舍弃。舍弃办法是四舍六入，即末位有效数字后边第一位小于 5，则舍弃不计；大于 5 则在前一位数上增 1；等于 5 时，前一位为奇数，则进 1 为偶数，前一位为偶数，则舍弃不计。这种舍入原则可简述为："小则舍，大则入，正好等于奇变偶"。如下列数据均保留 4 位有效数字，则 3.71729→3.717、5.14285→5.143、7.62356→7.624、9.37656→9.376。

（3）在加减计算中，各数所保留的位数，应与各数中小数点后位数最少的相同。如将 24.65、0.0082、1.632 三个数字相加时，应写为 24.65 + 0.01 + 1.63 = 26.29。

（4）在乘除运算中，各数所保留的位数，以各数中有效数字位数最少的那个数为准；其结果的有效数字位数亦应与原来各数中有效数字最少的那个数相同。如 0.0121 × 25.64 × 1.05 782，应写成 0.0121 × 25.64 × 1.06 = 0.328。虽然这三个数的乘积为 0.3281823，但只应取其积为 0.328。

（5）在对数计算中，所取对数位数应与真数有效数字位数相同。

五、精密度、准确度和精确度

反映测量结果与真值接近程度的量，称为精度（亦称精确度）。它与误差大小相对应，测量的精度越高，其测量误差就越小。"精度"应包括精密度和准确度两层含义。

1. 精密度　测量中所测得数值重现性的程度，称为精密度。它反映偶然误差的影响程度，精密度高就表示偶然误差小。

2. 准确度　测量值与真值的偏移程度，称为准确度。它反映系统误差的影响精度，准确度高就表示系统误差小。

3. 精确度（精度）　它反映测量中所有系统误差和偶然误差综合的影响程度。

在一组测量中，精密度高的准确度不一定高，准确度高的精密度也不一定高，只有精密度和准确度均高，测量结果才是真实可靠的，精确度才高。

为了说明精密度与准确度的区别，可用下述打靶子例子来说明。如图 7-1 所示，A 表示精密度很好，但准确度却不高；B 表示精密度，准确度都不好；C 中表示精密度、准确度都很好，精确度高。在实际测量中没有像靶心那样明确的真值，而是设法去测定这个未知的真值。

很多研究者在测量过程中，往往满足于测量数据的重现性，而忽略了测量数据的准确程度。

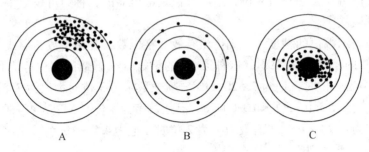

图 7-1　精密度和准确度的关系

第二节　偏　　倚

在研究工作中，研究结果的真实性直接关系到能否获得正确的结论，但在实践中，则会受到各种干扰的影响，使最终的研究结果偏离真实情况。偏倚是影响研究结果的真实性和重复性的重要原因。

一、偏倚的概念及类别

当某一研究（观察）结果，与它的真值之间出现了某种差值，这种差异的现象或结果，称为偏倚（bias），偏倚使研究或推论过程中的结果系统地偏离其真值，属于系统误差，这种差异具有方向性，它可以发生在高于真值的方向，也可以发生在低于真值的方向。包括选择偏倚、信息偏倚和混杂偏倚三类。

1. 选择偏倚（selection bias）　由于研究一般不可能包括所有的患病或暴露个体，所以必须选取样本来进行研究。选择偏倚是在研究对象的选取过程中，由于选取方式不当，导致入选对象与未入选对象之间存在系统差异，由此造成的偏倚称为选择偏倚。如：研究对象采用志愿者、方便抽取样本，或者研究对象无应答或失访等。

2. 信息偏倚（information bias）　又称测量偏倚（measurement bias）或观察偏倚（observation bias），研究对象选取后，就要进行信息采集（测量观察），信息偏倚是来自于测量或资料收集方法的问题，使得获取的资料存在系统误差。如调查研究中使用的量表效度较差。

3. 混杂偏倚（confounding bias）　是指在估计暴露因素与疾病发生的关联程度时受到其他因素影响，从而歪曲了所研究因素与疾病的真实联系。导致混杂产生的因素称为混杂因素，它是疾病的危险或保护因素，并且与研究的暴露因素存在相关。混杂的本来含义是"混合掺杂"（mixing together），这里是指暴露因素对疾病的独立效应与混杂因素的效应混在一起，造成对暴露因素效应的估计偏倚。

二、偏倚产生的原因

在护理研究的各个环节中可以出现由各种原因引起的偏倚，可以由观察者或研究对象的主观原因造成，也可因为对某些因素不了解而无意地造成，主要原因如下：

1. 当一个研究者对某种研究寄予很大的成功希望时，会有意无意地选择理想的患者进入试验组，而可能选用与试验组对象病情不太一致的病例作为对照组。
2. 可能会更加精心地护理和照顾试验组，也可得到来自患者更好的合作和反应。
3. 在衡量研究效果时，对试验组的任何微小变化均不愿轻易放过而加以记录，但对对照组的这类微小变化则可能视而不见。
4. 在结果资料的分析处理时，也可能人为地特别关注试验组的微小变化，甚至夸大。

这些来自研究者主观愿望和患者对新疗法的期望，都会过高评价新疗法的效果。

三、偏倚在研究中的重要性

目前在我国科研中，有不少结果的可重复性较低，实用性差，其原因之一就是因为这些研究工作中有大量偏倚的存在。严格的随机对照试验加上双盲的观察方法，能够有效的控制已知和未知的偏倚影响，而目前进行的大部分临床护理研究没有采用随机对照加双盲的方法，偏倚在各类型的临床护理科研工作中普遍存在，它可存在于研究活动的各个阶段。如在对某新型诊断试验进行评价时，采用患者做病例组、健康人做对照组，无疑会使该诊断试验的敏感度、特异度提高；还有在观察疾病的结局时，由于疾病结局的多样性，使得观察疾病结局时容易受到各种偏倚的影响；此外，如药物疗效评价研究中，研究者或研究对象有意无意地倾向于该药物疗效好或差的情况下，也会产生偏倚。偏倚的存在将危害研究结果的真实性，如果在临床科研工作中不采取必要措施来控制偏倚，将会得到错误的结论，导致研究工作的失败。因此，了解临床研究中偏倚的类型及其控制方法十分重要。

四、常见偏倚的避免与控制

（一）选择性偏倚

1. 选择偏倚的种类 选择偏倚主要产生于研究的设计阶段，也可产生于资料收集过程中的失访或无应答。研究设计上的缺陷是选择偏倚的主要来源，在确定研究对象时表现得最为突出。常见的情况是在研究开始时实验组和对照组就存在着除诊疗措施以外的差异，而缺乏可比性。根据选择偏倚产生的原因，主要有下面常见的几种。

（1）入院率偏倚（admission rate bias）：又称伯克森偏倚（Berkson bias），指由于各种疾病的患者因疾病的严重程度、就医条件、对疾病的认识水平等因素差异而出现不同就医水平的现象，使得以医院患者为对象进行研究时产生的偏倚。如研究某病 A 与因素 X 的关系时，以 B 病患者为对照，由于 A 病、B 病暴露于因素 X 者入院率的不同，导致从医院所得的样本不能反映人群中病例和对照人群的实际暴露情况，而错误的估计暴露与疾病间的联系。

（2）检出征候偏倚（detection signal bias）：是指选择病例时，部分病例因为某种与所研究疾病无关的症状或体征而就医，从而提高了所研究疾病的发现机会而产生的偏倚。如研究雌激素与子宫内膜癌的关系中，因为服用雌激素会至绝经期妇女子宫出血而增加子宫内膜癌的发现机会，而错误地推断服用雌激素与子宫内膜癌发生有关。

（3）现患-新发病例偏倚（prevalence-incidence bias）：又称奈曼偏倚（Neyman bias），指因现患病例与新病例的构成不同，只研究典型病例而排除轻症或非典型病例以及现患病例暴露状态发生改变而导致的偏倚。这种偏倚在临床研究中最为常见。如以医院为基础研究冠心病心肌梗死发生的预后情况时，由于急性心肌梗死发作后，部分病例在送医院前死亡，常未被计算在该病的总发病人数内；而部分轻症病例，发作后经一般医疗机构治疗得救，或有些病例是无痛发作，经检查才发现，这类病例都可能会被排除在研究之外，而影响对心肌梗死预后研究的判定，产生偏倚。

（4）无应答偏倚（non-respondent bias）：是指研究对象因各种原因对研究的内容不予回答而产生的偏倚。无应答的原因是多种多样的，如：研究对象不了解研究目的；调查内容过于繁琐或涉及隐私；对象的文化程度低，不能正确了解研究内容；对象病重或外出等。由于无应答对象的存在，使得从应答者中研究出的结论并不能反映研究因素与疾病的真实联系；除非可以了解到无应答者在某些重要的特征或暴露上与应答者没有差异。此外，失访也可以认为是一种特殊的无应答，因研究对象未能按计划被随访，造成研究样本的选择偏倚。一般而言，在一项研究中应答率最低要在80%以上，否则会产生严重的偏性。

（5）易感性偏倚（susceptibility bias）：研究对象是否发生疾病不仅与暴露有关，还与其自身对暴露的易感性有关。由于各比较组研究对象的易感性不同而产生的偏倚称之为易感性偏倚，这类偏倚在传染病研究或职业毒物危害研究中最为常见。近年来的分子生物学研究也表明个体之间对疾病的易感性存在着较大差异，因此在研究中应当注意这种差异的影响，在确定研究对象时避免这种偏倚。

（6）时间效应偏倚（time effect bias）：对于肿瘤、冠心病等慢性病，从开始暴露于内外危险因素到发病有一个漫长的发病过程，因此，在研究中如果把暴露后即将发病的人、已发生早期病变而未能检出的人作为非病例，就会产生这种偏倚。

（7）志愿者偏倚（volunteer bias）：一般来说，志愿参加研究者与非志愿者在关心健康、注意饮食卫生及营养食疗、禁烟禁酒、坚持锻炼等方面有系统差异，因志愿者常被入选为观察对象，而非志愿者常落选，故这样的观察或研究结果肯定存在选择偏倚。

2. 选择偏倚的控制方法　由于选择偏倚发生在研究设计阶段，因此开展研究设计时应当尽量避免和减少产生选择偏倚的可能。

（1）设计阶段：应当充分收集资料，了解研究中可能存在的选择偏倚的来源，在设计时加以避免。

1）通用原则：①制订科学可行的随机抽样方案，避免随意抽样、偶然抽样、主观故意选择所致的偏倚；②制订合适、清楚的纳入和排除标准，有利于准确确定研究对象，减少抽样误差；③提高应答率，减少失访和无应答；④采用多种对照，提高对照人群的代表性，这样可以通过比较不同对照组的结果以判断是否存在选择偏倚，由于不同对照组发生相同程度选择偏倚的可能性较小，因此当不同对照组所获结果无明显差异时，可以说可能不存在选择偏倚。

2）病例对照研究：病例和对照应来自同一总体人群；忌根据暴露状态来选择病例和对照；尽量采用社区病例和社区对照；在病例对照研究中选择新发病例。如研究疾病的危险因素时注意病例的暴露状态是否发生改变。

3）回顾性队列研究：忌根据结局来选择暴露人群和非暴露人群。

4）实验研究：通过随机分组和盲法来避免研究对象和研究者的主观选择。

（2）实施阶段：尽量提高应答率。应通过预调查提高问卷的可操作性，提高调查员实地调查的水平、加强随访等措施提高应答率；万一发生无应答，就要尽可能分析无应答的原因，评估这种无应答对研究结果的影响，以对研究结果作出正确的估计。

（3）分析阶段：无应答超过 10% 时，需比较参与者与无应答者的人口学特征、社会经济特征等。可通过率的标准化、分层分析或多因素分析等统计学方法来减少选择偏倚。

只有在设计阶段才能对选择偏倚进行控制，而且选择偏倚一旦发生就无法消除，因此研究设计一定要细致和全面才能预防选择偏倚的发生。

（二）信息偏倚

1. 信息偏倚的种类　测量方法的缺陷，诊断标准不明确或资料的缺失、遗漏等是信息偏倚的主要来源。常见的信息偏倚有以下几类。

（1）诊断怀疑偏倚（diagnostic suspicion bias）：研究者事先已经知道了研究对象的某些情况，如服用某种药物或具有某种已知的暴露因素，因而在研究过程中会更加仔细地寻找某种结果，但对于不具有这些情况的研究对象则不会这样，从而产生偏倚。诊断亚临床病例或鉴别是否为药物副作用时常发生诊断怀疑偏倚。临床上有关特殊检查的检查者，如放射科医师、病理科医师对结果的解释，在很大程度上受他们已知的临床情况的影响。对某种不太肯定的现象，作出符合临床诊断的解释，称为期望偏倚。

（2）暴露怀疑偏倚（exposure suspicion bias）：暴露怀疑偏倚发生于研究者事先知道研究对象患有某种疾病，在资料收集过程中会对患病者比对未患病者更仔细收集暴露因素，而产生偏倚。当研究者对可疑的致病因素与某病的关联有主观见解时，最容易产生这类偏倚。如对于制鞋工人的血液病，研究者多倾向于是职业危害致病。

（3）回忆偏倚（recall bias）：指各比较组回忆以前发生的事或经历时，在准确性和完整性上存在着系统差异而导致的偏倚。如在病例对照研究中，若选用的对照来自于社区的一般人群，由于与来自医院的病例组相比，该人群对于过去暴露的经历更易遗忘或不予重视，而发生回忆偏倚。在对有无类风湿关节炎的患者进行询问其疾病家族史时，患者会有较高的阳性家族史，但用患者亲属中无类风湿关节炎者与对照组进行比较时，这种差异就不存在。如在一次有关乳腺癌和围生期特征关系的病例对照研究中，以患有和未患有乳腺癌的护士为研究对象，询问其母亲当年的妊娠分娩史，结果发现有关该次妊娠期间的服药史与当年记录的符合率低于 40%，而新生儿体重和新生儿评分的符合率较高，接近 80%。而且这些护士的母亲的应答准确性还受该次的孕产次、年龄、文化程度等多种因素的影响。可见，在病因与危险因素的病例对照研究中，询问的发病因素与结果，与研究时的间隔时间长短有关，间隔时间越长，越易产生回忆偏倚。

（4）报告偏倚（reporting bias）：源自研究对象对某些信息的故意夸大或缩小。如病例对照研究中，病例往往将自己的疾病归咎于某些特定因素如职业暴露等，而对照并不会特意强调这些因素。又如：当暴露因素涉及生活方式或隐私，如饮酒、收入水平、婚姻生育史和性行为时，被研究对象会因种种原因而隐瞒或编造有关信息，有时代理者也会为了患者或死者的声誉而故意隐瞒某些不良暴露史，从而影响了所提供信息的准确性，导致报告偏倚（说谎偏倚）发生。

（5）测量偏倚（measurement bias）：由于研究中所使用的仪器、设备、试剂、方法和条件不精良、不标准、不统一，或研究指标设定不合理、数据记录不完整等，造成研究结果系统地偏离其真值的现象称为测量偏倚。

2. 信息偏倚的控制方法 信息偏倚主要来自资料收集过程中的不正确信息，控制信息偏倚就是要在研究的不同阶段控制和消除影响信息准确性的各种因素。

（1）研究设计阶段：应对各种暴露因素作出严格、客观、可操作的定义，并力求指标的定量化。对于疾病要有统一明确的诊断标准；研究者要向研究对象清楚解释研究的目的、意义和要求，以获取其支持和配合；收集资料的人员要统一培训和考核，同时研究者还要定期检查资料的质量，并设立资料质量控制程序。

（2）资料收集阶段：若可能存在回忆偏倚，可考虑对同一内容以不同的方式重复询问，以帮助其回忆并检验其应答的可靠性，向研究对象提供有关因素的形象照片帮其回忆是一种可取的方法。此外，临床研究中应尽可能使用"盲法"来消除主观因素对研究结果的影响，根据条件许可，可分别采用"单盲"、"双盲"、"三盲"的实验方法，盲法原则是消除测量偏倚的有效方法，但要注意其伦理学可行性。

（3）校准测量工具、统一资料收集方法和人群分类标准：研究中使用的各种仪器、试剂、方法应当标准化；尽量采用金标准进行分类判断；尽量收集客观指标的资料，收集资料的范围可以适当宽泛些，提高调查技巧，严格的调查设计和研究人员的科学态度可能减少信息偏倚。

（三）混杂偏倚

1. 混杂偏倚及混杂因子 在研究中，由于一个或多个外来因素的存在，掩盖或夸大了研究因素与疾病的联系，从而部分或全部地歪曲了两者间的真实联系，称之为混杂偏倚（confounding bias）或混杂（confounding）。引起混杂的因素称为混杂因子（confounder）。

混杂因子的特点：它必须与所研究疾病的发生有关，是该疾病的危险因素之一；必须与所研究的因素有关；必须不是研究因素与疾病病因链上的中间环节或中间步骤。

混杂因子如果在所比较的各组分布不均，就可导致混杂偏倚的发生。如在研究体育锻炼与心肌梗死的关系时，年龄可能影响两者之间的真实联系。锻炼组中年轻者所占比例较高，而非锻炼组中年长者所占比例较高，同时年轻者的心肌梗死危险性低于年长者。如果体育锻炼对心肌梗死具有保护作用，则由于不同比较组的年龄分布不同，最终可能会高估体育锻炼对心肌梗死保护作用，此时年龄因素产生混杂作用，夸大了锻炼与心肌梗死间的真实联系。

在体育锻炼与心肌梗死关系的研究中，同样可发现正常或较低的体质指数对心肌梗死具有保护作用。由于正常或较低的体质指数可能是体育锻炼的结果之一，是体育锻炼降低心肌梗死发生危险性过程中的一个中间环节，而并非是一个独立的保护因子，因此不能认为体质指数是该项研究的混杂因子。

【例7-1】 一项研究长期服用维生素E能否减少心肌梗死危险的队列研究，结果见表7-1。

表7-1　长期服用维生素 E 与心肌梗死队列研究

	心肌梗死	
	+	−
长期服用维生素 E	400	600
不服用维生素 E	600	400
	RR = 0.67	

结果显示长期服用维生素 E 者心肌梗死的危险度较小，但对吸烟的情况进行调查后，结果见表7-2。

表7-2　长期服用维生素 E 人群中吸烟情况

	吸烟	不吸烟
长期服用维生素 E	270	730
不服用维生素 E	880	120

即长期服用维生素 E 与不长期服用维生素 E 的人群相比，吸烟率差别十分明显。由于吸烟同时是心肌梗死的危险因素，按是否吸烟对服用维生素 E 与心肌梗死的关系进行分层分析（表7-3），结果发现长期服用维生素 E 并无减少心肌梗死危险的作用，提示吸烟是一个混杂因素。

表7-3　长期服用维生素 E 与心肌梗死按是否吸烟的分层分析

	吸烟组心肌梗死		不吸烟组心肌梗死	
	+	−	+	−
长期服用维生素 E	240	30	160	570
不服用维生素 E	580	300	20	100
	RR = 1.35		RR = 1.32	

2. 混杂偏倚的识别　对混杂偏倚的识别可以根据混杂偏倚产生的机制，结合专业知识，并运用定量分析的方法进行判断。一般来说识别混杂偏倚的方法有下面几种：

（1）根据专业知识提出研究中可能存在的混杂因子：常见的混杂因子分为两类，一类是人口统计学指标，如年龄、性别、种族、职业、经济收入、文化程度等；另一类是除研究因素以外的危险因素，如研究氡气与肺癌关系时，吸烟就是一个可能的混杂因素。

（2）利用分层分析进行判断：对整理如表7-4的资料，在未分层的资料中用 cRR 来描述 E 与 D 的联系强度，此时的 cRR 未考虑混杂因子的作用。假定在此研究中，存在一个可疑混杂因子 F，则 cRR 含有被混杂因子 F 的效应在内。为了去除因子 F 的作用，对是否有 F 因子进行分层，然后对各层的 E 与 D 的联系进行考察，按一般的逻辑，如果可疑混杂因素 F 不起作用，那么分层前后的效应值应是一致的。因此，可以通过对分层前后的 RR 值的比较来判断是否存在混杂。

表7-4 混杂因子的分层分析（示意）

分层前			分层1			分层2	
	D（+）	D（−）		D（+）	D（−）	D（+）	D（−）
E（+）	a	b	E（+）	a_1	b_1	a_2	b_2
E（−）	c	d	E（−）	c_1	d_1	c_2	d_2
cRR（有F）			aRR₁（无F）			aRR₂（无F）	

【例7-2】 以例7-1来说，分层前的cRR＝0.67，按吸烟与否分层后的aRR_1＝1.35、aRR_2＝1.32；分层前后的RR值不等，且分层后各层的RR值相近，可以认为混杂偏倚的存在，吸烟在该研究中是一个混杂因子。

总的来说，当外来因素符合混杂因素的基本特点，且在各比较组中分布不均衡时，高度怀疑其为混杂因子，当cRR（cOR）≠分层后的aRR_i（aOR_i），各分层RR_i（OR_i）相等或相近，则混杂偏倚存在。

但外来因素的作用并非仅为混杂，cRR（cOR）≠分层后的aRR_i（aOR_i），也可以是由于因素间的交互作用所致。在cRR（cOR）≠分层后的aRR_i（aOR_i）的情况下，理论上，当样本足够大时，如各分层的RR_i（OR_i）相等，则主要是混杂所致；如果分层的RR_i（OR_i）不等，则以因素间的交互作用为主。

（3）多元分析模型：当分层分析由于分层较细，或样本量较小无法进行分层分析时，可以考虑采用多元分析模型进行分析。与分层分析方法相比，运用Logistic回归模型可以充分利用资料中的信息，特别是混杂因素较多、需要分层数目较大、而总样本量不是很大时，尤其是现在复杂的多元分析方法都可以在计算机中方便地实现。因此在研究分析阶段控制混杂的影响应该更多的考虑采用多元分析方法。

3. 混杂偏倚的控制

（1）研究设计阶段：①对研究对象进行限制：指对研究对象的选择条件加以限制。如已知吸烟是冠心病的危险因素，在研究饮酒与冠心病关系时，排除吸烟者。研究服用避孕药与心肌梗死关系时，考虑到年龄是混杂因素，而只选取35～44岁年龄段的妇女进入研究。采用限制的方法在病例来源广泛时，最为方便，但这种方法只能针对最重要的混杂因子，并且不能研究混杂因素与暴露因素间的交互作用。②配比：配比是较常用的控制混杂因素的方法。就是采用个体配比或频数配比的方法使可能的混杂因素在各比较组中分布均衡，从而达到控制混杂的目的。配比的因素过多可能会导致配比过头，并且会增加工作的难度。近年来有学者认为配比会造成无法分析混杂因素与暴露因素的交互作用，而不主张在研究中使用配比。③分层抽样：在进行人群调查时，先按可能的混杂因素进行分层，然后在各层内进行随机抽样，这样可以较好地控制混杂。④随机分配或抽样：在实验性研究中，将研究对象随机分配到各组去，可以提高各组的均衡性，使混杂因素在各组间分布均匀。而对于大样本的研究中，采用随机抽样可以增加各组间的均衡性。

（2）分析阶段：①分层分析：分层分析是按混杂因素分层后，分别就暴露与疾病的联系做分析，经常采用的方法是采用 Mantal-Hazenszel 分层分析方法。分层分析的缺点在于当因素分得较细或样本量较小时，分层分析就会十分困难，这时人们不得不进行层合并，或者直接采用多因素分析方法。②标化的方法：当不同暴露强度组间混杂因素分布不均匀时，可以采用标化的方法来调整原来分布的不均衡性，再计算相应的效应值 RR 或 OR。③多因素分析方法：可以采用 Logistic 回归、Cox 模型、对数线性模型等方法进行分析。具体做法可以参考相关书籍。

第三节　依　从　性

研究所获得结果的真实性和可靠性除了受偏倚因素影响外，还受到来自研究对象、医师、护士等其他因素的干扰，这些干扰对研究的质量可产生很大的影响，关系到对研究措施的真实效应以及研究结果的正确评价。患者或研究对象的依从性也是常见的重要影响因素之一，为此了解患者或研究对象对医嘱或科研试验措施的执行情况，分析未执行的原则，研究如何提高依从性，对解除患者疾苦，提高疾病的治愈率及提高科研的质量均具有重要意义。

一、依从性的概念

依从性（compliance）：是指患者或研究对象对规定执行的医疗护理或科研的试验措施，其接受和服从的客观行为和程度。在医疗护理过程中能忠实服从医嘱及护理的患者，其行为称为依从性好；若拒绝接受正确的治疗和护理或不认真执行相应的护理研究措施的患者的行为称不依从性。

二、依从性的重要性

在科学研究特别是临床医学的科研中，依从性的好坏是影响科研质量的重要因素之一。因为研究对象是否按照要求完全接受合理的试验性治疗和护理措施，在很大程度上可以对研究的质量产生较大的影响，这关系着试验性治疗和护理措施的真实效应和对研究结论的正确评价，甚至可能导致对研究结论的歪曲，从而失去研究的意义。另外，在评价某药物疗效的随机对照研究中，如果试验组患者的依从性低，而研究人员又未能及时发现，就可能低估该药的治疗效果，甚至错误地判断该药实际有效的治疗效果为无效。反之，若对照组的患者因对常规疗法失去信心而未能坚持服药，同时试验组对象却有较高的依从性，就可使一项疗效并不突出甚至无效的疗法获得显著的效应。因此，在实践和科研工作中及时了解研究对象的依从情况，建立依从性监测，采取必要的措施以提高研究对象的依从性是完全必要的，每一位研究人员应明确维持研究对象良好的依从性对研究质量的重要意义。

三、护理研究中研究对象不依从的主要表现

在护理研究中，研究者要求受试对象百分之百的依从是难以办到的，这是由于存在许多主管因素，影响受试者执行护理措施的行为，作为研究者可以根据这些行为表现来判断受试者对试验研究的依从性程度。在研究中不依从的表现形式主要有以下几种：

1. 受试者拒绝接受护理试验措施　作为身患疾病特别是患慢性病的受试者，由于自身对医学知识了解不足，认识不到所患疾病对自身生活、工作的有害影响，而不愿意接受较长期的、必要的治疗和护理措施。

2. 选择性的接受治疗　在疾病导致患者不能健康生活、工作时，患者要求积极治疗，但待症状稍好转，不能继续坚持而中途停止接受治疗，待症状再度出现时又开始治疗，使治疗断断续续地进行。据国外研究报道，需要坚持治疗达1年疗程的慢性病患者，约有50%的患者不能坚持而退出试验。如高血压患者不能遵医规则服药。

3. 中途退出　在护理研究过程中，可能由于医疗或经济、社会等方面的原因，使患者不能坚持完成研究，而中途退出。

4. 自行换组　在研究试验中受试者不愿接受正在执行的试验组措施，而自行换到另一试验组或对照组进行其他试验措施。

四、不 依 从 的 原 因

在临床医疗护理或试验中，不依从可有各种表现，引起不依从的原因较多，归纳起来大致有以下三个方面：

（一）患者本身的原因

1. 由于患者所患疾病的症状不明显或病情较轻，未影响患者的生活和工作，使其没有求医的需要，或者患者由于病情恶化需采取进一步的治疗措施，如改用其他药物或手术治疗等改变原定治疗方案。

2. 由于患者缺乏医学知识，对所患疾病的危害及其预后不了解，不知道治疗的益处与不治疗的害处，而不愿积极地求医。

3. 由于患者久病厌世或身患绝症，或患者经短期治疗后症状无明显改善，对疾病的医疗护理缺乏充分的信心，因而拒绝治疗。

4. 由于患者求治心切或对规则治疗方案缺乏信心，除接受现行的治疗外，自行接受其他方面的治疗。

5. 认为自己在被人做试验，不愿作为受试者，认为多次检查血液或服多种药物对本人健康没有好处，故不再按医嘱进行。

6. 认为护理和治疗期间出现的一些不适是所接受的治疗和护理引起的不良反应，而停止治疗。如患者服药后，发现有腹泻、心悸、头昏等药物不良反应而停药。

7. 其他原因所造成的患者死亡，或者患者因迁居，不能继续按研究者的治疗或研究方案进行。

（二）经济的原因

由于医疗费用的原因使一些患者不能坚持就医，另外，当患者参加一项科研项目作为受试者，如果没有足够的经济补偿，要求其进行过多、过于昂贵的检查项目，是难以依从的；或患者在就诊后，虽得到医师的处方，但因经济原因未能取药。

（三）医疗护理原因

1. 防治或试验措施过多或过于复杂，使患者或受试者不能坚持配合。

2. 疾病的治疗或试验研究的观察时间太长，如住院时间超过半年、复诊次数频繁，候诊时间过长等，耗费了患者过多的时间，影响其工作或生活，增加了患者的负担，使患者难以坚持。

3. 药物的毒副作用，使受试者出现不适，难以忍受而致受试者自动停药而中途退出。

4. 医护人员由于医疗护理水平低、服务态度差，与患者缺乏正常的沟通，造成与患者之间关系不密切，而使试验研究措施不能正确地进行。

5. 伦理问题未妥善处理，如未尊重患者的权利，未能保证患者的隐私权和保密原则等。

五、依从性的衡量方法

衡量依从性的监测可根据试验研究内容选择相应的方法，目前对临床依从性监测可以用以下方法。

（一）直接法

直接法是检测依从性最基本的方法，准确性高。可测定研究对象血或尿中所服药物及代谢产物来判断其是否按规定用药。对不能直接测定原药物或代谢产物，可在原药中加入某种便于检测的指示剂（如维生素 B_2 和荧光素）供检测依从性用。

药物水平检测包括：①药物水平的检测；②药物代谢产物的检测；③标记物的检测。前两者常常用生化方法来测定患者的血药浓度或者尿药（代谢产物）浓度以确定患者依从性。

目前直接法在临床上应用尚不普遍，这主要与检测方法不简便或所需费用较贵等有关。

（二）间接法

通过面询患者、药片计数、防治效果三方面进行监测。

1. **直接询问患者**　直接询问患者可了解研究对象的依从情况，发现问题及时改进。当试验对象复诊时，采取问卷的方式，测定患者的依从性，通常是可行的。约95%患者都能说真话，反映他们服药的真实情况。为防止患者不愿意承认他是低依从者，在询问时必须注意方式、方法和技巧，以获得真实情况。

询问依从性的问题要求简明、准确。如您服何种药物？剩了多少量？未服用的原因？在服药过程中是否有遗漏或停服，要求按实回答不能回避。

2. **药片计数**　在研究对象每次接受询问时，比较患者瓶中实际剩下的药片数和应该剩余的药片数（可以从处方和用药时程推算出），以衡量患者服用的依从性。

$$依从性 = \frac{患者已经服用的处方药物量}{处方的药物总量} \times 100\%$$

【例7-3】　某病患者服药依从性询问结果记录见表7-5。

表 7-5　依从性记录表

药物	处方量（片）	剩余量（片）	未服的原因			
			副作用	忘记	痊愈	其他
A	210	40	√	-	-	-
B	-	-	-	-	-	-
C	-	-	-	-	-	-

按表 7-5 资料可计算服用 A 药物的依从性，结果如下：

$$A\ 依从性 = \frac{处方量 - 剩余量}{处方的药物总量} \times 100\% = \frac{210-40}{210} \times 100\% = 81\%$$

就某个具体患者来讲，服用了处方剂量的百分之多少才算依从性好呢？有研究显示，当服药量为处方量的 80% 时，大部分患者血压已降至正常即达到治疗的目的。因此，可定服用处方量的 80%，为依从性高低的判断标准，服药量≥80% 处方药量者为高依从性，否则为依从性低。

药片计数法判断依从性高低，要求医师或药片计数者熟知每位患者的处方药量、服用方法及每次给药的日期。

药片计数法在临床实践、科研中是一种较常用的、可行的方法，它比直接询问法简单易行，所得结果也比直接询问法可靠，能较准确地了解患者的依从性。但在下列情况下，药片计数可能过高估计患者依从性：①患者服用的药物可以与他人共享；②一次吞服不成功而消耗部分药物，此种情况多见于儿童服药；③将药物遗忘在他处，或对于那些不忠实的患者甚至可能将药物藏于某处或愿意扔掉。

3. 防治效果　研究对象的不依从可以导致防治措施无效，但光用防治效果来衡量依从性也不够全面，因为疾病的防治效果还受到其他因素的影响。

【例 7-4】　Lowenthal 等（1976）观察 207 例高血压患者接受噻嗪类利尿降压药治疗效果，观察血压控制和尿中噻嗪检测结果作为依从性的判断标准，观察结果见表 7-6。

表 7-6　高血压患者的疗效与依从性（Lowenthal，1976）

	尿噻嗪试验阳性		尿噻嗪试验阴性	
	病例数	%	病例数	%
血压得到控制	59	44	12	16
血压未得到控制	75	56	61	84
合计	134	100	73	100

从表 7-6 可见，以尿噻嗪试验阳性作为依从性的判断标准，则依从组和不依从组中分别有 44% 和 16% 患者的高血压得到控制；但如以血压控制与否作为依从性判断标准，如与尿噻嗪试验相比，敏感度仅为 44%，而特异性为 84%。因此，血压控制作为治疗效果以及作

为依从性的衡量指标是不够敏感的。

六、提高依从性的方法

在临床医疗护理和科研中，患者的依从性对保证科研工作的质量是十分重要的，因此，在医疗和科研过程中应努力改善患者的依从性。为了提高患者的依从性，首先要做到：对疾病的诊断必须正确；所给予的防治措施应该是有效的，并且没有严重的不良反应；患者接受防治措施一定要坚持自愿而不能强迫。同时要采取相应的措施提高患者的依从性，具体措施可从以下几个方面进行：

1. 使患者充分认识治疗的目的和意义，积极主动接受有效的治疗　加强卫生和医学教育，使患者正确认识自己所患疾病的医疗防治方法、治疗的目的与意义，积极主动地与医务人员配合，接受有效的防治措施，并理解依从的意义。

2. 改善医疗的各个环节　试验检查项目力求简化、方便、有效；医师应向患者交待用药量、方法和次数、复诊时间以及可能的不良反应；应教给患者防止漏服药物的方法，尽量降低服药遗忘率。如把药物与生活中已养成的习惯行为结合起来，将药物放在洗漱物品旁，一旦晨起洗漱时，看见药物即提醒自己服药，长此以往，形成规律，就可以保证坚持服药，依从性也有了保证。

3. 改善医疗服务质量，保持医师与患者间的良好关系　在有条件的情况下，可以送医送药上门，坚持定期随访、复诊，提倡优良的服务态度、优质的服务水平，关心患者的病情，建立良好的医护与患者之间的关系，进一步使患者的依从性获得改善。

4. 社会和家庭的督促和支持　社会与家庭的有力支持对改善依从性是十分重要的，生老病死是人生自然规律，当一个人患病之际，能得到社会、家庭的帮助，得到有效医疗措施的提供，这是患者获得战胜疾病信心和力量的巨大动力。

学习小结

进行科学研究，必须要严格控制质量，以确保研究结果的真实与可靠。科研质量的好坏受很多因素的影响，归纳起来主要有包括以下四个方面：科研道德、随机误差、系统误差及研究对象的依从性，这些因素贯穿科研选题、设计、收集资料、整理资料及分析资料等整个科研过程中。科研工作者要具有良好的科研道德，要以严肃、认真、科学的态度对待科研，坚决杜绝弄虚作假、剽窃他人成果的行为。本章主要介绍护理研究中常易发生的误差及其产生的原因和控制方法，以及研究对象的依从性和提高依从性的方法；在误差中着重介绍了系统误差偏倚的来源与控制方法，至于科研设计、抽样误差的控制、护理调查研究测量工具的信度与效度、资料的整理与分析等对科研质量的影响请参见相关章节。

（吴成秋）

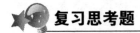 **复习思考题**

1. 如何提高科研结果的精密度与准确度、可靠性与真实性?

2. 误差与精密度、准确度、可靠性、真实性的关系?

3. 偏倚产生的原因、类型和控制方法,偏倚对研究结果的影响及控制的意义。

4. 衡量和改善研究对象的依从性的方法。

第 八 章

资料收集的方法

情 景 导 入

病区护士长为了解护理人员在临床实践工作中的洗手情况，以加强医院感染的控制。她采用结构式观察法对 86 名护士的洗手行为进行现场观察，然后请这些观察对象填写对洗手的认识及其实际遵守洗手规定等的自我评价。结果表明，观察法获得护士实际洗手率与自我评价洗手率差异有统计学意义。请问：为何出现上述研究结果，观察法与问卷法资料收集分别有哪些优、缺点？

研究者感兴趣的研究问题，只有转化为可被观察或记录的变量，并选择合适的方法进行资料收集，才能进一步开展科学研究。资料收集是研究步骤中最具挑战性的环节之一。若资料收集方法选择不当，收集的资料可能不完整、不详细或不深入，其研究结论则难以令人信服。护理研究资料收集的常用方法有问卷法、访谈法、观察法及生物医学测量法等。

第一节 概 述

一、资料的来源

根据来源不同资料可分为一手资料和二手资料。一手资料是指研究者根据研究目的与研究计划，选择合适的方法，如调查、观察、访谈等形式，收集到的新资料。二手资料是指现有的资料，包括期刊论文、病历、档案、会议资料、各种疾病信息登记库等。与一手资料相比，二手资料具有省时、省力、经济的特点，但二手资料存在可能信息不足或者不够准确的风险。

二、常用资料收集方法

资料收集是一个系统的、有计划的收集研究问题相关信息和测量研究变量的过程。护理研究中常用的资料收集方法有问卷法、访谈法、观察法和医学生物测量法等。根据研究方案是否详细具体、所收集资料是否标准明确等，自陈法和观察法可分为结构式、半结构式或非结构式。结构式资料收集是按事先设计的结构，如具有良好信度与效度的量表，进行资料收集；非结构式资料收集是提出开放性的内容广泛的问题，让研究对象自由阐述；半结构式资料收集介于结构式与非结构式方法之间，是研究对象按事先设计的提纲围绕一个或几个主题展开阐述。结构式资料的收集通常用于量性研究；非结构式或半结构式收集的资料通常用于质性研究。

三、设计资料收集方案应考虑的问题

（一）研究目的
研究目的决定了所要收集的资料的性质。若研究目的是开展人群的调查、进行理论或假设的验证、开展干预措施的效果评价，则需要客观的定量资料。例如某研究探讨人生回顾干预对晚期癌症患者生存质量的影响，采用问卷调查法收集干预前后的患者生存质量资料。若研究目的是探索一个新的主题或领域的内容，则需要深入的、详细的质性资料。例如某研究探索晚期癌症患者对疾病的感受，采用个体深入访谈法收集资料。

（二）研究设计
分析研究设计的复杂性，细化研究步骤是制订收集资料方案的重要步骤。研究者进一步分析研究的程序，如"研究对象是什么人群"，"研究的场所在哪里"，"在什么时候向研究对象收集资料"，"研究对象参与多少次"，"研究对象每次参与多少时间"，"收集的资料将如何储存与保管"等，可帮助研究者估计资料收集过程可能遇到的困难和制订应对的策略。

（三）研究资源
研究可利用的资源包括人力、物力与财力。人力上包括研究组成员是否具备资源收集所需的知识与技巧，相关培训资源。物力上研究场所是否能提供充足的病例或动物来源、研究所需的设备仪器、材料。财力上是否有足够的资金支付研究所产生的人工费、材料损耗费、专家咨询费、文献检索费、资料费、学术交流费、交通费等。

（四）霍桑效应
霍桑效应（Hawthorne effect）是指研究对象若意识到他们正参与研究，则或多或少地改变自己的行为和反应状态。这种效应会影响资料的真实性和有效性，尤其是评价项目实施效果的评价性研究。但若不让研究对象意识到参与研究，则又产生伦理问题。当这一矛盾不可避免时，研究人员的培训特别是研究人员中性的不加评判的态度、资料收集的方法与技巧的训练是关键的。

第二节 问 卷 法

问卷法（questionaire）是研究者通过使用问卷或量表从研究对象获得研究所需的资料，包括知识水平、观点、态度、信仰、感觉以及知觉等。问卷法所使用的研究工具可以是成熟的量表，也可以是自行设计的问卷。与量表相比，问卷在结构、条目、答案格式、信效度方面则需要更大样本和更多调查的验证。

一、问卷的编制

问卷是指为研究而设计的、用于收集资料的一种测量工具，它是由一组问题和相应答案所构成的表格，也称调查表。在选择研究工具时，首选测量所要研究概念的具有良好信度与效度的问卷。若没有该类问卷，则查询不同文化人群中研究相同概念的研究工具，进行翻译及文化调适以适用于本研究人群。若两者均无，则要根据问卷的编制原则，通过文献检索、专家咨询、研究对象深入访谈等方式编制问卷。

（一）问卷编制的原则

1. 目的性　问卷编制要紧紧围绕所研究的问题和所要测量的变量来进行，尽可能做到所收集的正是所需要的资料，既不漏掉一些必要的资料，也不包含一些无关的资料。

2. 反向性　问卷的编制与研究步骤相反，问卷中的问题是在考虑了最终想要得到结果的基础上反推出来的。这种反向原则保证问卷中的每一个问题都不偏离研究的目的。在问题提出时，应充分考虑问题的统计分析方法，避免出现无法分析、处理或使处理过程复杂化的问题和答案。

3. 实用性　问卷的编制应密切考虑研究对象的特征，如职业、文化程度、性别、年龄、诊断等，将影响样本的阅读能力、理解力、记忆力和计算力等，从而影响问卷的回收率和整个调查的质量。

（二）问卷编制的步骤

1. 明确问卷编制的框架　根据研究目的与主要研究概念，明确所需要设计的问卷主题。

2. 运用其他问卷的条目　在征得原作者的同意下，从现有的问卷中筛选符合研究目的的条目，借用或修改这些条目以适用于本研究的测量人群或测量目的。现成条目的一个优点是问卷已经过反复应用和检验，其条目具有较好的信度和效度。

3. 编制新条目　根据研究目的与理论依据，推论出能测评研究概念的条目。通过查阅文献、参考专家意见、访谈相关对象、回顾以往经验等完成新条目的编写。要将尽可能多的条目纳入问题库，以备甄选。

4. 条目排序　一般遵循下列原则：①把简单易答的问题放在前面，把复杂难答的问题放在后面。②把能引起调查对象兴趣的问题放在前面，把容易引起他们紧张或产生顾虑的问题放在后面。③把被调查者熟悉的问题放在前面，把他们感到生疏的问题放在后面。④行为方面的问题放在前面，态度、意见、看法等方面的问题放在后面。⑤个人背景资料等特征性问题也属敏感性内容，一般放在结尾。但当调查的内容不涉及比较敏感的问题，封面信中已作出较好的说明和解释，这一部分问题也可放在量表开头。⑥若有开放式问题，则应放在量表的最后。

5. 问卷长度　一般用于成人问卷，完成时间以不超 30 分钟为宜；针对儿童的问卷，完成时间以不超过 15 分钟为宜。问卷太长，容易引起回答者生理上的疲劳和心理上的厌倦情绪，影响填答的质量和回收率。

6. 文字润饰　问卷总体上要求文字简洁、通俗、易懂，尽量避免使用术语。

7. 专家效度验证　请该领域专家对问卷初稿进行内容效度评价，找出与研究概念不相关或有点相关的条目，研究者根据专家的意见进行修订。

8. 问卷性能测试　完成问卷的编制后，应通过大样本的测试，并进行项目分析、信度、结构效度的测量，一般每个条目需要 5 ~ 10 名样本进行测试。

（三）问卷的结构和编制方法

尽管实际研究中所应用的问卷各不相同，但是基本都包含封面信、指导语、问题、答案、编码及其他资料。

1. 封面信　封面信是一封致被调查者的短信，通常放在问卷的首页。主要内容包括向被调查者介绍调查的目的、调查单位或调查者的身份、调查的大概内容和过程、调查对象的选取方法、匿名和对结果保密的措施等。目的在于消除被调查者的紧张和顾虑，希望调查对象给予真诚合作。从伦理原则上讲，封面信也是调查对象知情同意权的体现。封面信的语言要简明、中肯，一般 200 ~ 300 字。

【例 8-1】　　　　**糖尿病患者生命质量的调查表封面信**

我叫×××，是一名内分泌病房的护士，正在开展"糖尿病患者生命质量的调查研究"，研究结果对进一步提高糖尿病患者的护理质量具有重要意义。按照随机抽样方法选取了一部分糖尿病患者作为研究对象，您是其中的一位。本调查以无记名方式进行，严格进行保密。您只需花费 30 分钟时间填写一份自然状况调查表和一份糖尿病患者生命质量调查表，整个过程不会对您及您的家人造成任何伤害。您可以自主决定是否参加研究，也可以在任何时候退出研究，这对您的服务不会造成任何影响。

如果您对研究有任何问题，可与×××女士联系，电话是×××××××。衷心感谢您的参与和合作！

××医院

×年×月×日

2. 指导语　指导语即用来指导被调查者填写问卷的解释和说明，对问卷中的一些概念和名词给予通俗易懂的解释，对条目的评分标准加以介绍，有时可以举例说明回答方法。

【例 8-2】　　　　**父母教养方式评价量表指导语**

在回答之前，请您认真阅读下面的指导语：父母的教养方式对子女的发展和成长是至关重要的。让您确切回忆小时候父母对您说教的每一细节是很困难的。但每个人都对成长过程中的父母对待方式有深刻印象。回答这一评价量表就是请您努力回想小时候留下的这些印象。

量表中有很多题目组，每个题目答案均有 1、2、3、4 四个等级。请您在最适合您父亲或您母亲的等级数字上面画○。每题只准选一个答案。您父亲和母亲对您的教养方式可能是相同的，也可能是不同的。请您实事求是地分别回答。

如果您幼小时候父母不全，可以只回答父亲或母亲一栏。如果是独生子女，没有兄弟姐妹，相关的题目可以不回答。问卷不记名，请您如实回答。

3. 问题及答案 问题和答案是问卷的主体。前面的封面信、指导语等，都是为问题及答案服务的。

（1）问题的设计

1）问题形式：问卷的问题可分为开放式问题和封闭式问题。开放式问题不预先给出固定答案，让调查对象自由地说出自己的情况和想法。其优点是所得信息较丰富和深入，缺点是资料难于编码和统计分析，且对调查对象的知识水平和文字表达能力有一定要求，填写所花费的时间和精力较多。封闭式问题是针对某一项目提供可能的答案，供调查对象选答的问题。其优点是答案标准化、易回答、省时间、拒答率低、管理和分析方便，尤其当回答者不能用语言表达观点，或问题涉及被调查者隐私时，封闭式问题更有优势。缺点是组建问题及答案有难度，不易发现调查对象回答中的一些偏差。

2）问题类型：根据问题测量的内容，问题分为特征问题、行为问题和态度问题三类。特征问题指用以测量被调查者的基本情况的问题，如年龄、性别、职业、文化程度、婚姻状况等，是量表中必不可少的一部分。行为问题测量的是调查对象的行为事件，如吸烟、饮酒、患病、就医等。行为问题是了解各种社会现象、社会事件、社会过程的重要工具。通过这类问题，可以掌握某些事物或人群某类行为的历史、现状、程度、范围和特点等多方面情况。特征问题与行为问题统称为事实问题，是有关被调查者的客观事实。态度问题用以测量被调查者对某一事物的看法、认识、意愿等主观因素，揭示某研究现象产生的原因。由于态度问题往往涉及个人内心深处的东西，所以在调查中了解态度问题比了解事实问题获得的信息困难得多。

3）问题的数量：一份问卷问题的总条目数是由调查的内容，样本的性质，分析的方法，拥有的人力、财力、时间等各种因素来决定。通常以回答者在20分钟以内完成为宜，最多也不要超过30分钟。问卷太长，容易引起回答者生理上的疲劳和心理上的厌倦情绪，影响填答的质量和回收率。在特殊情况下，如经费和人员充足，能够采取结构式访问的形式，量表质量又较高，调查内容为回答者熟悉、关心、感兴趣的事物时，量表可以长些。反之，当调查的内容是回答者不熟悉、不关心、没有兴趣的事物，采用的又是自填式问卷的方式，经费相当有限，此时的问卷要尽可能简短。

4）问题的顺序：问卷中问题的前后顺序及相互关系既会影响被调查者的回答结果，又会影响调查的顺利进行。问题的顺序安排一般遵循下列原则：①简单易答的问题放在前面，复杂难答的问题放在后面；②能引起被调查者兴趣的问题放在前面，易引起其紧张或顾虑的问题放在后面；③被调查者熟悉的问题放在前面，生疏的问题放在后面；④行为方面的问题放在前面，态度、意见、看法等方面的问题放在后面；⑤个人背景资料等特征性问题也属敏感性内容，一般放在结尾，但当调查内容不涉及敏感问题，且封面信已做了较好的说明和解释，特征性问题也可放在问卷开头；⑥若有开放式问题，则应放在量表的最后。

（2）答案的设计

1）答案的类型：答案包括无序定性回答、有序定性回答、有序定量回答。

a. 无序定性回答：列出所有可能的答案，供调查对象选择其一画上符号。

性别：男□　女□

婚姻状况：未婚□　同居□　已婚□　分居□　离婚□　丧偶□

b. 有序定性回答：列出不同程度的答案，供调查对象选择其一画上符号。

问题："您的睡眠好吗?"

答案：很好□　好□　一般□　不好□　很不好□

c. 有序定量回答：采用模拟线性评分方法，让调查对象在他们认为适当的线性尺度位置上作出标记。

问题："您的睡眠好吗?"

答案：很不好　　　　　　　　　　　　　　　　很好

0　1　2　3　4　5　6　7　8　9　10

2）答案的分级：有些问卷问题采用二分法分级（"是"、"否"回答），而大多数问卷为多级评分。如果分级太少，量表的敏感性便降低；分级太多，则分级标准不易掌握，影响评定者间的一致性。研究表明，只有受过严格训练的人才能区别 11 个等级，大多数人对 7 级以上就不能有效区分。答案通常设计 3~7 级，以 5 级最多见。答案进行分级时应注意以下两点：①穷尽性：即覆盖全面，指的是答案包括了所有可能的情况。如文化程度应包括小学及以下、初中、高中或中专、大专及以上，为避免遗漏，常用"其他，请指明"；②互斥性：即互不相容，指的是答案相互之间不能交叉重叠或相互包含，对于每个调查对象来说，最多只能有一个答案适合其情况。如文化程度调查，分为小学及以下、中学、高中或中专、大专及以上，就存在交叉重叠问题，影响对结果的分析和判定。

3）答案设计的方式

a. 填空式：即在问题后画一短横线，让调查对象直接在空白处填写。填空式一般只用于那些对回答者来说既容易回答，又容易填写的问题，通常只需填写数字。

请问您家有几口人? ＿＿＿＿＿＿口

您的年龄多大? ＿＿＿＿＿周岁

b. 是否式：问题的答案只有是和否两种，回答者根据自己的情况选择其一。

"您是中华护理学会的会员吗?"　是□　　否□

c. 多项选择式：给出的答案至少在两个以上，回答者根据自己的情况选择其一。

"参加这个继续教育项目对您来说有多重要?"

相当重要　□

很重要　□

有些重要　□

无所谓　□

"人们对妇女绝经后应用雌激素替代疗法有不同的见解，以下哪项更能代表您的观点?"

激素替代疗法太危险，应该被全面禁止。　　　　　　□

激素替代疗法也许有一些副作用，故应谨慎应用。　　□

这个问题我还不确定。　　　　　　　　　　　　　　□

激素替代疗法效果很好，值得应用。　　　　　　　　□

d. 排序式：有些提问是为了了解回答者对某些事情重要性的看法，答案列出要考虑的有关事情，让回答者排序。

如："现实生活中人们价值观不同，以下为一些人们通常认为有价值的事情，请按照您所认为的重要程度从1（最重要）排到6（最不重要）。"

□事业和成功

□家庭关系

□友谊和社会交往

□健康

□休闲和轻松

□金钱

e. 表格式：即将同一类型的若干问题集中在一起，构成一个问题的表达方式。

如："以下列出了护理人员的一些专业素质，不同人观点不同，您认为各种素质对您的重要性如何？请在每一行适当的格中打√"。

专业素养	非常重要	重要	一般	不重要	非常不重要
服务态度					
专业技能					
管理能力					
沟通交流能力					
健康教育能力					
科研能力					
……					

f. 语义差别式：即用形容词的两个极端分别代表回答者对某事物的看法。

如："您对护理人员的角色是如何看的？请在您认为合适的位置上画√"。

胜任的	0 1 2 3 4 5 6 7	不胜任的
无价值的	0 1 2 3 4 5 6 7	有价值的
重要的	0 1 2 3 4 5 6 7	不重要的
令人愉快的	0 1 2 3 4 5 6 7	令人不愉快的
坏的	0 1 2 3 4 5 6 7	好的
冷酷的	0 1 2 3 4 5 6 7	温暖的

g. Likert 形式：Likert 量表为最常用的态度测量方法，以社会心理学家 Renis Likert 命名，其答案是对某个观点的陈述，回答者要表明其对该观点的同意程度，见表8-1。

表8-1 对精神病患者态度测量的 Likert 量表

评分方向	项目	非常同意	同意	中立	不同意	非常不同意
+	1. 曾经被诊断为有精神病的患者即使治疗后也不能成为一名正常的有社会创造力的居民					
–	2. 曾经为精神病院患者的人不允许生育					
–	3. 对待精神病患者最好的方法是尽量限制他们的行动					
…	……					

注："＋"表示正向评分，"－"表示负向评分

125

4. 编码及其他资料　编码是赋予每一个问题及其答案一个数字作为它的代码。在较大规模的统计调查中，为了将被调查者的封闭式回答转换为数字，方便输入统计软件进行处理与分析，往往需要对答案进行编码。编码既可以在问卷设计的同时完成，也可以等调查完成后再进行。前者称为预编码，后者称为后编码。在实际调查中，研究者大多采用预编码，一般放在量表每一页的最右边，有时可用一条竖线将编码与问题及答案隔开。

（四）问卷编制中语言表达及提问方式的原则

语言是问卷编制的基本材料，在量表编制中，对问题的语言表达和提问方式要遵循下列原则：

1. 尽可能使用简单、通俗易懂的语言，避免复杂、抽象的概念，以及专业术语。

2. 问题尽可能简短　问题的陈述越长，就越容易导致含糊不清，影响回答者的理解。

3. 避免一个问题带有双重或多重含义　双重或多重含义是指在一个问题中，同时询问了两件或多件事情，或者说，在一句话中同时询问了两个或多个问题。

4. 避免问题的含义不清楚、不明确，或者问题有歧义。

5. 问题的提法应使用中性的语言，保持中立的提问方式，避免对回答者产生诱导。

6. 不要采用否定形式提问　在日常生活中，除了某些特殊情况外，人们往往习惯于肯定形式的提问，而不习惯于否定形式的提问。

7. 问题的设计应考虑回答者给予信息的能力，不要提回答者不知道的问题。

8. 不要直接询问敏感性或有关个人隐私问题。

9. 对于过滤式问题和相倚问题应清晰指明问题在前后两个或多个相连的问题中，被调查对象是否应当回答后一个或后几个问题，需由其对前一个问题的回答结果来决定。

二、问卷的发放形式

问卷法是一种标准化的、书面的、定量的调查。根据问卷的发放形式，可将问卷法分为四类：个别问卷法、邮寄问卷法、小组问卷法及电话访谈法。

（一）个别问卷法

1. 方法　个别问卷法是问卷法中最常用的一种。研究者将编制好的问卷逐个发送到研究对象手中，向其介绍调查的目的、意义和问卷填写的要求，保证匿名调查和调查资料的保密，请他们合作填答，并约定收取的时间、地点和方式。

2. 优点及局限性　可以保证比较高的回收率；调查具有一定的匿名性；可以减少调查员所带来的某些偏差；被调查者有比较充分的时间对问卷进行阅读和思考，还可以在方便的时候进行填答。但个别问卷法需花费较多时间、经费和人力。

（二）邮寄问卷法

1. 方法　邮寄问卷法即通过邮局发放问卷进行调查的方法。研究者把印制好的问卷邮寄给被调查者，待被调查者填答后再将问卷寄回调查机构或调查者。标准的邮寄问卷应包括首页、问卷正文、写明回寄地址并贴足邮票的信封三部分组成。首页部分应说明研究的目的与意义、研究对象参与的方式、如何尊重研究对象的隐私等进行说明。若在 2~3 周左右尚未收到填写的问卷，研究者可通过电话或再次寄信提醒研究对象，在信中应再寄一份问卷，以防研究对象遗失前一次的问卷。

2. 优点及局限性　邮寄问卷法优点：①省时、省力、省钱；②发放的范围较广，不受地域的限制；③被调查者可以自由安排时间，从容不迫地填答问卷等特点。该法的最大局限性就是回收率低，常需重复邮寄。一般回收率在60%以上是比较满意的结果。

3. 注意事项　为了提高邮寄问卷调查的回收率和资料的质量，研究者应该注意以下几个方面：①有关调查主办者身份的说明要慎重，尽可能采用比较正式的、非营利性的、给人以信任感和责任感的身份。通过这种身份的影响，使被调查者确信调查的合法性和价值，从而使被调查者愿意填答并寄回问卷。②封面信不要用命令式的语气，而且信的内容应该简明、短小。③不要在节假日或比较特殊的活动和事件之前给被调查者寄问卷，防止对完成、寄回问卷造成影响。

（三）小组问卷法

1. 方法　小组问卷法是把部分研究对象组织起来填写问卷的方法。研究者可事先向研究对象说明就研究的目的和填写问卷的要求，研究对象当场填答问卷后收回。收回问卷的方式可以采用投入问卷回收箱的办法，以消除集中填答所带来的某些心理顾虑。

2. 优点及局限性　小组问卷法比个人问卷法更节省时间、人力，效率较高，比邮寄问卷法更能保证问卷填答的质量和回收率，因为有调查员在场进行解释和说明，解答被调查者的疑问，被调查者错答和误答率下降，回收率也高。有许多社会调查的调查样本不能集中填答，也就不能使用此种问卷法。另外将众多的被调查者集中起来，有时会形成一种不利于个人表达特定看法的"团体压力"或"相互作用"，使得研究结果发生偏倚。

（四）电话问卷法

1. 方法　电话问卷法是通过电话的方式一对一收集资料。研究者在电话中向研究对象介绍研究的目的和填写问卷的要求后，根据问卷内容询问研究对象，并将研究对象的答案如实填写在问卷上。

2. 优点及局限性　电话问卷法有一定的互动，可以增加问卷的应答率和准确率；不受研究对象所在的空间位置的限制。其局限性：对调查者的语言能力、沟通技巧要求高；由于是一对一电话访谈，研究对象可能对敏感的问题不作直接回答；花费比较大。

（五）网络调查法

1. 方法　网络调查泛指在网络上发布调研信息，并在互联网上收集、记录、整理、分析和公布网民反馈信息的调查方法。

2. 优点及局限性　网络调查组织简单、费用低廉、客观性好、不受时空与地域限制、效率高。其局限性：样本缺乏代表性，回答率低、不宜用于开放性问题的调查，网上调查的准确性与网络安全性不容忽视。

三、问卷的填写方式

根据研究对象完成问卷的方式，问卷法分为自填式和他填式。前者由研究对象独立完成整份问卷。后者是由调查者或其他人填写问卷。在一些特殊情况下，如研究对象体力不支或阅读能力有限，不能独立完成问卷，则由调查者口述问题，让研究对象选择答案，再由调查者在问卷上如实记录答案。此外，当在某些研究对象无法亲自提供资料时，可由与研究对象认识的亲朋好友获得所需的资料，如要收集一个已过世者的资料，就得依赖死者的亲人来提供；若研究的对象是无意识或无法表达的个体，如年幼的儿童、昏迷者等，则由主要照顾者是提供资料最佳人选。虽然他填式是自填式的一种替代方法，但若收集个体心理感受方面的资料，他填式不一定能够反映事物的真相。

第三节 访 谈 法

访谈法（interview）是指研究人员与被研究者面对面地进行有目的的访谈。访谈法一般可收集到较深入的有关被研究者的事实性、观念性的信息，如生活经历、个人观点、态度、价值观等。访谈法广泛用于质性研究，也可用以量性研究的某个阶段。

一、访谈法的分类

（一）根据访谈格式分类

根据是否有访谈格式，访谈法分为以下三种类型：

1. 结构式访谈（structured interview） 是由研究人员根据事先设计的调查表格或问卷对调查对象逐项进行询问来收集资料的过程。

（1）优点：结构式访谈法比较灵活，调查员可以进行必要的说明，解释问卷中引起误解或不理解的内容，并可在访谈中随时纠正和完善研究对象对问题的回答。访谈法对调查对象文化要求不高，文盲和不愿用文字回答问题者均可以用这种方法来收集资料。一般访谈法的问卷回收率较高，因为调查员可以督促被调查者的回答，并且不需要被调查者自己填写问卷，问卷填答之后可以立即收回，对于不合作者还可以进行说服。在访谈过程中，调查员可以根据被调查者的姿势、语气、表情、反应等非文字信息来判断其回答的真实性。比较容易控制访谈的环境，有效地防止第三方对访谈的影响。由于调查员能面对面的对调查问题进行必要的说明和解释，因此可在问卷中列入较为复杂的问题。

（2）局限性：如果访谈的样本量大，问卷中包括的问题较多时，访谈需消耗大量的时间和人力、物力。在访谈中，易受访谈者先入为主的影响，如果访谈者没有接受严格的培训，就可能出现访谈偏差。由于涉及交通，且需要相当的人力物力，因此在地理范围上也受到限制。

2. 非结构式访谈（non-structured interview） 以开放式问题的形式询问一个或几个范围较广的主题，通过自然交谈，取得研究对象的真实感受和体验，研究人员不将自己的任何观点施加于对方的收集资料方法。

（1）步骤：非结构式访谈往往是在自然场景中进行，研究人员对访谈的具体内容不事先限定，可从一个广泛的问题开始，如"请问您是如何看待您的疾病？"，随后的问题则根据研究对象的回答逐步深入，缩小范围。在会谈中研究人员可记录谈话的纲要，但同时应录音，以便事后反复听取录音，记录会谈全过程。一般开始时研究对象会因录音而觉得不自然，但往往几分钟后就可以恢复自然表现。会谈结束前研究人员应对会谈要点做简短总结，让研究对象有机会补充、纠正或澄清自己的观点。

（2）优点及局限性：非结构式访谈法形式灵活自由，对未知的新领域探索性研究尤为适合。但该方法耗时，同时研究人员应具备较强的会谈技巧和分析解释结果的能力。

3. 半结构式访谈（semi-structured interview） 是研究人员按一份事先准备的会谈大纲进行访谈的方法。

（1）步骤：根据访问提纲，通过与研究对象的深入交谈了解其对某些问题的想法、感觉与行为。交谈的过程中，调查者不必依调查提纲的问题顺序按部就班地询问，而是根据被调查者的问答，随时提出新的问题逐步深入主题。

（2）优点及局限性：深入访谈具有较大的灵活性与开放性，访谈者如掌握了一定的技巧，可以获得较为真实和深入的资料。但深入访谈获取的资料做统计分析处理困难，限制了其应用。

（二）根据访谈人数分类

根据访谈人数，将访谈法分为个人深入访谈与小组焦点访谈。个人深入访谈是一对一的访谈，适合于敏感性和深入性问题的探索。小组焦点访谈是一个访谈者对 6～12 位具有与研究主题相关经历的参与者就研究主题自由发表自己的看法，常用于探讨参与者对某经历、事物的态度、感觉和看法。影响小组焦点访谈的主要因素如下：

1. 小组的规模 焦点访谈是通过小组成员之间的互动产生信息和资料。若小组规模太小，不利于展开讨论，组员间也不能互相激发思维和表达观点；若小组规模太大，不利于访谈者控制局面，易产生无效信息，及部分参与者没机会参与讨论。

2. 访谈者 要求访谈者接受严格的培训，能够创造一个轻松的讨论环境，通过抛出问题引导小组讨论方向，鼓励小组成员围绕研究主题自由表达自己的观点。

二、访谈问题的设计

设计访谈问题的原则是从广泛、普遍的问题开始，逐步过渡到具体、敏感的问题。广泛、普遍的问题易于研究者与研究对象在面对面的交谈中展开话题，相互熟悉，为进一步的深入访谈奠定基础。访谈问题一般根据内容进行分组，在排序上要注意合理性与逻辑性。访谈的问题要围绕研究目的，访谈主题要明确，且要让研究对象有一定的表达空间。设计访谈问题应采用通俗易懂的语言，要适合研究对象的年龄、文化程度和喜好，便于研究对象更好地理解访谈主题。

三、访谈者的培训

在正式访谈前，必须对访谈者进行培训，以保证收集的资料的可靠性与有效性。可通过专题讲座、角色扮演、模拟访谈等方法联合加强访谈者态度、知识与技能的培训。使访谈者熟悉调查内容所涉及的专业知识，明确访谈的目的、内容，对参与者提出的有关专业性的疑问能够及时给予合理的解释；具有较好的语言表达能力，善于将访谈目的、要求，向参与者叙述清楚，解释明白；善于在短时间内与参与者迅速建立起相互信任、理解的关系，取得对方的合作；恰当应用语言、语音、语调、身体语言，同时对敏感问题事先承诺保密。

四、访谈前的准备工作

1. 准备好问卷或访谈提纲　使用结构型问卷调查应事前准备好问卷。使用非结构型问卷调查，事前应确定谈话的目的，设计出谈话的方式、顺序。使用无结构访谈时，访谈者应事前设计出访谈提纲，在访谈过程中围绕访谈提纲自由交谈。

2. 事先告知研究对象　为了减轻研究对象的思想负担，应事先向研究对象打招呼，告诉他们本次访谈的目的、内容和意义，还要特别告知访谈资料无记名，并能对谈话内容保密等，以减少或解除研究对象的疑虑。

3. 了解研究对象的一般情况　了解研究对象的一般情况，如年龄、性别、职业、经历等，对缩小与研究对象之间的距离很有好处，它便于选择合适的访谈者及谈话方式。

4. 根据不同的访谈目的和内容选择访谈者　如果访谈内容涉及家庭、性关系等内容，最好选择与研究对象同性别的访谈者，以便能更真实地获取访谈资料；对老年人访问，应尽量选择年龄相近者，以便于沟通。

5. 准备必要的访谈工具与物品　访谈前一般应准备好下列物品：①访谈者本人的身份证、介绍信；②研究对象名单及简历；③笔、笔记本、访谈项目表、访谈提纲或问卷；④照相机、录音机或录音笔、摄像机等器材。

五、访谈技巧

在访谈过程中，访谈者自身素质及人际间的互动关系对访谈的进展起决定性作用。访谈者要在约定的时间与地点，衣着整洁得体出席，给访谈对象好的第一印象，以便建立信任关系。

1. 开场白　访谈的开场白要简明扼要、意图明确、重点突出。告诉研究对象访谈的目的、访谈者的身份、访谈的时间及具体过程。注意选择好交谈的切入点，重点解除研究对象的戒心或疑虑，为进入主题创造良好的氛围。

2. 访谈过程

（1）提问明确具体：在访谈中提问题应简单明了、通俗易懂、循序渐进。一般先提容易回答、不需要思考的一些问题，再提出一些复杂的、敏感的或需要思考的问题。

（2）控制话题，掌握插话和提问时机：访谈时应紧扣主题，访谈者可以通过适时的插话和提问来巧妙地掌握和控制。对偏离主题的谈话要及时将其引导到主题上来。对语言简短的研究对象，要注意引导和耐心地询问。对问题不理解者，应通过重复或解释的方式帮助他们理解。对研究对象的回答有疑问时，应及时用复述或追问的方式来确认或澄清。在研究对象叙述的过程中，除非十分重要的细节，一般不要提问，插话也不要多，以免打断研究对象的思路。

（3）注重倾听技巧：访谈者应善于运用倾听技巧和交流技巧，鼓励研究对象者自由阐述。访谈的整体气氛应该是接纳性、包容性的，会谈人员不应表现出任何惊讶、失望、赞许等情感。一般采用一些中性的、鼓励性的开放式问题了解更多信息，例如："还有呢？""还有其他原因吗？""你为什么有这种感受？""答案并没有对与错，我只是想了解你是如何想的。""你能举个例子说明吗?"等。

3. 访谈结束 临近访谈结束时,应检查访谈提纲中的问题是否都涉及,以防资料收集不完整。访谈结束时,要肯定研究对象对本次访谈的贡献,真诚感谢对方的配合与合作。

六、访谈法的优点与局限性

1. 访谈法的优点 ①应答率高,大多数人对该方法均能较好地配合;②适用范围广,特别适合于不会或不愿填写问卷的对象;③能及时解决资料收集中容易出现的模糊、混淆等现象;④资料较深入、完整;⑤访谈者可控制提问的顺序;⑥能观察到研究对象的非语言行为与言语行为。

2. 访谈法的缺点 ①费时、花费大;②可能存在霍桑效应:研究对象可能会因为参与研究而有意改变自己的行为,造成结果的偏差;③人际间的互动关系会妨碍资料的质量;④需对访谈者进行训练;⑤访谈者有可能错误理解研究对象的非语言行为。

第四节 观 察 法

一、概   述

观察法(observation)是指研究人员有目的性、计划性和系统性地,通过感观和辅助工具,在自然状态或人为控制状态下,对客观事物、研究人群活动及互动情况进行仔细观察、分析,以获取第一手资料的科研方法。

观察法可用于未知的研究领域提出研究假设,也可用于补充其他研究方法所收集的资料。较多用于质性研究中,也可用于量性研究补充收集的资料。观察的主题包括个人活动形态、生活习惯、语言性沟通行为、非语言性沟通行为、护理技术操作、日常活动、环境特征等。观察法收集的资料受观察员、观察方式、观察时间、地点等的影响,所以要预先决定观察的内容与时间段,并且对观察员要进行统一培训。

二、观察法的分类

从不同的角度和方法,可将观察法分为不同的类型。

1. 按照研究者与研究对象的关系分类

(1)参与观察:是指研究者参与到研究对象的生活中,与研究对象一起生活和工作,在密切的相互接触和直接体验中倾听和观察研究对象的言行,也称实地观察。参与观察的特点在于研究者的主观倾向对研究影响较小,研究者常常是在"没有先入为主"的前提下进入研究现场来探讨研究问题,因此,它可以获得真实的结果。

(2)非参与观察:是指研究者处于所观察的对象或现象之外,不进入研究对象日常生活的观察。非参与观察的特点就是研究者可以与研究对象保持一定距离,比较客观地观察研究对象的所作所为，操作起来也相对容易。

2. 按照观察方式的结构程度分类

（1）结构式观察：是按照一定的程序，对观察内容进行分类并加以标准化，采用正式的观察提纲或观察记录表格对所要研究的现象和特征进行观察。

（2）非结构式观察：是无正式的观察提纲和观察记录格式对研究对象进行的观察。它常用现场记录法或日志记录法方式记录观察结果，可加上观察者的解释、分析、综合。

3. 按照观察情形分类

（1）自然观察法（natural observation）：是在自然状态下，即事件自然发生、对观察环境不加改变和控制下进行的观察的方法。自然观察法可观察到现实状况下的真实行为特征，但这种观察需要更多的时间与研究对象进行接触，观察者也必须具备深刻的洞察力。

（2）标准情境观察法（standard observation）：是在人工控制环境中进行的系统观察，常用的是在特殊的实验环境下观察调查对象对特定刺激的反应。标准情形是预先精心设计的，按一定的程序进行，每一个观察对象都接受同样的刺激，故称为标准观察。观察到的结果具有较高的可比性，但可观察到的行为较自然观察法有限。

4. 按照观察的内容分类

（1）行为观察（behavior observation）：是指根据事先设计好的行为分类标准，通过观察、记录来收集行为资料的方法。这种方法通常在乡村、社区和城市的邻里间以及医院和诊所中使用，行为观察能得到深入的信息和对行为有较深入的理解。

（2）绘制地图（mapping）：是将研究对象的空间分布绘制成地图，然后依次逐项进行观察的方法。这种方法在护理人类学研究和护理行为学研究中经常使用。研究地图能够清楚地显示研究观察活动的地点、方向、距离和过程。例如，在艾滋病的行为研究中，地图可以清楚地显示目标人群聚集的地点：妓院、酒吧、按摩院、火车站、舞厅或其他交易场所；也可以显示医院、性病诊所、药店以及安全套销售点的地理位置等。地图为研究者在实施观察前确定观察地点和对象提供了一种视觉工具。

三、结构式观察

在使用结构式观察法时，观察者事先确定观察样本和观察项目，并设计记录观察结果的表格（类似于结构式问卷）按照统一的要求对每个研究对象进行统一的分类、观察、记录、编码，其结果可以进行定量分析。结构观察多采用非参与观察的方式进行。

1. 观察步骤

（1）首先要对所观察的行为和特征进行详细的操作性定义：例如在评估肺结核患者的信息支持中，首先应对患者所拥有的相关医学知识的程度界定为"了解、理解、掌握"三个层次，然后对三个层次分别加以定义，如可对"掌握"这项定义为："患者能将所学过的知识运用到具体的生活实践中"。

（2）设计所观察的行为或现象的分类系统：例如在研究老年患者失眠状况时，将失眠的程度分为"轻微、中等、较重、严重"4个层次。

（3）选择收集和记录研究资料的工具：对某些健康状况和身体功能方面的资料，可使用一些辅助工具帮助获取资料，例如秒表、听诊器、心电图等。

（4）确定观察样本：观察样本可按时间进行选样，例如每小时观察 10 名样本，时间段的选择可通过预试验确定；也可按事件进行选样，选择完整的行为，例如护士的交接班、急诊室中心肌梗死患者的抢救等。

（5）按照事先确定的观察项目及要求对研究对象进行观察。

2. 记录方法　记录的方法既可用观察记录表按照统一的要求对每个研究对象进行记录，也可用录像的方式记录观察信息。进行录像记录时应获得观察对象的事先同意。

四、非结构式观察

非结构式观察法指的是没有任何统一的、固定不变的观察内容，也没有统一的观察记录表格，完全依据现象的发生、发展和变化过程所进行的自然观察，不对研究情形施加任何干预的一种观察方法。能按照定性资料的处理与分析方式进行。非结构式观察法所收集的资料深入、系统、全面，方法灵活，适用于探索性研究。但该法主观性较强，研究人员本身的价值观和观察过程中情感的融入可能给资料的分析带来偏差。

1. 观察内容　非结构式观察的内容包括：①研究场景的物理环境；②研究对象的特征；③研究对象的活动和相互作用方式；④研究对象的活动过程（包括频度、持续时间）；⑤其他因素，指隐藏在行为后面的信息，或非语言性沟通的方式等。

2. 记录方法　非结构式观察法记录的方式通常为现场笔记或日记的方式，将情景过程记录下来，或通过事后回忆记录有关资料，同时进行相应的整理和分析。这种方式比流水账式的记录更深入、涉及面更广，更具有分析性和诠释性，不仅包括对信息的记录，而且包括对所记录资料的综合、理解，不仅包括所观察到的信息，还包括对其意义的分析，对如何观察到这些资料方法的描述，以及对其的注评。一般是边观察边记录，如果记录可能影响观察对象的行为和表现，可先记住所要记录的要点，事后找时间速记下来，最后进行整理。

五、观察法的优点与局限性

（一）优点

1. 能获得深入、真实的资料。

2. 适合于对任何个体行为、活动的研究，对不能直接访问或不便访谈的对象，如婴儿、昏迷者、精神病患者等的行为和病情，观察法可以获得其行为资料。

（二）局限性

1. 观察法常常要花费几个月甚至更长的时间，时间、精力和经济成本都较高。

2. 常涉及伦理问题，如何处理好观察内容和尊重被观察对象隐私是个棘手的问题。

3. 对观察者的素质要求很高，需要经过严格的培训，掌握整个观察过程，若是两个及以上观察者，还要确保观察者间的信度。

4. 可能产生霍桑效应，由于被观察者可能意识到被观察，而有意改变自己的行为，导致结果偏差。

5. 结果受观察者的主观判断能力和分析能力的影响较大。因此，观察法具有相当的主观性，尤其是非结构式观察法。

第五节 生物测量法

测量是依据一定的规则和标准，按照研究对象的不同类别和程度，用数字反映研究事物数量特征的操作过程。生物测量法（biophysiological measures）是通过使用特别的仪器设备和技术，从研究对象中测量获取的生理、生化资料。

（一）分类

根据测量数据是否直接从机体获取，生物测量法可分为机体测量和实验室指标的测量。机体指标的测量是从机体直接测量生理指标，如血压、体温、尿量等数据。实验室指标的测量是先抽取标本，再借助实验检查获得结果，如血气分析指标的测定、细菌菌落计数、白细胞计数等。

（二）应用

随着护理学科的进步和学科的交叉，生物测量法在护理研究中的运用越来越多，主要用以下几方面：评估研究对象的生理功能，如调查慢性阻塞性肺气肿患者在疾病各个阶段的肺功能，可测量患者的肺活量等；评价护理干预的成效，如探讨过度护理模式对慢性阻塞性肺气肿患者的干预成效，可在干预前后测量患者的肺功能指标并进行比较；改进标本采集方法，如比较在床旁测量的血气分析与标本收回实验测得的血气分析结果的差异，以改进标本采集的时间。

（三）优点与局限性

测量法所获得的结果客观、精确，可信度高，但易受仪器功能和精确度的影响。使用先进的、敏感的、准确的测量方法和技术，对获得真实可靠的资料至关重要。因此，在选择测量仪器协助获取资料时，应考虑研究者购买仪器的承受能力，并对操作人员进行培训，使之掌握仪器的性能及使用方法。

综上所述，常用的资料收集法有问卷法、访谈法、观察法和测量法，见表8-2。此外，护理研究中还经常采用档案记录收集法、Q分类法、投射法及Delphi法等方法进行资料收集。

表8-2 收集资料的方法

方法	优点	缺点
问卷法		
个别问卷法	①保证比较高的回收率；②调查具有一定的匿名性；③可以减少调查员所带来的某些偏差；④被调查者可在方便时填答	花费较多时间、经费和人力
邮寄问卷法	①省时、省力、省钱；②发放不受地域的限制；③被调查者可自由安排时间填答问卷	①回收率低；②常需重复邮寄
小组问卷法	①节省时间、人力；②回收率高	①需集中填答；②研究结果可能发生偏倚

方法	优点	缺点
电话问卷法	①增加问卷的应答率和准确率；②不受研究对象所在的空间位置的限制	①对调查者的语言能力、沟通技巧要求高；②研究对象可能对敏感的问题不直接回答；③花费比较大
访谈法 　结构式访谈 　非结构式访谈 　半结构式访谈	①应答率高，大多数人对该方法均能较好地配合；②适用范围广，特别适合于不会或不愿填写问卷的对象；③能及时解决资料收集中容易出现的模糊、混淆等现象；④资料较深入、完整；⑤访谈者可控制提问的顺序；⑥能观察到研究对象的非语言行为与言语行为	①费时、花费大；②可能存在霍桑效应：研究对象可能会因为参与研究而有意改变自己的行为，造成结果的偏差；③人际间的互动关系会妨碍资料的质量；④需对访谈者进行训练；⑤访谈者有可能错误理解研究对象的非语言行为
观察法 　结构式观察 　非结构式观察	①能获得深入、真实的资料；②适合于对任何个体行为、活动的研究，对不能直接访问或不便访谈的对象的行为和病情	①花费时间、精力和经济成本都较高；②常涉及伦理问题；③对观察者的素质要求很高；④可能产生霍桑效应；⑤结果受观察者的主观判断能力和分析能力的影响较大
测量法 　机体测量 　实验室测量	结果客观、精确、可信度高	①结果易受仪器功能和精确度的影响；②需对操作人员进行严格培训

学习小结

　　科研资料收集方法种类多，且每一种方法都有优点与缺点，不能脱离具体的科研课题对资料收集方法进行评价，没有最好的收集方法，只有最合适的收集方法。在护理研究中，要根据科研课题的研究目的、研究对象及研究内容等，选择最合适的资料收集方法，可以采用一种或多种方法互补开展资料收集，以获得真实、可靠、全面的资料。

（肖惠敏）

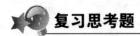

复习思考题　　　　　　　　　　　　　　　　　　　○ • •

1. 何为霍桑效应？在资料收集过程中如何避免产生霍桑效应？

2. 试述录像、照相机等媒体在观察法资料收集中的应用。

3. 分析访谈法收集资料的困难及对策。

4. 试述在问卷编制过程中如何确保问卷具有良好的性能？

第 九 章

资料整理与分析

情景导入

某护士为评价人生回顾干预对居家晚期癌症患者生存质量的影响，将接受居家安宁疗护的晚期癌症患者 80 名随机分成两组，对照组接受常规居家服务，实验组在常规居家服务的基础上接受人生回顾干预。在干预前后，分别采用晚期癌症患者生存质量量表对两组研究对象进行了评估，收集患者生存质量及基本资料。请问：护士应该如何整理收集的数据，可选择何种统计方法？

在资料收集后，应根据研究目的与设计要求，利用科学的方法，将原始数据按性质或数量特征，进行审核、补充、评价、分类与汇总，并计算有关指标和必要的统计学处理，结合专业知识对资料进行分析与推断，从而阐明事物内部的联系和规律性，作出恰如其分的结论。

第一节 资料整理

一、资料的分类

资料的整理与分析方法随着资料的类型而有所不同，甚至是针对特定数据类型而设计的。因此，正确区分资料的类型至关重要。护理研究和临床实践涉及的资料分为三种类型：

计量资料、计数资料和等级资料。

（一）计量资料

计量资料是定量测量的结果，与数字有关，数字本身的数值大小及数值间的相互差异也各有其意义。它可以是整数、小数，也可以是正数、负数，有明确的计量单位。计量资料分为连续性资料和间断性资料。

1. 连续性资料　只要理论上可以有小数点存在的数据，都可称为连续性资料，如血压、身高、体重等。

2. 间断性资料　凡是只可能有整数，不可能有小数点的资料，则称为间断性资料，如脉搏、白细胞数等。

（二）计数资料

计数资料是定性观察的结果，如性别、婚姻状况等。虽然在资料录入的过程中，研究者常会以数字输入（如1代表男性，2代表女性），但这些数字本身并无任何意义，输入其他数字对研究结果常没影响（如0代表男性，1代表女性）。计数资料的整理是根据研究目的将研究对象分组后，清点各组的个数。计数资料可分为二分类资料和多分类资料。

1. 二分类资料　二分类观察结果只有两种相互对立的属性，如"是"或"否"、"男性"或"女性"、"阳性"或"阴性"。

2. 多分类资料　多分类观察结果有两种以上互不包含的属性，如新生儿出生缺陷类型、老年人服药依从性差的原因等。

（三）等级资料

等级资料介于定量测量与定性观察之间的半定量观察结果，通常有两个以上的等级，如治愈、好转、有效、无效等。等级资料与计数资料的区别在于，等级资料虽然也是多分类资料，但各个类别间存在大小或程度上的差别。

二、资料整理的原则

资料整理旨在使原始资料围绕研究目的整理成能系统地说明问题的有序数据，以便采用恰当的统计方法进行分析。

1. 完整性原则　要检查调查资料是否按照提纲或表格的要求收集齐全或填写清楚，应该核实的问题和事项是否都已查询无漏，对调查中发现的线索、新问题是否都已进行了调查。

2. 标准性原则　要审查资料是否按规定进行收集，并判明它能否说明问题，对所研究的问题能否起到应有的作用。在较大规模的调查研究中，要注意调查对象的性质是否一致；所使用的计算方法、分组要求是否相同；是否按统一的规格和标准收集资料；对于需要相互比较的资料要审查其是否具有可比性等。

3. 真实性原则　要根据已有的经验和常识对收集的资料进行判断、辨别，一旦发现有疑问，就要再次根据事实进行核实，排除其中的虚假成分，保证资料的真实性。

4. 准确性原则　通过复核、计算机检查、逻辑检查等手段，对收集资料逐个逐项核实；对收集的统计图表进行重新计算、复核；对历史资料（如往年病历资料、各类常规报表等）要注意审查其可靠性。

5. 合理分类原则　根据研究目的与资料分析的要求，制订明确而详细的分类标准。不同类别间要互相排斥而不能重复或包含，类别间要有差别而同类资料应尽可能地保持同质性。

三、资料的审核

（一）资料审核

资料录入计算机前，要对数值及度量单位进行审核。资料审核的常用方法有以下几种。

1. 技术检查　检查资料收集方法、实验方法及操作规程等是否存在技术问题，以致影响资料的真实性与可靠性。

2. 对照核实　所有资料都要逐项检查，对关键性的、可疑的、填写不准确的资料，要再次对照客观事实进行调查、测量或检验，并予以纠正。

3. 缺漏检查　在资料收集过程中，应及时对逐项数据进行复核，检查资料是否齐全；在资料收集结束后，应再次认真检查是否存在缺项与漏项或某项目填写不完整。

4. 逻辑检查　对数据逐项进行复核，资料间相互矛盾的地方就可能存在错误。例如某研究对象性别为男性，而生育史中记载先兆流产 3 次，这显然存在逻辑错误。

（二）资料编码与输入

编码是将收集的计数或等级资料转换成适合计算机读取分析的数字符号的过程。例如，原始资料中"文化程度"是以圈选的"文盲"、"小学"、"中学"或"大学"来表达，不适用于计算机分析，可将其依次转换为"1"、"2"、"3"、"4"后再输入计算机，方便进一步分析，注意编码必须符合逻辑顺序。

1. 计量资料　可将相应的数据直接录入计算机。

2. 计数或等级资料　采用封闭式问题收集获得的资料已是录入电脑所需的数字码，如您的文化程度是：①文盲；②小学；③中学；④大学。对没有转换成相应编码的应转换成相应的编码后再录入。

3. 文字资料　采用开放性问卷或观察法收集资料，在收集时获得的资料文字描述，若需要统计分析，则须在资料收集后，先对文字资料进行分类、编码、再录入。分类时应彻底无漏且独立互斥，即每一个回答都有且只有一个类别可归；分类后每一类别赋予一个编码。

（三）计算机检查

1. 资料录入时检查　可通过设置某些变量的类型（数字型、字符型或日期型）、取值范围、有效数字位数及逻辑检查等方式，也可以通过双输入（例如应用 Epidata 软件）部分或全部数据来检查数据的录入质量。

2. 资料录入后检查　一方面可通过抽查部分调查表来了解输入质量；另一方面可通过统计软件做简单的统计描述，如进行频数分布分析、绘制散点图等，检查所有数值是否在容许范围之内，就可以发现异常值与异常点。此外，计算机也可以通过检查相关项目的数值之间是否存在不合理或逻辑错误来发现差错或异常。例如，某研究对象在吸烟史上填写从未吸过烟，而戒烟史上却记载戒烟 2 次，显然存在逻辑错误。

四、资料的分组与汇总

（一）设计整理表

整理表是按调查指标或分析要求而设计的，用于原始资料整理归组，为分析资料提供的过渡性表格。它表达资料的分布情况和内部结构，初步显示各项目之间的关系。对计量资料的整理常用频数分布表；对计数资料的整理常用列联表。

将观察数据分为若干组，每组的最低值称为该组的下限，最高值称为该组的上限。通常实际组限在每组中只包含下限而不包含上限，如表 9-1 中"90 ～"和"100 ～"，凡小于 100 而大于等于 90 者均应归入第一组，满 100 而小于 110 者则在第二组。相邻两组下限之差称为组距。相邻两组下限之和除以 2 称为组中值。本批数据最大值与最小值之差称为全距。同一批数据一般应取相同组距，其近似值为本批数据全距除以组数，得到该近似值后再结合实际情况对组距适当调整。相同结果出现的次数称为频数。

表 9-1　某医院 500 名患者收缩压（mmHg）的频数分布表

收缩压	组中值	频数	频率（%）
90 ～	95	20	4.00
100 ～	105	30	6.00
110 ～	115	90	18.00
120 ～	125	100	20.00
130 ～	135	90	18.00
140 ～	145	80	16.00
150 ～	155	50	10.00
160 ～ 170	165	40	8.00

（二）资料分组

资料经全面核查无误后，要根据要研究的问题，按某些本质特征重新排列，将资料进行分组。

1. 资料分组的方法

（1）质量分组法：指根据研究对象的某些特征进行分组，如按性别、文化程度、职业、疾病分类、病情轻重、护理级别等进行分组。

（2）数量分组法：指按照变量的数值大小进行分组，如按年龄、身高、体重、血压、白细胞数量等进行分组。

2. 资料分组的数目　分组数的多少取决于研究目的、资料性质和观察单位的多少。分组数不宜过多或过少。组数过多，分得太细，则各组的观察单位数就太少，不仅增加计算的工作量还导致数据的规律性不明确甚至在统计分析时缺乏合适方法；组数过少，分得太粗，则掩盖重要的本质特征，为了能够反映资料的分布特征，计量资料一般要求分 8 ～ 15 组。例如，在研究居民年龄死亡率时，不能以 0 ～ 18 岁为一组，因为这会掩盖婴幼儿和青少年死亡率的本质差别。在不太了解研究对象的变化规律时，分组应先细一些，必要时可以根据实际需要做适当的合并组；若一开始分组就很粗，当发现分组需要更细一些，就只能从头开始。

数量分组的界限要清楚，既不能包容，也不能留有空隙。例如：①10 岁以上、5 岁以下；②0~5，5~10……；这两种分组方法都是不正确的，第一种分组方法中间留有空隙，5~10 岁者不知到何组；第二种分组方法是分组界限不清，因为 5 放在哪组都不明确。正确的方法是 0~，5~，10~……，其中 0~，指从 0 起至不足 5 岁，以此类推。为了便于资料间的相互比较，必须注意采用国家统计局的规范或人们习惯的分组法。例如，在研究居民年龄死亡率时，年龄分组习惯上分为 0~，1~，5~，10~……每 5 岁或 10 岁为一组。

（三）资料汇总

通过审核的资料经合理分类后，可以采用手工和计算机两种方法汇总。资料汇总的组织方式最好是采用逐级集中汇总。

1. 手工方法　手工方法包括划记法和分卡法。划记法是将调查表中的同类资料逐个记入整理表中，记数方法常先用"正"字划记，然后计数。此法简便易行，适用于少量资料，但容易出错，应小心谨慎，至少应划两遍，无误差方可。分卡法是将原始调查卡片按分组项目分别归组（同类的标识归在一起），核对后清点各组卡片张数，就是该组的观察单位数，此法易于核对和检查错误。

2. 计算机方法　先将资料输入计算机，采用现有统计软件包或根据实际需要自行编写程序对数据进行管理与汇总，不仅准确率高，而且为进一步数据分析奠定了良好的基础。目前一般多采用该方法整理与汇总。

第二节　计量资料的统计分析

一、统 计 描 述

（一）均数与标准差

1. 算术均数　算术均数（mean）是描述一组计量正态分布资料平均水平或集中趋势最常用的特征指标，简称均数。其计算公式是：

$$\bar{x} = \frac{X_1 + X_2 + \cdots\cdots + X_n}{n} = \frac{\sum X}{n} \qquad 公式（9-1）$$

式中 X 是平均数；X_1、X_2……X_n 为实际测量值；n 为观察例数；$\sum$ 为求和符号。

当资料不呈正态分布，但呈对数正态分布（倍数或等比关系）时，如血清抗体滴度，此时应用几何均数（geometric mean，G）来反映其平均水平，其计算方法是：先将原始资料进行对数转换，然后按照均数的计算方法求得转换后资料的均数，再反对数即为几何均数。

2. 标准差　标准差（standard deviation）是描述一组计量正态分布资料的离散趋势（参差不齐的程度）的指标。其计算公式是：

$$s = \sqrt{\frac{\sum (x - \bar{x})}{n-1}} = \sqrt{\frac{\sum x^2 - \frac{(\sum x)^2}{n}}{n-1}} \qquad 公式（9-2）$$

式中 s 为标准差，$\bar{x}$ 为平均数，X 为实际测量值，n 为观察例数，$\sum$ 为求和符号，$n-1$ 为自由度 ν。

当比较的两组或多组资料其均数相差较大或度量衡单位不一样时，此时不能根据标准差的大小直接比较它们的变异程度大小，而应计算变异系数（coefficient of variation，CV）进行比较。

$$CV = \frac{s}{\bar{x}} \times 100\%$$ 公式（9-3）

（二）中位数与百分位数

1. 中位数　中位数（median）是 n 个变量值按大小顺序排列，位次居中的那个数值。当 n 为奇数时取位次居中的变量值，n 为偶数时取位次居中的两个变量值的均数。用于描述各种分布类型的计量资料，尤其是偏态分布资料和一端或两端无确切数值资料的平均水平。对于大样本资料或频数表资料按照百分位数的计算方法计算，中位数即 P_{50}。

2. 百分位数　百分位数（percentile）是一种位置指标，用 P_r 表示。其基本原理是，如果将原始数据按从小到大顺序排列，并将之分为 100 等份，每一等份含 1% 的观察单位，则任一百分点位置上的数就是百分位数。其计算公式是：

$$P_r = L + \frac{i}{f}(n \times r\% - C)$$ 公式（9-4）

式中 P_r 即第 r 百分位数，L 为第 r 百分位数所在组的下限，i 为第 r 百分位数所在组的组距，f 为第 r 百分位数所在组的频数，n 为观察例数，C 为第 r 百分位数所在组前一组的累积频数。

3. 四分位数间距　四分位数间距（quartile）即 $P_{25} \sim P_{75}$ 之间的距离，主要用来反映偏态分布资料的离散水平。

二、统 计 推 断

（一）概述

1. 标准误　由于抽样而造成的，使来自同一总体的各样本均数（$\bar{x}$）与总体均数（μ）存在差异，这种差异称为均数的抽样误差（sampling error），即标准误。标准误（standard error）是表示抽样误差大小的指标。其计算公式是：

$$\sigma_{\bar{x}} = \frac{\sigma}{\sqrt{n}}$$ 公式（9-5）

式中 $\sigma_{\bar{x}}$ 为标准误，σ 为总体标准差，n 为样本例数。

标准误取决于两个因素：①个体差异，即标准差的大小。标准差越大，标准误越大；如果总体中各测量值都是一模一样时，标准差为 0，此时标准误为 0。②样本含量，样本含量越大，标准误越小；如果样本含量与总体数目一样时，样本就是总体，此时不存在抽样误差。在实际研究工作中，总体标准差 σ 是未知的，只能用样本标准差 s 替代未知的总体标准差 σ。

2. 总体均数的估计　通过样本数据统计得到样本均数不是研究的目的，研究的目的是掌握总体均数。由于抽样误差的影响，应采用下列公式来推断总体均数。

$$\bar{x} \pm t_{0.05(v)} S_{\bar{x}} \qquad\qquad 公式（9-6）$$

式中$\bar{x}$为样本均数；$S_{\bar{x}}$为标准误；$t_{0.05(v)}$为t界值；可根据自由度的大小查t界值表得到。

3. **显著性检验** 显著性检验亦称假设检验，其基本思想：由样本所提供的信息存在抽样误差，所以在向总体推论时应做显著性检验，通过显著性检验获得一个用于判断抽样误差大小的概率（P），在一定的检验水准（α）的基础上，对研究结果作出正确的结论。

如做两样本均数比较时，当判断结果是"差别无显著性"时，意味着两样本均数的差别由抽样误差所致的概率$P > α$，在α水准上，不能认为两总体均数不一样，结论是还不能认为两种处理方法的效果不一样。当判断结果是"差别有显著性"或"差别有高度显著性"时，意味着两样本均数的差别由抽样误差引起的概率$P < α$，在α水准上，认为两总体均数不一样，结论是两种处理方法的效果不一样。

（二）t检验

1. **样本均数与已知总体均数比较的t检验** 对于未知正态总体的样本均数与已知总体均数的比较采用单样本均数比较的t检验。其计算公式是：

$$t = \frac{\bar{x} - \mu_0}{S_{\bar{x}1}} \qquad\qquad 公式（9-7）$$

2. **两样本均数比较的t检验** 对于完全随机设计的两组计量正态分布资料且两组的总体方差相等，采用两样本均数比较的显著性检验，称为两组独立样本资料的t检验。其计算公式是：

$$t = \frac{\bar{x}_1 - \bar{x}_2}{S_{\bar{x}1 - \bar{x}2}} \qquad\qquad 公式（9-8）$$

式中$\bar{x}_1$、$\bar{x}_2$分别为两组的均数，$S_{\bar{x}1 - \bar{x}2}$为差数标准误。

3. **配对计量资料均数比较的t检验** 在护理研究工作中，经常采用配对的方法设置相互比较的两个组，由此所得到的资料称为配对资料。配对方法主要有下列两种：一是自身前后配对，即同一个体做两次处理，如治疗前检测某一指标，治疗后再检测该指标，再做治疗前后的比较；一是异体配对，根据配对条件，例如按同性别、同年龄组、疾病类型相同、病情轻重程度相近等选择对象作为对照，然后一一对应进行比较。其计算公式是：

$$t = \frac{\bar{x}_d}{S_{\bar{d}}} \qquad\qquad 公式（9-9）$$

式中$\bar{x}_d$为对子差值的均数，$S_{\bar{d}}$为对子差值的标准误。

4. **应用t检验的注意事项**

（1）遵循随机抽样原则：显著性检验着眼于抽样误差的研究，为了正确估计抽样误差的大小，判断个体差异的影响程度，在护理研究中，必须严格遵循随机抽样的原则。如果样本的选择是随意的，或经过刻意挑选的，那么将无法使用公式正确估计抽样误差，这样采用显著性检验只是流于一种形式，实际上达不到科学推断的目的。

（2）正确判断单双侧检验：大多数情况下，t检验使用双侧检验，即进行甲乙两组比较时，甲组既可能高于乙组，也可能低于乙组。如果结合专业知识可以认定甲组不可能低于乙组，或者甲组不可能高于等于乙组时，则可采用单侧检验。单侧检验效率更高，即获得差别有显著性的可能性更大。

（3）正确理解"差别有显著性意义"的含义：关于判断结果中所提到的"差别有显著

性"，这是一个统计学专用术语，不可理解成均数差别程度的大小。应当弄清以下三个概念。首先，样本均数差别大小，并不是最终决定判断结果差别是否有显著性意义；其次，所谓"显著性意义"实际上只是指"统计学意义"。再次，由于始终不知道总体均数到底是多少，故根据显著性检验结果下结论时，只能说总体均数不同或还不能认为不同，一般不可加上"有显著差别"或"差别很显著"之类的词句。

（4）根据专业知识慎重地下结论：t 检验是一种统计推断方法，有助于正确理解数据内涵并从中得出正确的结论，但必须结合专业知识而不能盲从显著性检验结果下结论。在显著性检验中，存在第一类错误和第二类错误，前者指检验假设是正确的而被人们拒绝，错误地得出有差别的结论；后者指检验假设是不正确的而被人们不拒绝，错误地得出无差别的结论。因此，应该正确理解统计推断方法，并根据专业知识慎重下结论。

（5）正确选择 t 检验方法：非配对资料误用配对 t 检验是错误的；配对资料误用两组资料 t 检验，虽无大的错误，但损失了配对研究设计中所固有的内在信息，将导致检验效率下降。

（6）t 检验的局限性：t 检验只适用于两组资料的比较，当遇到 3 组及 3 组以上的计量正态分布资料相互比较时，切不可进行两两组合的 t 检验，这将造成第一类错误大幅度增加。对于多组资料均数差别的显著性检验，应该使用方差分析。

（三）方差分析

方差分析（analysis of variance，ANOVA）又称为 F 检验，其基本原理：测量所得的全部观察值之间存在变异（总变异），根据实验设计的类型不同，将总变异及其自由度分解为两个或多个部分，除随机误差引起的变异外，每个部分的变异可由某个因素的作用（或某几个因素的交互作用）加以解释，通过比较不同变异来源的均方（变异与其自由度的比值），借助 F 分布作出统计推断，从而推论出各种研究因素对实验结果是否有影响。如单因素方差分析，组间变异由处理因素的作用加以解释（即不同处理组间效应存在的差别），如果组间均方与组内误差均方相当或比误差均方更小，两者的比值 F 小于 $F_{\alpha(\nu1, \nu2)}$，则说明组间的差异是抽样误差所致，还不能认为各组间有差异；如果组间均方比组内误差均方大，两者的比值 F 大于 $F_{\alpha(\nu1, \nu2)}$，则说明组间变异是由不同组处理的效应不同引起的，各组所代表的总体均数有差别。

方差分析虽然可以进行多个样本均数的比较，但由 F 值推断的结果只能提示多个总体均数不同或不全相同（多个总体均数中至少有两个不同），并不能揭示每两个总体均数之间是否不同。因此，若方差分析结果有统计学意义，还要进一步做均数间的多重比较，明确每两个组总体均数的差异是否有统计学意义。方差分析是应用最广的假设检验方法，具体内容参见相关医学统计学书籍。

第三节　计数资料的统计分析

一、统　计　描　述

（一）相对数的概念

计数资料在未经任何处理之前，称之为绝对数（absolute data）。相对数（relative data）

是两个相互关联的绝对数之比。相对数的最重要用途是进行相互间有关程度、比重、比例、频率等的比较。

（二）常用相对数

1. 率（rate）　是表示某现象发生的频率或强度的指标，亦称强度相对数。其计算公式是：

$$率 = \frac{某时期内发生某现象的观察单位数}{同期内可能发生某现象的观察单位总数} \times 比列基数 \qquad 公式（9-10）$$

2. 构成比（proportion）　是用于表示事物内部某一组分的个体数与该事物各部分个体数的总和之比，用来说明各构成部分在总体中所占比重或分布，亦称结构相对数，各组分的构成比之和必然等于100%。其计算公式是：

$$构成比 = \frac{某一组成部分的观察单位数}{同一事物各组成部分的观察单位总数} \times 100\% \qquad 公式（9-11）$$

3. 相对比（ratio）　是两个相关联指标之比，简称比。它说明甲指标是乙指标的倍数或百分之几。其计算公式是：

$$率 = \frac{甲指标}{乙指标} \times 100\% \qquad 公式（9-12）$$

【例9-1】　某市胃癌患病情况（表9-2），试运用相对数描述该市人群胃癌患病情况。

表9-2　某市胃癌患病情况分析

年龄组 （1）	人口数 （2）	胃癌患者例数 （3）	构成比（%） （4）	胃癌患病率（1/10万） （5）	相对比 （6）
0 ～	182 920	4	1.03	2.19	–
20 ～	246 639	89	22.94	36.09	16.50
40 ～	228 161	168	43.30	73.63	33.67
60 ～	119 370	127	32.73	106.39	48.65
合计	777 090	388	100.00	49.93	–

上表中（1）为分组要求，（2）、（3）栏为绝对数，（4）为构成比指标，（5）为率指标，（6）为相对比指标

（三）应用相对数的注意事项

1. 观察例数应当足够大　计算相对数时，保持足够大的分母是十分必要的，否则将引起误解或错误。观察例数需要多少取决于两个因素。一是现象发生的容易程度，如常见病，需要观察的例数就越少；越不容易发生的现象，如少见疾病，需要观察的例数就越多。二是观测误差的大小，误差大的，例数应多；误差小的，例数则少。

2. 正确计算合计率（平均率）　由于分组率的分子和分母存在对应关系，所以由分组率求合计率时，不能简单地将分组率相加后除以组数求平均，而必须将各分组率的分子和各分组率的分母分别相加后，再相除求合计率。

3. 不能用构成比代替率　正确理解率与构成比的含义，构成比是用以说明事物内部某种构成所占比重或分布，并不说明某现象发生的频率或强度，在实际工作中经常会出现将构成

比按率的概率去解释地错误。对二者难于区分时，一个有效的方法是将率的分子和分母按对应关系列出来，便于理解和下结论。

4. 率的比较必须有可比性

（1）观察对象是否同质、研究方法是否相同、观察时间是否相等，以及地区、周围环境、风俗习惯和经济条件是否一致或相近等。

（2）观察对象内部结构是否相同：某因素在被比较的两组的构成比例不同，并且该因素又能影响总率（合计率）的大小，此时需要对两组的该因素构成进行标化后再比较，或者只对各小组的率做比较。如比较甲乙两县食管癌死亡率，甲乙两县各年龄的构成不同，可以分别同年龄别的小组率比较或对总率进行年龄标化后再比较。注意标化率纯粹是为了进行相互间的比较的一种相对水平，并不是率的实际值。

5. 样本率（构成比）存在抽样误差　只要是针对样本的研究，就存在抽样误差的问题。因此，当从样本率推论到总体率时，要考虑抽样误差的影响，要采用相应的统计方法解决。

二、统 计 推 断

（一）总体率的推断

1. 率的抽样误差　研究样本率时应考虑抽样误差的影响，率的抽样误差亦用标准误衡量。其计算公式是：

$$\sigma_p = \sqrt{\frac{\pi(1-\pi)}{n}} \qquad \text{公式（9-13）}$$

式中 π 为总体率，n 为抽样例数。π 一般是无法得知的，常用样本率 p 来替代，于是，得到标准误的估计公式为：

$$S_p = \sqrt{\frac{P(1-P)}{n}} \qquad \text{公式（9-14）}$$

2. 总体率的估计　可以用抽样研究得到的样本率来推断总体率。当服从正态分布 $[n \geq 50，nP$ 或 $n(1-P) \geq 5，P$ 或 $1-P$ 不接近 0 或 $100\%]$ 时，π 的可信区间可按下式计算。

$$P \pm Z_\alpha S_p \qquad \text{公式（9-15）}$$

当不服从正态分布时，就不能按上式计算，详细请参照医学统计学书籍。

（二）卡方（χ^2）检验

1. 四格表资料 χ^2 检验　当需要进行两个样本率比较，推断其所代表的总体率是否有差别时，可采用一般四格表的 χ^2 检验。

【例9-2】　为了观察鼻饲管留置与否同患者医院内下呼吸道感染的关系，某护士选择 100 名患者随机分为实验组与对照组各 50 例，实验组每次进食前临时插鼻饲管，进食完毕拔除；对照组第一次插入后留置供每次进食使用。实验组与对照组发生医院内下呼吸道感染分别为 20 例和 40 例。试问留置鼻饲管与患者医院内下呼吸道感染有无关系。将留置鼻饲管与患者医院内下呼吸道感染的关系整理成如下四格表（表9-3）。

表9-3　鼻饲管留置对患者院内下呼吸道感染的影响

组别	感染人数	未感染人数	小计	感染率（%）
对照组	a 40（30）	b 10（20）	（$a+b$）50	80.0
实验组	c 20（30）	d 30（20）	（$c+d$）50	40.0
小计	（$a+c$）60	（$b+d$）40	（n）100	60.0

在四格表的四格子内的数据 a、b、c、d 为实际频数，用 A 表示；根据实际频数可计算出其相应的理论频数，用 T 表示，（表9-3中括号内数据所示），其含义是在两组患者院内下呼吸道感染率均等于60.0%的情况下，各组理论上有多少个感染人数和未感染人数，其计算公式如下：

$$T_{R.C} = \frac{n_R \times n_C}{n}$$ 公式（9-16）

$T_{R.C}$ 为第 R 行第 C 列的理论频数，n_R 为相应行的合计，n_C 为相应列的合计，n 为总例数。

（1）当 $n \geq 40$ 且 $T \geq 5$ 时，用四格表 χ^2 检验或 Fisher 精确概率法。

$$\chi^2 = \frac{(ad-bc)^2 n}{(a+b)(a+c)(b+d)(c+d)}$$ 公式（9-17）

（2）当 $n \geq 40$ 但有 $1 \leq T < 5$ 时，用校正四格表 χ^2 检验或 Fisher 精确概率法：

$$\chi^2 = \frac{(|ad-bc|-n/2)^2 n}{(a+b)(a+c)(b+d)(c+d)}$$ 公式（9-18）

（3）当 $n < 40$ 或 $T < 1$ 时，不能用四格表 χ^2 检验，应采用 Fisher 精确概率法（可用统计分析软件进行计算）。

2. 配对四格表资料的 χ^2 检验　配对设计的计数资料必须采用配对 χ^2 检验。配对设计资料必须列成表9-4形式：

表9-4　甲、乙两方法检测结果

方法		乙方法		小计
		+	−	
甲方法	+	a	b	（$a+b$）
	−	c	d	（$c+d$）
小计		（$a+c$）	（$b+d$）	（n）

（1）若（$b+c$）≥ 40，用以下公式：

$$\chi^2 = \frac{(b-c)^2}{b+c}$$ 公式（9-19）

（2）若（$b+c$）< 40，用以下公式：

$$\chi^2 = \frac{(|b-c|-1)^2}{b+c}$$ 公式（9-20）

3. 行×列（$R \times C$）表资料的 χ^2 检验　多个样本率或两个（或多个）构成比的比较，可采用行×列（$R \times C$）表 χ^2 检验。

$$\chi^2 = n\left(\sum \frac{A^2}{n_R n_C} - 1\right)$$ 公式（9-21）

4. 注意事项

（1）行×列表 χ^2 检验要求 $1 \leqslant T < 5$ 的个数不能超过总个数的 $1/5$，或者 $T < 1$ 的个数不能超过 1 个。如果没有达到以上条件，可采用：①扩大观察例数，继续观察；②将理论数较小的行或列进行合理的合并；③改用其他方法。

（2）若分组变量无序，指标变量有序（等级资料）如 −、+、＋＋、＋＋＋，或 Ⅰ、Ⅱ、Ⅲ、Ⅳ 等，行×列表 χ^2 检验缺乏敏感性，应采用秩和检验。

（3）当行×列表 χ^2 检验的判断结果表明 $P < \alpha$ 时，其结论是"各样本率所代表的总体率之间不全相同"，即只能断定其中至少有两个总体率是不同的。若想知道每两个总体率之间是否不同，则需进一步进行多重比较，如 χ^2 分割法等。

第四节　等级资料的统计分析

等级资料的统计描述与计数资料相似，本节不阐述。等级资料的统计推断采用非参数检验。在统计推断中，凡是以样本来自已知分布（如正态分布）的总体为假设基础，对总体参数（如总体均数）进行检验的方法，称为参数检验（parametric test）。不依赖于总体具体分布形式，直接对总体的分布做假设检验的一类方法，称为非参数检验（nonparametric test），又称为任意分布检验。对总体的分布不易确定，或分布呈明显偏峰现象而又无适当的方法转换为正态分布的资料需用非参数检验。非参数统计的主要优点是：①不受总体分布的限制，适用范围广；②对某些指标不便准确测定，只能以严重程度、优劣等级、次序先后等做记录的资料也可应用。主要缺点：第二类错误大，检验效能低。对适合参数检验的资料，如用非参数检验，会损失部分信息，导致检验的功效下降。

根据科研设计类型不同，可选用不同的非参数检验方法：①两独立样本比较，采用 Wilcoxon 秩和检验（Wilcoxon rank sum test）或 Mann-Whitney U 检验；②配对设计比较，采用 Wilcoxon 符号秩和检验（Wilcoxon signed rank test）；③多个独立样本比较，采用 Kruskal-Wallis H 秩和检验。

不同类型资料统计描述的常用指标与常见统计推断的常用方法，见表 9-5 和表 9-6。

表 9-5　不同类型资料统计描述的常用指标

资料类型	描述目的	描述指标	应用条件
计量资料	集中趋势	算数均数	正态分布
		几何均数	对数正态分布
		中位数	其他分布
	离散程度	标准差	均数相差较小且单位相同时的比较
		变异系数	均数相差较大或单位不同时的比较
计数资料	比重（比例）	构成比	
	强度（程度）	率	
	关联程度	相对比	
	发展（变化）趋势	定基比或环比	

续表

资料类型	描述目的	描述指标	应用条件
等级资料	组成或比重	构成比	
	频率或强度	率或平均得分	

表9-6　不同类型资料统计推断的常用方法

类型	分析目的	假设检验方法	应用条件
计量资料	样本与总体的比较	t检验	例数较小，资料呈正态分布
		符号秩和检验	资料不呈正态分布
	两组资料的比较（完全随机设计）	成组设计的t检验	例数较小，资料呈正态分布且方差齐性
		成组设计的秩和检验	例数较小且资料呈非正态分布或方差不齐
		成组设计的t'检验	例数较小且资料呈非正态分布或方差不齐
		成组设计的秩和检验	例数较小且资料呈非正态分布或方差不齐
	配对资料的比较（配对设计）	配对设计的t检验	差值呈正态分布
		配对设计的秩和检验	差值呈非正态分布
	多组资料的比较	成组设计的方差分析	各组资料呈正态分布且方差齐性
		成组设计的秩和检验	各组资料呈非正态分布或方差不齐
	配伍资料的比较（配伍设计）	配伍设计的方差分析	各组均数正态分布且方差齐性
		配伍设计的秩和检验	各组资料呈非正态分布或方差不齐
计数资料	两个率或构成比的比较（完全随机设计）	四格表χ^2检验	$n \geq 40$ 且 $T \geq 5$
		校正四格表χ^2检验	$n \geq 40$ 但有 $1 \leq T < 5$
		四格表精确概率法	$n < 40$ 或 $T < 1$
	配对四格表比较（配对设计）	配对χ^2检验	$b + c \geq 40$
		校正配对χ^2检验	$b + c < 40$
	多个率或构成比的比较（完全随机设计）	行×列表χ^2检验	全部格子 $T \geq 5$ 或少于1/5的格子 $1 \leq T < 5$
		行×列表的确切概率法	有 $T < 1$ 的格子 或多于1/5的格子 $1 \leq T < 5$
等级资料	两组资料的比较（完全随机设计）	两组比较的秩和检验	
	多组资料的比较（完全随机设计）	多组比较的秩和检验	
	配对设计	符号秩和检验	
	配伍设计	配伍设计的秩和检验	

第五节 统计表和统计图

一、统计表绘制

（一）统计表绘制原则

将统计分析的事物及其指标用表格的形式列出，即为统计表。合理的统计表可将统计数据和分析结果简明、正确、直观地表达出来，既可避免冗长的文字叙述，又可使数据条理化、系统化，便于理解、分析和比较。制作规范的统计表需要遵循一定的原则。

1. 标题　标题位于统计表的上端，应概括说明表的内容，并注明时间和地点。

2. 标目　标目分为横标目与纵标目。横标目在统计表的左侧，具有主语的含义；纵标目在统计表的上方，具有谓语和宾语的含义。横标目的内容与纵标目的内容不可颠倒。

3. 线条　规范的统计表采用"三线表"形式，只有三条横线，没有纵线或斜线。标题与纵标目之间为表的顶线，纵标目下面是纵标目线，表的底端为底线。有时为了便于阅读，也可加一条不出头的合计线。

4. 数字　一律使用阿拉伯数字，同一指标的小数位数一致，并保持小数点位置对齐。统计表中不留空格，无数字时用"－"表示，这与"0"是不同的含义。

5. 备注　统计表中除标目之外，不得使用文字，需要特别说明的可用"＊"等标引，具体内容写在统计表的下面。

（二）统计表的应用

统计表分为简单表与组合表。简单表是按一种特征分类的统计表，见表9-7。组合表是将两种或两种以上的特征结合起来作为分组标志的统计表，见表9-8。

表9-7　引文的来源构成

引文来源	篇数	构成（%）
期刊	221	55.95
书籍	162	41.01
内部资料	12	3.04
合计	395	100.00

表9-8　某地某年男女学生视力减退情况

年级	男			女		
	调查人数	视力减退人数	减退率（%）	调查人数	视力减退人数	减退率（%）
小学生	100	12	12.0	100	8	8.0
中学生	200	60	30.0	160	40	25.0
合　计	300	72	24.0	260	48	18.5

二、统计图绘制

（一）统计图绘制原则

统计图：利用直条的长短、线段的升降、面积的大小、点点位置等几何图形来表达统计资料的一种形式，它能将研究对象的特征、内部构成、相互关系、对比情况、频数分布等情况，形象、生动、直观地表达出来，易于读者比较和理解。在医学研究中，由于统计图往往不能精确地显示数字大小，所以经常与统计表一起使用。绘制统计图需要遵循以下原则：

1. 依照分析的目的和资料的类型，正确选用合适的统计图。统计图的选用思路如下：

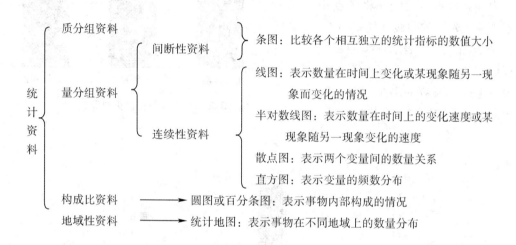

2. 标题　每个图都应有标题。标题要简明确切，通常包括内容、时间和地点。其位置在图域之外，一般放在图域的下面，其左侧加图号。

3. 图域（制图空间）　图域的长宽之比一般以 7∶5 或 5∶7 为美观，但圆图除外。

4. 标目　纵横两轴应有标目，即纵标目和横标目，分别表示纵轴和横轴数字刻度的含义，一般有度量衡单位。

5. 尺度（刻度）　纵横两轴都有尺度，横轴尺度自左至右，纵轴尺度自下而上，数值一律由小而大，对于均数标准差图、直条图和直方图，纵轴的起点必须为 0；用算术尺度时，等长的距离应代表相等的数量。

6. 图例　说明统计图中各种图形所代表的事物。当图中用不同线条或颜色来表示不同事物和对象时，需用图例加以说明。图例通常可放在图的右上角空隙处或右侧，或下方中间位置。

（二）常见统计图

1. 圆图　用圆内各扇形面积所占百分比来表示各部分所占的构成比例。绘制方法：以一个圆 360° 表示 100%，3.6° 为 1%；以时钟 12 时处为起点，按顺时针方向旋转，以扇面的大小代表构成比的大小，见图 9-1。

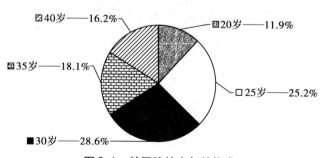

图 9-1　某医院护士年龄构成

2. 直条图 用等宽直条表示相互独立的指标，直条长短表示指标的大小，绘制方法：纵轴的起点必须为 0，否则将严重影响直条之间的固有比例；直条应按从高到低的顺序排列，复式直条图中，其他组的直条排列顺序应以第一组直条的顺序为准；各直条的宽度应一致，直条间隙的宽度与直条相同或为直条宽度的一半。有单式直条图（图9-2）和复式直条图（图9-3）之分。

3. 线图 以线段的上升或下降来表示事物在时间上的发展变化或一种现象随另一种现象变迁的情况，适用于连续性资料。绘制方法：纵轴的起点不一定为 0；取点位置应在横轴上各组的中间；取点后用线段将各点相连，不必绘成光滑的曲线，见图9-4。

4. 直方图 用于表示连续型数值变量资料的频率分布，是以各直方面积代表各组段的频数的多少，面积的总和相当于各组频数之和（图9-5）。

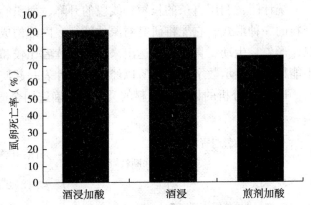

图9-2 不同剂型百部灭虱卵效果

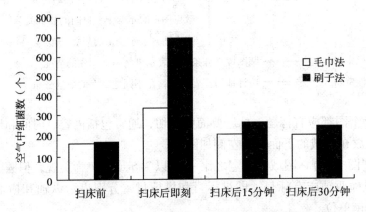

图9-3 两种方法扫床前后空气中菌落培养数

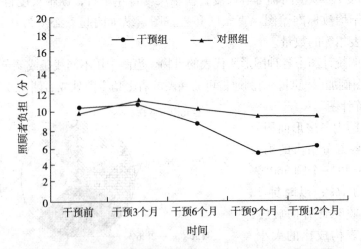

图9-4 干预组与对照组在干预前后照顾者负担的变化情况

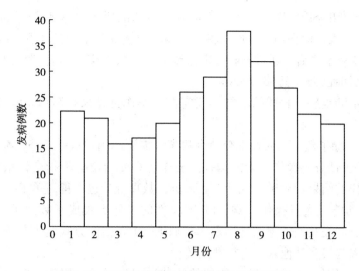

图 9-5　某年某单位各月份某病发生的病例分布

5. 散点图　是以点的密集程度和趋势来表示两个变量间的相互关系，如用于反映肺活量与体重的关系，肺癌与吸烟的关系等（图 9-6）。

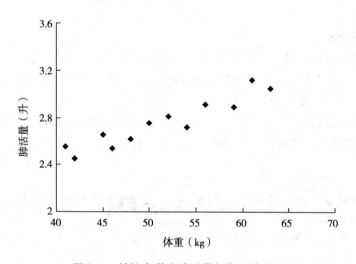

图 9-6　某校大学生肺活量与体重的关系

第六节　计算机统计软件 SPSS 在护理研究中的应用

一、SPSS 概述

社会科学统计软件（Statistics Package for Social Science，SPSS）是国际上流行的权威性统计分析软件之一。SPSS 软件于 1968 年由美国斯坦福大学三位不同专业的研究生研发。

1984 年 SPSS 公司推出 SPSS 软件用于个人电脑，最初的版本是基于 DOS 环境的。SPSS/PC for DOS 虽然功能强大，但在用户界面，输入、输出环境等并不十分理想。1992 年 SPSS 公司推出 Windows 4.0 版本之后，通过不断升级操作平台、数据交换与管理功能、输出结果和统计分析功能等，目前已升级至 18.0 版本。

随着版面的不断更新，软件的功能不断完善，操作也越来越简单。SPSS for Windows 具有下列特点：

1. 操作简便　除了数据录入及部分命令程序等需要使用键盘键入外，都可通过点击鼠标来完成 SPSS 软件统计分析操作，无需编程。操作者只要给出分析指令，系统便自动进行数据处理，获得相应的结果。对于非统计专业人员，数理统计也变得简单了。

2. 数据管理功能强大且操作直观　SPSS 软件的界面上集成了数据录入、转换、检索、统计分析、作图、制表及编辑等功能，采用类似 Excel 表格的方式输入与管理数据，数据接口较为通用，可以与很多其他软件进行数据传输。

3. 统计分析方法比较全面　SPSS 软件的统计过程包括了常用的、较为成熟的统计分析方法，提供了从简单的描述统计到复杂的多因素统计分析方法。

二、SPSS 数据文件的建立

（一）启动 SPSS

启动 SPSS 的方法有 3 种：①双击桌面上的 SPSS 快捷方式图标；②在计算机的桌面左下角处单击"开始"→"程序"→"SPSS for Windows"；③打开某个 SPSS 的数据文件亦可打开。在 SPSS 过程中，一次只能打开和显示一个数据文件。

SPSS for Windows 启动后，在屏幕上显示的主画面即为数据编辑窗（Data Editor）。在数据编辑窗中，有标题栏、菜单栏、工具栏、状态栏和数据窗口及变量窗口，见图 9-7。

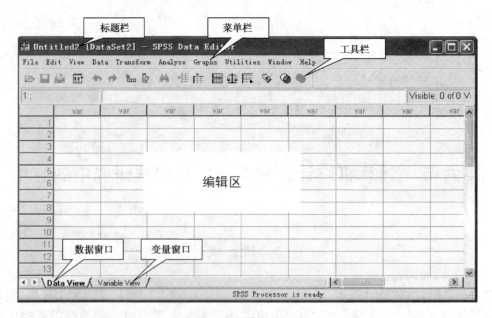

图 9-7　SPSS 主界面

1. 标题栏 位于窗口顶部，左边为控制菜单图标和窗口名称，右边为窗口控制按钮，可最小化、最大化或关闭数据库。

2. 菜单栏 标题栏下面是一行由 10 个菜单项组成的菜单栏。每个菜单都包括一系列功能，用鼠标单击菜单名，将下拉展开相应的菜单。各菜单的主要功能见表9-9。

表 9-9 SPSS 主界面中主菜单的含义及主要功能

菜单	含义	主要功能
File	文件操作	新建 5 种窗口，文件的打开、保存、另存、读取数据库数据、ASC 码数据、显示数据文件信息、打印等功能
Edit	数据编辑	撤销/恢复、剪切、复制、粘贴、清除、查找及定义系统参数
View	视图	状态栏、工具栏、表格线的显示或隐藏、字体设置、值标签/变量值显示切换
Data	数据库处理	定义变量、日期、模板，插入变量、观测量：对观测量定位、排序，对数据文件拆分、合并组合，对观测量选择、加权、正交设计
Transform	变量变换	计算新变量、随机数设置、计数、重编码、自动重编码、排秩建立时间序列、重置缺失值
Analyze	统计分析	概括描述、自定义表格、均值比较、一般线性模型（方差分析）相关、回归、对数回归、聚类与判别、数据简化（因子、对应等）、标度、非参数检验、时间序列、生存分析、多元响应、缺失值分析
Graphs	建立与编辑统计图表	统计图概览、交互作图方式及概览中所列的各种统计图的建立与编辑
Utilities	实用程序	变量列表、文件信息、定义与使用集合、自动到新观测量、运行稿本文件、菜单编辑器
Add-ons	程序加载项目	程序应用、程序服务、可编程延迟等
Window	窗口控制	所有窗口最小化、激活窗口表列
Help	帮助	主题、培训、SPSS 主页、语句指南、统计学指导、问我、关于本软件协议

3. 工具栏 菜单栏下面设有工具栏，把一些常用的命令以图标按钮的形式呈现，方便操作者使用。各图标按钮的功能，见图9-8。

4. 状态栏 状态栏位于窗口的底部，显示 SPSS 工作的当前状态。当执行 Analyze 菜单项中过程时，状态栏中显示正在执行的相应分析名称。若显示 "SPSS Processor is ready"，表示 SPSS 运行正常，若显示 "SPSS Processor is unavailable"，表示 SPSS 不能正常运行，需要重新安装。

5. 数据窗口 数据窗口用于数据输入、编辑、显示，见图9-9。窗口是一个可扩展的平面二维表格，表格的顶部为变量名，表格的左边是观察单位序号。一个变量名和一个观察单

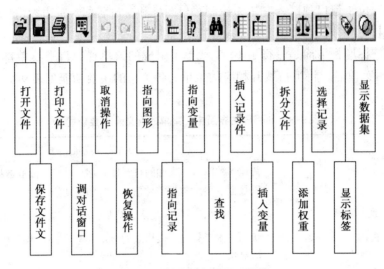

图 9-8 SPSS 主界面工具栏

位序号就对应了二维表格中的一个单元格。窗口的工具栏下面有一个条形栏，它的左边为窗口状态栏，显示输入数据的记录号和变量名，右边为输入数据栏，显示从键盘输入的变量值。

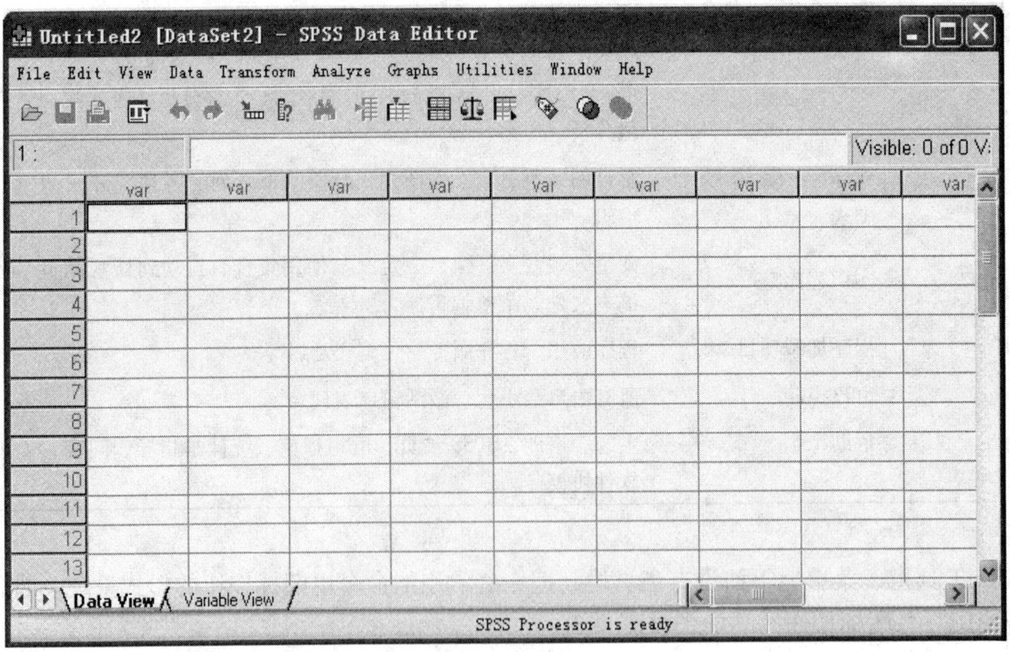

图 9-9 SPSS 数据窗口

6. 变量窗口 变量窗口用于定义、显示变量和编辑变量特征，见图 9-10。窗口中有一个平面二维表格，表格的顶部为变量特征，表格的左侧是变量序号，一行可定义一个变量。定义变量内容及在数据录入时的运用，见表 9-10。

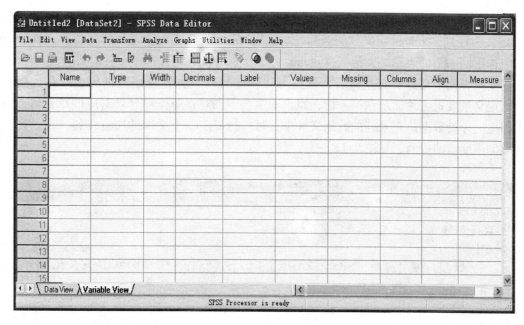

图 9-10 SPSS 变量窗口

表 9-10 SPSS 变量界面中各字段的含义

英文	中文	解释
Name	变量名	可用中文、英文
Type	变量类型	包括数值型（Numeric）、字符型（String）等
Width	变量宽度	决定录入数据的最多位数
Decimals	保留小数位	决定录入数据小数点后的位数
Label	变量标签	解释变量名所代表的意思
Values	变量值标签	解释录入数据的含义
Missing	缺失值	定义缺失值的输入方式
Column	变量显示宽度	研究者可根据实际变量宽度进行调整
Align	变量对齐方式	包括左对齐、右对齐、居中对齐

（二）数据录入

启动 SPSS 后，首先点击"Variable View"标签，进入变量界面，将原始资料中的各个变量名称依次输入变量界面，同时定义变量及其属性。以本章情景导入的案例为例，护士需要建立晚期癌症患者在人生回顾干预前后的生存质量数据库，录入的数据变量包括：年龄、性别、文化程度、婚姻、主要照顾者、体能得分（KPS）、组别、干预前生存质量得分、干预后生存质量得分等。下列以录入年龄与性别两个变量的数据，分别说明计量资料与计数资料的录入方法。

在录入年龄的原始数据前，须在变量界面上对年龄变量进行定义，其中 Name 定义为"年龄"，Type 选择 Numeric，Width 定义为 8，Decimals 定义为 2，Label 定义为年龄（周岁），Missing 以 99 表示，Column 可选择 8，Align 可选择任一种对齐方式。

当录入性别原始数据的，Name 定义为“性别”，Type 选择 String，Width 定义为 8，Label定义为性别，Values 定义“男 =1，女 =2”，Missing 以 1 与 2 以外的任意数（在一个数据库中选用同一个值表示缺失值），Column 可选择 8，Align 可选择任一种对齐方式。

在变量界面定义好所有变量后，可点击“Data View”标签返回数据界面。在数据界面上，已定义的变量名称显示在第一行，点击变量名下和观察单位序号就对应的单元格，即可录入相应的原始数据。在录好的数据文件中，每一行显示一个案例的所有资料，每一列显示所有案例该变量的资料，见图 9-11。

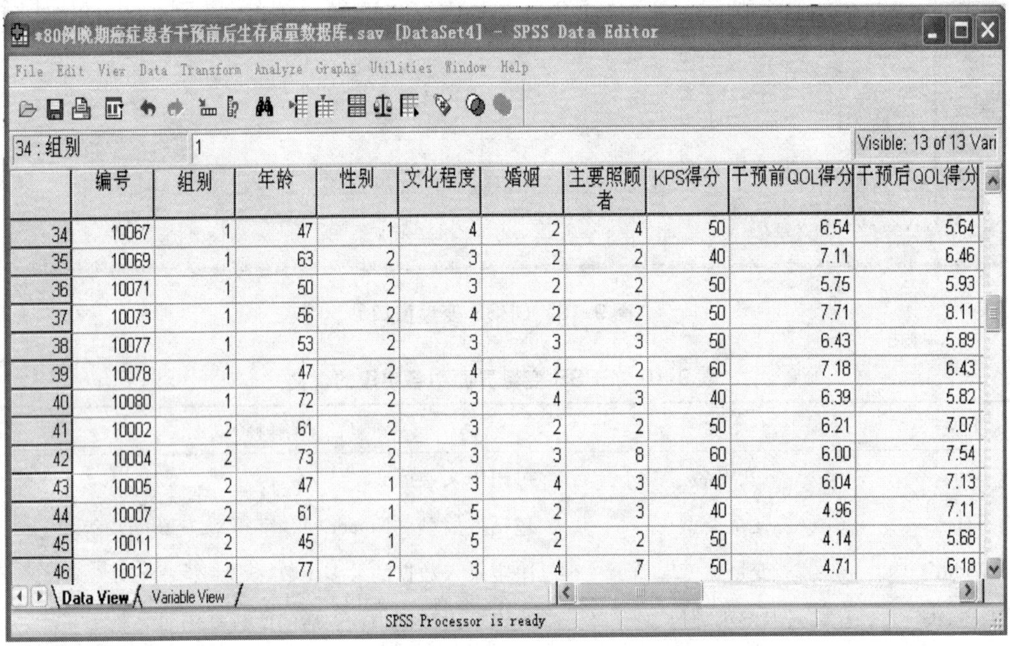

	编号	组别	年龄	性别	文化程度	婚姻	主要照顾者	KPS得分	干预前QOL得分	干预后QOL得分
34	10067	1	47	1	4	2	4	50	6.54	5.64
35	10069	1	63	2	3	2	2	40	7.11	6.46
36	10071	1	50	2	3	2	2	50	5.75	5.93
37	10073	1	56	2	4	2	2	50	7.71	8.11
38	10077	1	53	2	3	3	3	50	6.43	5.89
39	10078	1	47	2	4	2	2	60	7.18	6.43
40	10080	1	72	2	3	4	3	40	6.39	5.82
41	10002	2	61	2	3	2	2	50	6.21	7.07
42	10004	2	73	2	3	3	8	60	6.00	7.54
43	10005	2	47	1	3	4	3	40	6.04	7.13
44	10007	2	61	1	5	2	3	40	4.96	7.11
45	10011	2	45	1	5	2	2	50	4.14	5.68
46	10012	2	77	2	3	4	7	50	4.71	6.18

图 9-11 80 例晚期癌症患者干预前后生存质量数据库

（三）数据保存

录入 SPSS 软件中的数据，无论是在录入过程、录入完成时或完成统计分析后，操作者都可对之进行保存。保存的方式有两种：①选择“File”的下拉菜单中的 Save As…命令项，在对话框中，选择保存的路径和文件名后点击 OK 钮即可。②直接点击 SPSS 主界面中的工具栏的保存图标，在对话框中，选择保存的路径和文件名后点击 OK 钮，也可保存数据文件。

三、SPSS 软件的统计功能

通过 SPSS 软件主界面中“Analyze”菜单，可完成计量资料、计数资料及等级资料的描述性分析与推断性分析。

（一）描述性统计

1. 计量资料的描述性统计　以情景导入的案例为例，应用 SPSS 软件对 80 名晚期癌症患者干预前的生存质量得分进行描述性分析，该如何操作？

读取生存质量数据文件后，激活 Analyze 菜单中 Descriptive Statistics 下的 Frequencies 命

令项，弹出 Frequencies 对话框，选中"干预前的生存质量"变量，点击进入右侧 Variables框，点击 Statistics 钮，弹出 Frequencies Statistics 对话框，本例中选择计算均数、中位数、众数、标准差、全距、最小值、最大值、四分位数。按 Continue 按钮返回 Frequencies 对话框，按"OK"即可。基本操作流程见图 9-12。

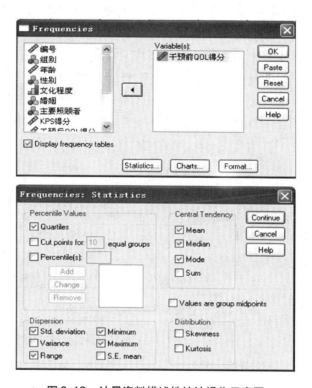

图 9-12　计量资料描述性统计操作示意图

输出结果见图 9-13：80 例晚期癌症患者干预前的生存质量均数 6.45，中位数 6.48，众数 6.79，标准差 0.75，全距 3.75，最小值 4.14，最大值 7.89，四分位数 P_{25} 为 6.00、P_{50} 为6.48、P_{75} 为 7.04。

干预前QOL得分

N	Valid	80
	Missing	0
Mean		6.4534
Median		6.4821
Mode		6.79
Std.Deviation		.74819
Range		3.75
Minimum		4.14
Maximum		7.89
Percentiles	25	6.0000
	50	6.4821
	75	7.0357

图 9-13　计量资料描述性统计输出结果

2. 计数资料的描述性统计

以情景导入的案例为例，应用 SPSS 软件对干预前 80 名晚期癌症患者的性别进行描述性分析，需计算不同性别的例数及百分比，如何操作？

读取生存质量数据文件后，点击"Analyze"→"Descriptive Statistics"→"Frequencies"命令项，弹出 Frequencies 对话框，选中"性别"变量，点击进入右侧 Variables 框，点击"OK"即可。

输出结果（图9-14）：结果表格第一列显示变量的类别名称，第二列和第三列分别显示了各类别对应的例数（Frequency）、百分比（Percent），第四列"Valid Percent"为校正百分比，当数据有缺失时，系统会对百分比进行校正，从而得出校正百分比；第五列"Cumulative Percent"为累计百分比，即将该行上面的所有百分比相加而得。本例中，80 例研究对象中，男性 42 例，占 52.5%，女性 38 例，占 47.5%。

性别

	Frequency	Percent	Valid Percent	Cumulative Percent
Valid 男性	42	52.5	52.5	52.5
女性	38	47.5	47.5	100.0
Total	80	100.0	100.0	

图9-14 计数资料描述性统计输出结果

（二）推断性统计

1. 计量资料的推断性统计分析方法

（1）单样本 t 检验（one-sample t test）

【例9-3】 为了解乳腺癌术后化疗患者的应对方式，某护士采用医学应对问卷（MCMQ）对某三级甲等综合性医院的 300 例乳腺癌术后化疗患者进行横断面调查，患者的应对方式与国内常模见表9-11，经分析患者的应对方式呈正态分布，请使用 SPSS 软件分析本研究结果与国内常模两者之间是否存在差异？

表9-11 乳腺癌患者应对方式与国内常模比较

应对方式	实际得分（n=300）	常模（n=650）
面对	18.53±1.44	19.39±3.04
屈服	14.67±1.10	8.47±3.58
回避	16.38±1.63	14.45±2.97

解析：要分析的变量应对方式的 3 个维度——"面对"、"屈服"、"回避"属于计量资料，且数据符合正态分布，要比较 300 例乳腺癌术后化疗患者应对方式与国内常模间的差异，即样本均数与总体均数的比较，故应采用单样本 t 检验进行统计学分析。

操作步骤：点击菜单项"Analyze"→"Compare Means"→"One-Sample T Test"（图9-15），弹出"One-Sample T Test"对话框（图9-16），选择要分析的变量"面对"，进入

"Test Variable" 框内，并在 "Test Value" 处的空格内输入常模得分 "19.39"，然后点击 "OK" 按钮即可。"屈服"、"回避" 两个维度操作方法如上所述。

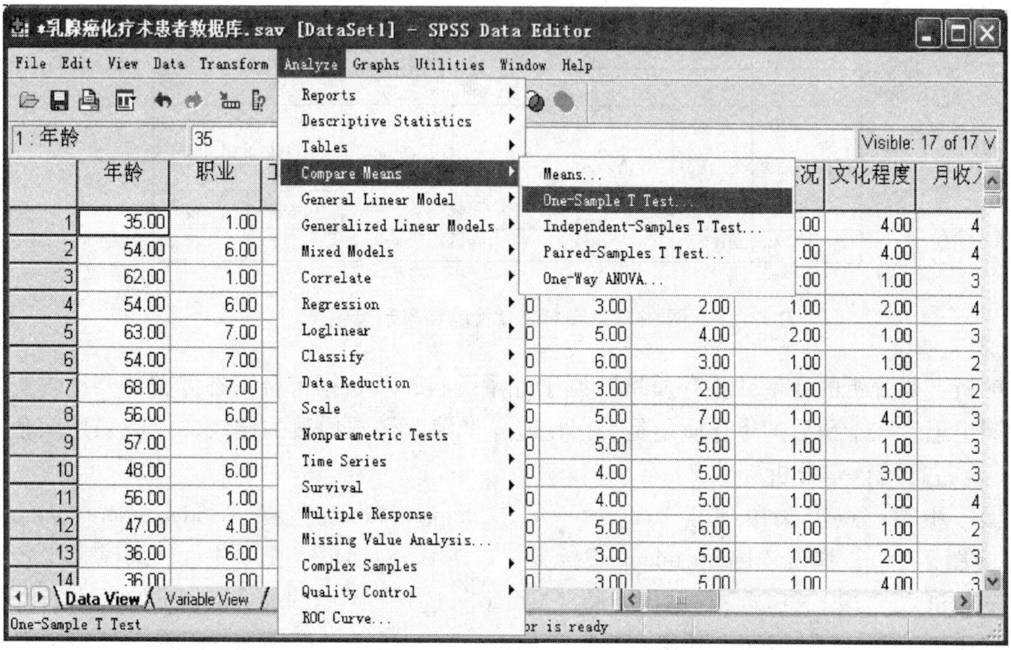

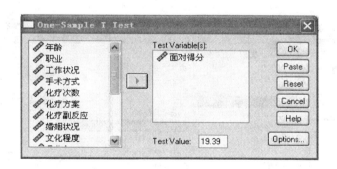

图9-15 单样本 t 检验路径示意图1

图9-16 单样本 t 检验路径示意图2

结果输出（图9-17）：第一个表格列出了 300 名乳腺癌患者面对得分的均数（18.53）和标准差（1.44）。第二个表格中的第二列由左向右依次列出了 t 值、"df"（自由度）和 "Sig.（2-tailed）"（双侧 P 值）。本例中，$t = -10.372$，$P = 0.000$，故得出 "300 名乳腺癌患者面对得分低于常模" 的结论。

（2）两独立样本 t 检验（Independent-Sample t test）

【例9-4】 以情景导入的案例为例，探讨人生回顾干预对晚期癌症患者生存质量的影响；两组患者的生存质量得分均呈正态分布，请使用 SPSS 软件分析两者患者在干预后的生存质量是否存在差异？

One-Sample Statistics

	N	Mean	Std.Deviation	Std.Error Mean
面对得分	300	18.5300	1.43619	.08292

One-Sample Test

	Test Value=13.39					
	t	df	Sig. (2-tailed)	Mean Difference	95% Confidence Interval of the Difference	
					Lower	Upper
面对得分	−10.372	299	.000	−.86000	−1.0232	−.6968

图9-17　单样本 t 检验结果示意图

解析：要分析的变量"生存质量"属于计量资料，且数据符合正态分布，要比较实验组与对照组患者在干预后的生存质量是否存在差异，即两样本均数的比较，故应采用两独立样本 t 检验进行统计学分析。

操作步骤：点击菜单项"Analyze"→"Compare Means"→"Independent-Samples T Test"（图9-18），弹出"Independent-Samples T Test"对话框（图9-19），选择"干预后生存质量"进入"Test Variable"框内，将"Group"选进"Grouping Variable"框内后，接着点击"Define Groups"按钮，弹出"Define Groups"对话框（图9-20），将干预组和对照组的数值代码分别输入 Group 1 和 Group 2 对应的空格内，点击"Continue"，返回图9-19所示的对话框，点击"OK"按钮即可。

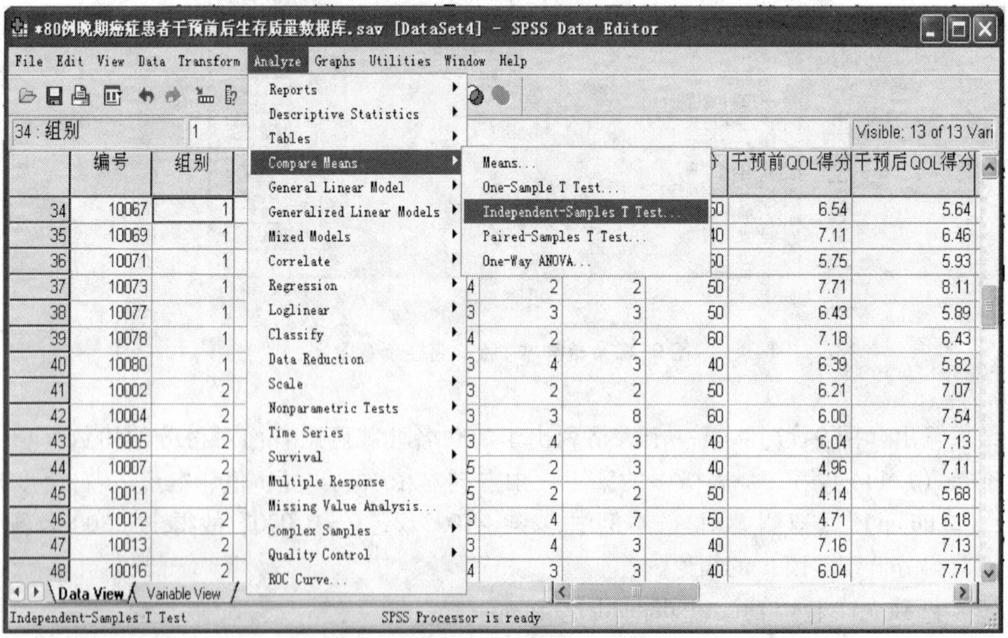

图9-18　两独立样本 t 检验路径示意图1

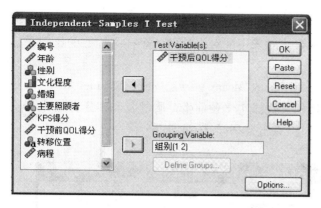

图9-19 两独立样本 t 检验路径示意图2

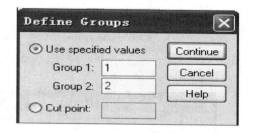

图9-20 两独立样本 t 检验
Define Groups 示意图3

结果输出（图9-21）：第一个表格是干预后两组患者生存质量得分的均数、标准差。第二个表格分两部分：①左边部分是方差齐性检验的结果，用于判断两总体方差是否齐，$P > 0.05$ 显示方差齐，$P < 0.05$ 则显示方差不齐。本例中，$F = 0.001$，$P = 0.970$，显示方差齐。②右边部分是 t 检验的结果，方差齐时，选择第一行结果；若方差不齐，则选择第二行结果。本例中方差齐，选择第一行结果，即 $t = -6.504$，$P = 0.000$，故得出"干预后实验组与对照组的生存质量的差异有统计学意义"。

Group Statistics

	干预后	N	Mean	Std. Deviation	Std. Error Mean
干预后生存质量	常规居家服务组	40	5.8600	.87229	.13792
	人生回顾干预组	40	7.1286	.87213	.13790

Independent Samples Test

		Levene's Test for Equality of Variances		t-test for Equality of Means						
		F	Sig.	t	df	Sig. (2-tailed)	Mean Difference	Std. Error Difference	95% Confidence Interval of the Difference	
									Lower	Upper
干预后生存质量	Equal variances assumed	.001	.970	-6.504	78	.000	-1.26853	.19503	-1.65681	-.88025
	Equal variances not assumed			-6.504	78.000	.000	-1.26853	.19503	-1.65681	-.88025

图9-21 两独立样本 t 检验结果

（3）配对 t 检验（paired-samples t test）

【例9-5】 以情景导入的案例为例，探讨人生回顾干预对晚期癌症患者生存质量的影响，干预前后患者的生存质量得分均呈正态分布，请用 SPSS 软件分析患者干预前后的生存质量是否存在差异？

解析：本案例是同一受试对象接受一种处理前后的比较，属于配对设计，且观察指标"生存质量"的数据是计量资料且呈正态分布，故采用配对设计的两个样本均数的比较、且两组资料均为符合正态分布的计量资料。

操作步骤：点击菜单项"Analyze"→"Compare Means"→"Paired-Samples Test"（图9-22），弹出"Paired-Samples T Test"对话框，选择"干预前生存质量"和"干预后生存质量"进入"Paired Variable"框内（图9-23），点击"OK"按钮即可。

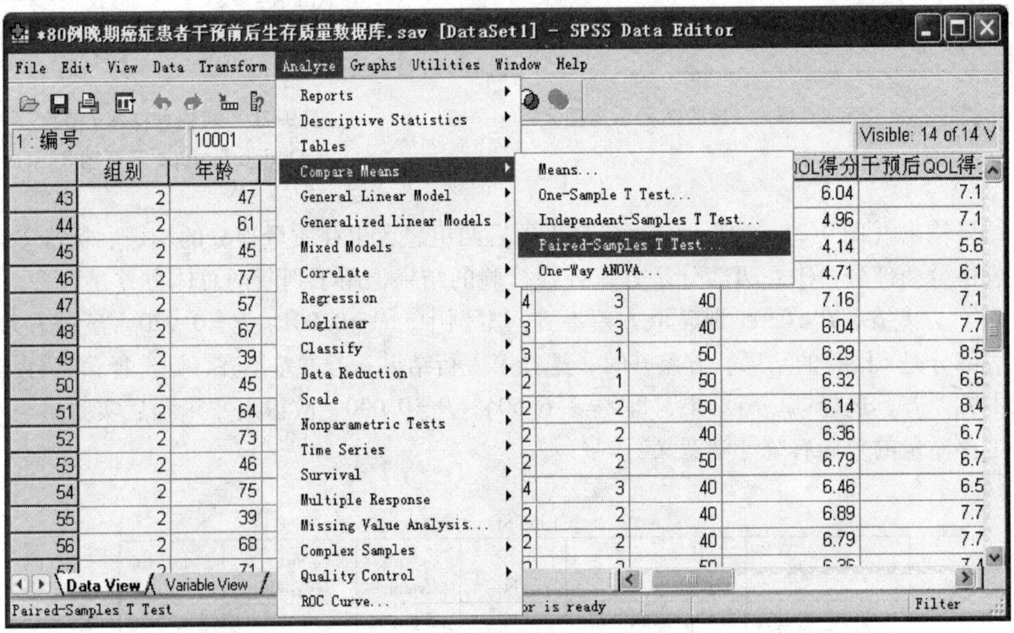

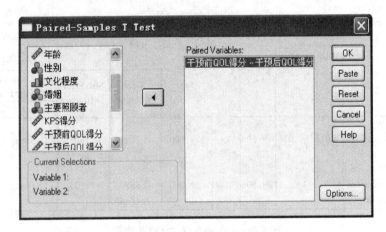

图 9-22　配对 t 检验路径示意图 1

图 9-23　配对 t 检验路径示意图 2

结果输出结果（图9-24）：第一个表格列出观察变量——"实验组干预前后的生存质量得分"的均数、标准差。第二个表格列出配对 t 检验的结果，依次为配对样本的均数（Mean）、标准差（Std. Deviation）、标准误（Std. Error Mean）、95%可信区间（95% Confidence Interval of the Difference）、t 值（t）、自由度（df）、双侧显著性概率［Sig.

（2-tailed）]。本例中，$t = -4.687$，$P = 0.000$，故认为由于接受了人生回顾干预，干预前后的生存质量出现了差异，即人生回顾可提高晚期癌症患者的生存质量。

Paired Samples Statistics

		Mean	N	Std.Deviation	Std.Error Mean
Pair 1	干预前QOL得分	6.4630	40	.75397	.11921
	干预后QOL得分	7.1286	40	.87213	.13790

Paired Samples Test

	Paired Differences					t	df	Sig. (2-tailed)
	Mean	Std. Deviation	Std.Error Mean	95% Confidence Interval of the Difference Lower	Upper			
Pair 1 干预前–干预后	-.665	.898	.142	-.953	-.378	-4.687	39	.000

图9-24 配对 t 检验结果

2. 计数资料的推断性统计分析方法

（1）四格表 χ^2 检验

【例9-6】 以情景导入的案例为例，请用 SPSS 软件分析干预前人生回顾干预组与常规居家服务组患者在性别构成是否存在差异？

解析：性别是属于计数资料，要比较人生回顾干预组与常规居家服务组患者性别构成的差异，即两样本性别构成的比较采用四格表 χ^2 检验。

操作步骤：点击菜单项 "Analyze" → "Descriptive Statistics" → "Crosstabs"，（图9-25），弹出 "Crosstabs" 对话框（图9-26），将"组别"选进 "Row" 框内，将"性别"选进 "Column" 框内，点击 "Statistics" 按钮，弹出 "Crosstabs：Statistics" 对话框（图9-27），选中左上角的 "Chi-square"，然后点击 "Continue" 按钮，返回到图9-26所示的对话框，最后点击 "OK" 按钮即可。

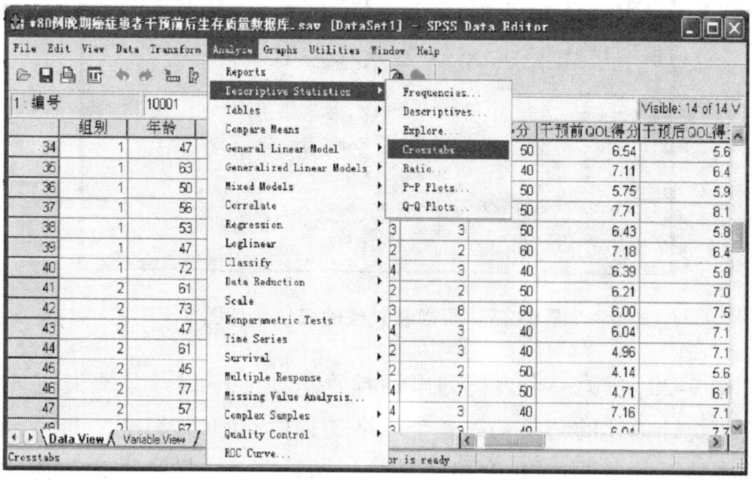

图9-25 四格表 χ^2 检验路径示意图1

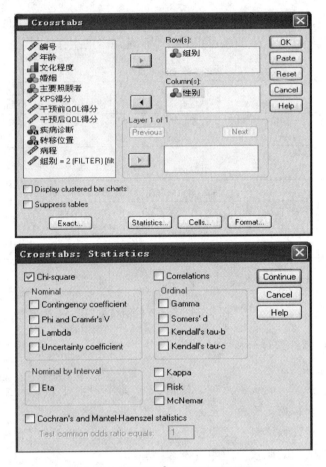

图 9-26　四格表 χ^2 检验路径示意图 2

图 9-27　四格表 χ^2 检验路径示意图 3

　　输出结果（图 9-28）：第一个表格列出了有效例数（Valid）及缺失值（Missing）例数；第二个表格列出了统计描述的结果；第三个表格是 χ^2 检验的结果，"Value"为 χ^2 值。在判断结果时，要先看表格下的备注："0 个格子的理论数小于 5，最小理论数为 19.00"，说明所有格子的理论数均大于 5，且总例数大于 40 例，因此选择第一行"Pearson Chi-Square"对应的数据，即 $\chi^2 = 0.021$，$P = 0.654$，故得出"两组患者干性别差异无统计学意义"的结论。若有几个格子的理论数在 1 和 5 之间，应采用表格中的第二行数据校正公式（Continuity Correction）所呈现的具体卡方值和 P 值；若有格子的理论数小于 1，则应选择表格中的第四行精确概率法（Fisher's Exact Test）所对应的 P 值。

Case Processing Summary

	Cases					
	Valid		Missing		Total	
	N	Percent	N	Percent	N	Percent
组别*性别	80	100.0%	0	.0%	80	100.0%

组别*性别 Crosstabulation

		性别		Total
		男	女	
组别	常规居家服务组	22	18	40
	人生回顾干预组	20	20	40
Total		42	38	80

Chi-Square Tests

	Value	df	Asymp.Sig. (2–sided)	Exact Sig. (2–sided)	Exact Sig. (1–sided)
Pearson Chi-Square	.201(b)	1	.654		
Continuity Correction(a)	.050	1	.823		
Likelihood Ratio	.201	1	.654		
Fisher's Exact Test				.823	.412
Linear-by-Linear Association	.198	1	.656		
N of Valid Cases	80				

a Computed only for a 2x2 table

b 0 cells (.0%) have expected count less than 5. The minimum expected count is 19.00.

图 9-28 四格表 χ^2 检验结果

（2）行×列表 χ^2 检验

【例9-7】 以情景导入的案例为例，请用 SPSS 软件分析人生回顾干预组与常规居家服务组患者的婚姻构成是否存在差异？

解析：本例中婚姻状况分为未婚、已婚、离异、丧偶四种状况，属于计数资料，实验组与对照组不同婚姻状况的比较，即多个样本构成比的比较，故选择行×列表 χ^2 检验。

操作步骤：参考四格表 χ^2 检验的操作步骤。

输出结果：行×列表 χ^2 检验结果呈现格式与四格表 χ^2 检验的结果类似，但结果的判断有所不同。在行×列表 χ^2 检验中，若理论数 $1 \leqslant T \leqslant 5$ 的格子数不超过格子总数的 1/5 时，第一行"Pearson Chi-Square"对应的数据。可采用行×列表的精确概率法直接计算 P 值。

3. 等级资料的推断性统计分析方法

当分析的变量为等级资料，或不符合正态分布的计量资料，要进行推断性统计分析时，根据科研设计，可选择相应的等级资料分析方法，如两个独立样本比较、配对设计样本比较、多个独立样本比较等。下面以两个独立样本比较"Mann-Whitney U"检验为例，说明SPSS软件在等级资料分析中的应用。

【例9-8】 某护士将病区60例心血管疾病患者分为对照组与干预组，对照组接受传统护理服务，干预组接受优质护理服务，在出院前分别测量两组患者的满意度，请问优质护理是否可以提高患者的满意度？

解析：本例中要分析的变量"患者满意度"分为非常满意、满意、不确定、不满意、非常不满意，属于等级资料，对照组与干预组患者的满意度比较是两个独立样本的比较，故采用两独立样本的秩和检验。

操作步骤：点击菜单项"Analyze"→"Nonparametric Tests"→"2 Independent Samples…"（图9-29），弹出"Two-independent-Samples Tests"对话框（图9-30），将"满意度"选进"Test Variable List"框内，将"分组"选进"Grouping Variable"框内，将干预组和对照组的数值代码分别输入 Group 1 和 Group 2 对应的空格内，点击"Continue"返回（图9-29），系统默认"Mann-Whitney U"检验，点击"OK"按钮即可。

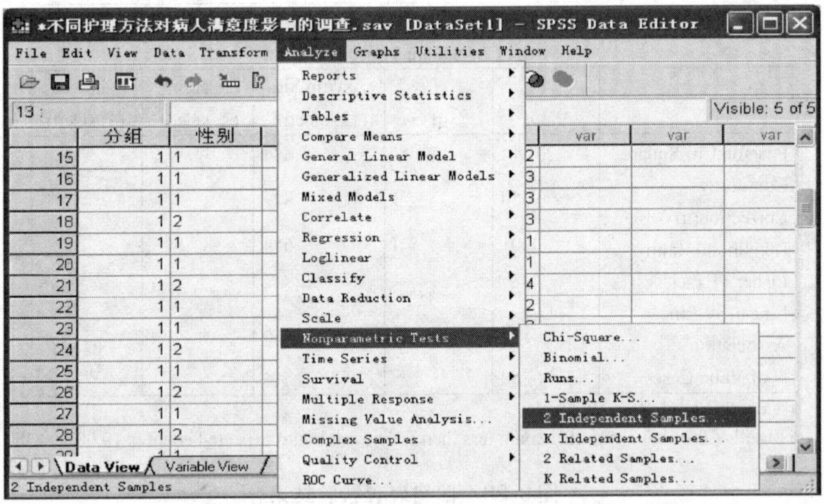

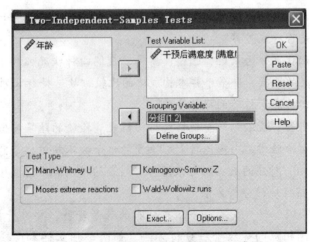

图9-29 两独立样本秩和检验路径示意图1

图9-30 两独立样本秩和检验路径示意图2

输出结果（图9-31）：结果显示，$Z = -3.989$，$P = 0.000$，故认为"优质护理服务可提高住院心血压管疾病患者的满意度。"

Mann-Whitney Test

Ranks

	分组	N	Mean Rank	Sum of Ranks
干预后满意度	干预组	30	39.00	1170.00
	对照组	30	22.00	660.00
	Total	60		

Test Statistics[a]

	干预后满意度
Mann-Whitney U	195.000
Wilcoxon W	660.000
Z	−3.989
Asymp.Sig.(2−tailed)	.000

a Grouping Variable：分组

图9-31　两独立样本秩和检验结果

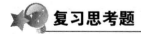

学习小结

　　随着科研资料类型不同，整理与分析方法也有所不同，在整理与分析资料前要识别科研资料的类型，按原始数据的性质或数量特征进行审核、补充、分类与汇总，根据研究目的选择正确的描述性统计与推断性统计方法，借助 SPSS 统计软件对有关指标进行计算，结合专业知识进行统计结果的解释，阐明事物内部的联系和规律性。

（肖惠敏）

复习思考题

1. 辨析"差别有显著性意义"与"均数差别程度的大小"的区别。

2. 试述统计方法的选择受哪些因素影响？

3. 某医院共有注册护士 350 名，其本科学历的护士占 30 名，大专学历的护士占有 150 名，其余为中专学历的护士。请采用 SPSS 软件绘制统计图。

第 十 章

护理论文的撰写格式

学习目标 ▮▮

通过本章学习，学生能够：
1. 描述护理科研论文、综述、案例报告的基本撰写格式。
2. 区别护理科研论文、综述、案例报告的各组成部分。
3. 说出护理科研论文的分类标准与方法。
4. 学会护理科研论文、综述、案例报告的撰写与格式修改。

情 景 导 入

护士小徐经过 2 年多的时间，阅读了大量有关冠心病患者自我管理的国内外文献，并结合自己的临床实践，对冠心病患者自我管理有了自己的理解和看法。现在，小徐想将护士如何促进冠心病患者自我管理的护理体会撰写成一篇护理论文，以便在护理专业杂志上公开发表。请问：小徐如何撰写这篇论文？

第一节 概 述

近年来，随着我国医疗卫生事业的快速发展，护理学也随之蓬勃兴起并取得了很大的进步，大量护理科研人才辈出，科研成就硕果累累，护理学呈现出一片欣欣向荣的景象。但是，如何将大量的护理学研究成果转化为科技信息，刊载在以报刊杂志、专业网站等为媒介的交流平台上，已经日益成为广大护理工作者面临的主要问题之一。

专业护理论文是护理领域科研成果与工作实践的书面总结与报告，可以为传播科研成果、交流实践经验、推动护理学发展起到重要作用，其撰写是科研工作的重要环节，是从感性认识向理性认识飞跃的过程。护理论文是护理科研工作者在科学研究的基础上，运用归纳、综合、判断和推理思维方法，对前人积累的和自己在研究中观察到的研究资料进行整理、分析而撰写的文章。它是护理科学研究信息储存、交流的重要形式，也是科学研究成果的展示。由于护理论文的专业性以及内容严谨性等特点，因此对论文格式提出了更严格的要求。

论文格式是在论文写作过程中需要遵循的规则与具体方法，也是反映护理科研工作者工作成果系统性与规范性的重要标志，护理人员应该善于总结护理工作中的经验，正确运用论文格式撰写论文，对扩大护理学术交流、不断提高护理水平具有深远的意义。

一、护理论文的类别

在学习护理论文撰写格式之前，需要对护理论文做一个大致的了解。护理论文以报道临床研究为主，根据其独特的研究领域、研究对象、实验方法等，而具有三种主要的表现形式，即科研论文、综述和案例报告，这将在下面的第二节、第三节和第四节中分别讲述其撰写格式。同时，护理论文作为论文的一种，同样具备与之一致的分类方法，不同的分类方法在论文撰写格式上基本一致，但在内容上也有一定的差异。另外，按照国家标准，也对论文类别进行了分类。

（一）按内容性质和研究方法的分类方法

按照论文内容性质和研究方法的差异可以将论文分为理论性论文、实验性论文、描述性论文和设计性论文四种。

1. 理论性论文（theoretical paper） 理论性论文是按照现有的理论来构建新理论的论文写作方法，理论性论文撰写者通过引用对理论构建有作用的实验调查、实践成果、数据资料、理论体系等进行论述与研究，提炼出新的理论框架。研究者通常会对已有的理论进行分析，指出其不足之处，比较说明各理论之间的优劣，并提出新的理论。一般来说，理论性论文是按照内在逻辑关系而不是根据研究进程来编排的。

2. 实验性论文（experimental study） 实验性论文是建立在实验结果之上的论文表现形式。研究者对某种现象产生兴趣并进行推理与判断，得出初步结论，并通过一系列的实验对自己的结论进行验证，按照实验结果来判断推理正确与否，最终将结论上升到理论的高度，并通过论文的形式发表。实验性论文要求逻辑与推理的高度严谨性，按照"提出问题——假想推理——实验验证——结论分析——理论辩证"模式撰写。

3. 描述性论文（descriptive paper） 描述性论文是阐述或讲解某一个原理、现象或者事物的论文表达形式。描述性论文的结构组成类似于说明文，但是更加科学、严谨。描述性论文撰写时应该注意言语表达清晰明了，容易理解。

4. 设计性论文（design paper） 设计性论文是通过对实验、场景、条件等因素进行设定后，经过具体分析验证或得出结论的一种论文形式。设计性论文类似于实验性论文，但更侧重设计思维的创新与实际可行性，注重结果的可靠性，涉及的论题可以是对未知领域的探索，也可以是对已知原理的验证。

（二）综合型的分类方法

根据综合型分类方法，可以将论文分为专题型、论辩型、综述型和综合型四大类。

1. 专题型论文（monograph chapter） 专题型论文是一种从正面提出某学科中某一学术问题的一种论文，要求论文撰写者在分析前人研究成果的基础上，通过直接论述的形式表达或阐述自己的观点或见解。专题型论文要求在撰写时应该注意引述正确、善于总结并最终得出自己的见解。

2. 论辩型论文（debate-type papers） 论辩型论文是一种通过论辩形式来发表自己的观

点或见解的一种论文，反映出撰写者的求知精神与辩证思维。辩证型论文主要针对前人在某一学术中的观点与见解，通过撰写者的大量研究来掌握充分的论据，着重揭露其不足或错误之处，以辩证形式来发表自己的见解。

3. 综述型论文（review- type papers）　综述型论文是一种在归纳、总结某一学术问题已有研究成果的基础上，加以介绍或评论，从而发表自己见解的一种论文。综述性论文要求撰写者旁征博引、集思广益，论述后得出的结论具备一定见地而又新颖创新。

4. 综合型论文（synthetic type papers）　综合型是一种将综述型和论辩型两种形式有机结合起来写成的一种论文。综合性论文集两种论文特点于一体，而又不只是简单的累加拼凑，需要论文撰写者具备优秀的语言驾驭能力和逻辑统筹能力。

（三）国家标准的分类方法

《中华人民共和国国家标准 UDC 001.81 GB 7713-87 科学技术报告、学位论文和学术论文的编写格式》将论文分为科学技术报告、学位论文、学术论文等三种。

1. 科学技术报告（scientific and technical reports）　科学技术报告是描述一项科学技术研究的结果或进展，或一项技术研制试验和评价的结果，或是论述某项科学技术问题的现状和发展的文件。科学技术报告是一种比较严格的论文形式，主要向科研主管部门或专业学术团体呈送在某一领域的科学研究成果。科学技术报告应该包含撰写者在科研工作与理论构建过程中具体研究方法与思路的充分信息，包括正反两方面的结果和经验。

2. 学位论文（dissertation）　学位论文主要分为学士论文、硕士论文与博士论文三种形式，是表明作者从事科学研究取得创造性的结果或有了新的见解，目的在于向学位评审主管部门申请专业学位。

3. 学术论文（academic papers）　学术论文是应提供新的科技信息，是表达某一学术课题在实验性、理论性或观测性上具有新的科学研究成果或创新见解和知识的科学记录；或是某种已知原理应用于实际中取得新进展的科学总结，用以提供学术会议上宣读、交流或讨论；或在学术刊物上发表；或作其他用途的书面文件。

二、护理论文撰写的注意事项

（一）护理论文撰写的基本原则

作者在撰写时应该具备严肃的态度、严谨的学风及严密的方法，遵循下列原则：

1. 创新性　创新性作为决定论文质量高低的主要标准之一，是整篇论文的灵魂。护理科学研究论文应该突出研究结果的新理论、新观点、新方法等，不能剽窃他人已经发表过的理论与见解。论文撰写者不能为了单纯追求论文的创造性而违背科学性与真实性，缺乏实践经验及科学方法验证的论文是虚假浮夸的表现。

2. 科学性　论文的科学性体现在四个方面：①真实性：科学研究必须尊重客观事实，取材可靠，实验设计合理，方法先进正确，研究结果忠于原始资料，论点论据真实有据。②准确性：指选题准确、内容准确、数据准确、引文准确、用词准确、论点客观准确，对实验观察、资料统计一定要认真仔细。③逻辑性：用科学的逻辑思维方式，将研究中或临床上收集到的材料经过分析、综合、概括和推理，论证所产生现象的本质。④重复性：他人采用同样的实验方法和实验材料，能够重复出所报道的研究结果，论文才具有实践性和指导性。

3. 实用性　护理论文同其他科技论文一样，应当有其实用价值，应该面向临床、面向教学、面向广大的护理工作者。论文内容被掌握后可以与实际工作相结合，推动医学科学不断发展，因此论文选题与内容应该具备一定的实用性。

4. 可读性　论文发表是为了传播交流或储存新的护理学科技信息，为后人所用。因此，论文应具备良好的可读性。论文要有完整的构思。科学思维体现要严谨，内涵新颖而真实，并且符合一定的逻辑。论述方式深入浅出，表达清楚简练，专业术语准确、前后一致，语言生动规范，文字与图表配合合理。

5. 规范性　护理科学研究论文具有固定的格式和统一的规范，论文撰写应符合规范以及各期刊编辑部的具体要求。在文章中涉及的医学名词、计量单位等，应该使用规范用语。

（二）护理论文撰写的基本程序

1. 资料准备　资料准备是论文撰写的前期工作之一，主要包括研究相关领域的文献检索以及研究观察（调查）数据的收集。检索文献资料的目的是为撰写论文开拓思路，提供理论依据；收集研究数据和相关资料，包括对资料的取舍和整理、对研究观察数据资料的审核与统计处理、合理选用恰当的图表、从研究结果出发提炼观点等，以保证论文撰写的科学性与严谨性。

2. 拟定提纲　拟定论文写作提纲有利于材料的组织安排，可以保证写作时具有连贯的思路、清晰的条理以及明确的层次，也可以使写作紧扣中心，突出重点，防止内容分散或离题。拟定提纲可以将研究获得的资料转化为文章，是论文撰写过程中的重要环节，写作提纲即编写提纲的过程实际上就是写作思路形成、篇章结构构架及思想观点提炼的过程，以论文框架结构图的方式为撰写提供帮助。

常用的论文提纲撰写方法有两种：标题提纲与句子提纲，各自具备不同的优缺点（表10-1）：

表 10-1　两种提纲撰写方式对比

名称	标题提纲	句子提纲
概念	以标题的形式把文章各部分内容概括出来	以能表达完整意思的句子形式把各部分内容概括出来
优点	简明扼要，文章各部分关系一目了然	能明确、具体地表达作者的思想，别人看得懂，自己在写作时也用得上，而且提纲中的句子很可能就是成文后各部分及段落的主题句
缺点	不能明确表达作者的意图表达的基本思想，时间久了可能自己也会模糊	文字较多，写起来较费力

在实际写作过程中，撰写者一般采取两种提纲撰写方式相结合的方法，取长补短，来完成论文提纲的撰写。

3. 论文撰写　确定提纲后就可以开始论文的撰写工作。先完成初稿的写作，再经过反复修改与不断推敲，最终得到层次清楚、数据无误、判断合理、论点明确、结论得当、文字通顺的文稿才能定稿。论文定稿之后，要向同事、导师、专家等多请教，认真听取他们提出的意见和修改建议，进行相应的修改，进一步完善文稿。

4. 投稿与回修　经过修改后的文稿可以向报刊杂志等投稿，经过编辑部门初步认定，认为可以考虑公开发表后，便会邀请有关专家对该文进行审阅，由专家提出能否采用与修改意见。对于编辑部与专家的修改意见与要求，作者都应该逐条予以认真修改或说明。如果作者通过慎重考虑与查阅资料后，对修改意见有不同见解时，可按作者本人意见修改，但在寄回修改稿时，应附函说明理由与根据。

（三）护理论文写作的注意事项

1. 内容具有科学价值　护理论文学术价值的高低，与研究课题本身的价值有密切的关系。学术论文要充分体现科研选题的目的、设计思想、实验过程、统计处理方法和结果可靠性。一般来说，即使论文不是全篇内容新颖，也应部分或某个内容具备亮点，如解决了前人尚未能解决的问题，或提出新方法、新工艺的设计等。

2. 文题简洁鲜明　文题是论文撰写者传递给读者的第一印象及信息载体，要求用最简洁、最恰当的词语反映文章的特定内容。如果文题过大、冗长，会导致读者需要思考才能了解其主题，不利于论文的收录与发表；反之，文题过小则会无法反映出文章的主题特色，使文章缺乏可检索性。

3. 结构繁简得当、层次分明　论文都会有一个中心议题，在撰写过程中应该注意紧绕主题，采用合适的结构顺序和层次，组织好段落并安排好材料。科研类论文写作强调实用性和时效性，描述与表达事物应简洁明了，开门见山，紧扣表达意图，步步深入，合乎逻辑，明快流畅；内容务求客观实际、科学、完备，尽量以事实和数据说话。

4. 文字表达准确、简练、生动　护理论文的目的在于客观真实地反映事物的本来面目，交流思想或总结经验。如果文章写得单调，引不起人们的兴趣，就不能达到交流的目的。要求撰写者在用词时准确无误、通顺易懂、言简意赅，可以给读者留下深刻的印象。评价护理论文优秀与否的标准主要为内容具体、清晰，富有文采。生动流畅的语言，可以帮助读者更好地理解论文主题，但应避免使用过于虚浮华丽的词汇。

5. 图、表、文字三者处理得当　在护理论文撰写过程中，往往需要插入图、表，恰当地使用图形和表格，既可以简洁、形象而直观地表达文章的内容，又可以调节、活跃和美化版面，与正文一起构成和谐统一的整体。图、表在文中一般由文字引导而出，本身应具有"可读性"，即读者看到图和图注，表和表题、表注，就能理解图、表的含义。需要注意的是，凡是可以用图形或表格说明的部分，一定不要用累赘的文字描述。经图、表或文字表达结果后，在结果或讨论中切忌简单地重复各段的结果，而是应根据研究结果揭示的原理，找出其在理论与实践中的价值。

第二节　护理科研论文的撰写格式

护理科研论文的撰写要求立意新颖、内容真实、结果可靠，在理论上对实践具备一定的指导意义。护理科研论文要求有一定的格式，应该由文题、作者署名与单位、摘要、关键词、正文、参考文献和附录等几部分组成，其中附录部分可有可无。

一、文　题

文题（title）能概括论文的主要内容，表达论文的主题，最先提供给读者论文直接信息，是论文写作关键的第一步，也是点明文章性质和内容的重要标志，直接关系着论文的质量。对于临床护理人员来说，论文文题的选取应该具备准确、简短、醒目、新颖、富有吸引力的特点。同时，文题的确定还需注意以下几个方面：

1. 文题应简明、具体、确切，能概括论文的特定内容，有助于选定关键词，符合编制题录、索引和检索的有关原则。护理论文是科研工作者智慧与经验的结晶，饱含了撰写者的汗水与心血，确定文题时应该紧密结合自身专业知识的掌握与研究课题的成果，扬长避短，实现论文文题与论文内容之间的高度概括性与一致性。例如文题《规范训练对运动障碍患者身心康复的影响》，其中"规范训练"是干预措施，"运动障碍"是研究对象，"身心康复"则为研究的结果变量，言简意赅，准确概括出了论文的内容、特点以及研究方向。

2. 文题确定宜小不宜大，要立足于课题研究所属学科的某一领域或某一点上，在文题中应避免出现用课题研究的某个方向代表整个专业领域的状况。在护理论文实际撰写过程中，过度追求文题概括层面的宽广并不可取，往往会使论文撰写者陷入到点多面深而顾此失彼的窘迫局面，而由于自身所掌握知识与研究精力等的局限性，会使论文内容与文题相去甚远，直接影响到论文的学术性与可读性。例如文题《心肌梗死患者的护理研究》，涉及的范围过广，这样的文题的内容缺乏针对性，从而使而论文内容显得过于单薄。

3. 文题的选取应注意高度概括性与简练性，不宜过长，起到简明扼要、提纲挈领的作用即可，一般以不超过 20 个汉字为宜。过于冗长的文题会造成读者对论文概括程度的判断障碍，进而引起对论文撰写者概括提炼语句能力的质疑。同时，文题中的文字要尽量不加标点符号，避免出现诙谐语与俚语等非习惯性短语，一般不能采用简称或外文缩写，必须用时也只能选用公认和常用名称，如甲亢、AIDS 等。

4. 英文文题的选取有其自己的标准，在某些需要在国外杂志发表的专业护理论文，需要制订英文文题。一般来说，论文正文可以直接翻译后进行发表，但是注意英文文题要具备自己的标准：①英文文题以短语为主要形式，名词短语是最常见的表现形式，即文题由一个或几个名词加上其前置和（或）后置定语构成；短语型题名要注意词序，避免表达不准的状况发生，应该先确定好中心词，再进行前后修饰。②尽量避免在文题中使用陈述句，陈述句容易使题名具有判断式的语义，且不够精练和醒目，无法表达题名的标示作用。如果需要在文题中表达评述性、综述性和驳斥性，可以使用疑问句，因为疑问句有探讨性语气，更容易被读者所接受。③同一篇论文的英文文题与中文文题在内容上应保持一致，但并不严格要求在词语上的一一对应。可以按照表达需要，将个别非实质性的词进行省略或变动。④应该注意国外科技期刊对文题字数的限定要求。国外期刊一般都有自己的论文刊登标准，有的规定文题不超过 2 行，每行不超过 42 个印刷符号和空格；有的要求题名不超过 14 个词。在文题撰写过程中，应遵循期刊方的论文要求。⑤在论文的英文文题中，可用可不用的冠词均不能使用。

二、作者署名与单位

护理论文属于科研工作者辛勤付出后得到的成果与回报，受到国家相关法律的保护，论文撰写者享有最基本的著作权以及署名权。在护理论文中注明作者姓名以及联系方式，可以便于编辑、读者与作者联系或咨询，也是对文章内容负责任的表现。论文的署名是一项非常严肃的问题，规范的署名格式应该是将作者置于文题的下方；若作者在两人以上时，一般按参加研究工作的多少和实际贡献大小排列先后名次，第一作者应是研究工作的构思、设计、执行和论文主要撰写者，文中在每位作者姓名之间要空一格，但不需加任何标点符号。

署名时要用真名而不用化名，如张扬、徐伟伟；国内作者外文署名一律用汉语拼音，写全名，不能用缩写，顺序是姓前名后，例如 Liu Hai Bo（刘海波）。护理专业学位论文常常将学生名字放在前面，导师或指导者名字放在后面，虽然整个研究工作的构思和设计是导师的贡献，但因学生做了大量实际工作，且是论文初稿的撰写人，故常常把学生名字列为第一作者。对研究及论文撰写过程中给予过一定的指导和帮助的人，不宜列在作者署名中，在征得他们的同意后，可在文末致谢，对其贡献表示感谢和肯定。

对于需要对外发表的论文在署名格式上与国内存在一定差异，国际科技期刊实行通信作者制，通信作者是论文的主要责任人。这样既可明确论文的主要责任，又能严肃投稿行为，使论文发表正规化和责任化，此外还为读者提供了沟通学术交流的渠道。对通信作者的要求，可以是第一作者，也可以是其他作者，但必须是论文的主要负责人，对论文的科学性和结果、结论的可信性负主要责任。

作者单位标注时要注意以下几点：①作者署名中的单位一般指科研成果所属单位，而不是论文写作时的就学或工作单位。②作者的署名应该是注册的法人单位，为了便于读者联系，可以列出法人单位之下的二级单位。③若两人以上的作者属于同一法人单位而不属同一二级单位，则只使用法人单位名称，不再列出二级单位，可以在作者简介中对作者所属的二级单位加以说明即可。④每位作者只能列出一个单位，其他单位信息可以在作者简介中介绍。⑤国家重点实验室、省部级重点实验室等单位写作方式应按照《国家重点实验室建设与管理暂行办法》第三十二条规定，统一格式为"××国家（省部级）重点实验室（依托单位）"，例如：吉林省卫生厅医学护理重点实验室（吉林大学）。

有时，作者的姓名、工作单位、通信地址、电话和电子邮箱等联系方式也可标注于正文末尾。

三、摘 要

摘要（abstract）是整篇论文主要内容的摘录，是对论文的高度概括，也是论文的重要组成部分，可以使读者能够迅速搜集整理和准确地了解论文的主要内容。而随着计算机信息技术的发展，论文摘要的索引是读者检索文献的重要工具，为科技情报文献检索数据库的建设和维护提供方便。论文发表后，文摘杂志或各种数据库对摘要可以不做修改或稍做修改而直接利用，让读者尽快了解论文的主要内容，以补充题名的不足，从而避免他人编写摘要可能产生的误解、欠缺甚至错误。所以论文摘要的质量高低，直接影响着论文的被检索率和被引频次。

摘要书写应尽量采用最简明扼要的文字，着重说明研究工作的创新内容，使读者能在较短时间内了解论文的概况。摘要部分不能列图表，也不能出现引文，尽量不用缩略语，一般不分段落而独立成章，字数在少则几十字，多则以不超过300字为宜，一般摘要字数为200～300字。在实际论文撰写过程中，在中文摘要后面应添加英文形式的摘要，以方便文献整理与计算机索引的建立。

国内外重要的医学杂志对摘要的书写规范具有明确的结构格式要求，即四段式结构或类似的结构，具体结构如下：

1. 目的（objective） 用1～2句话简要说明研究目的及要解决的问题。

2. 方法（methods） 简述课题的设计方法、研究对象、资料收集方法、观察指标、研究内容以及统计学分析方法等。

3. 结果（results） 简要列出主要的研究结果，通常要有数据资料并明确统计学意义和临床价值，一般将最重要和最有意义的结果写在最前面，结果的表达一定要准确、具体、清楚，多以统计表的形式列出，并加以简单的文字叙述。

4. 结论（conclusions） 表达作者通过本研究最想阐明的观点，以及这些论点的意义和价值，是否有尚待解决和需要进一步研究的问题。

例10-1示范了摘要的正确书写格式。

【例10-1】 **大型综合医院病区分类方法的制订及应用**

摘要 目的 探讨适合大型综合医院病区分类的方法，对病区进行分类并应用到护理管理中。方法 以理论研究、临床调研的方法初步拟订病区分类方案，对某大型综合医院61个病区进行护理工作量调研，应用德尔菲（Delphi）专家咨询法，定量分析各指标的权重，计算工作量；确定各病区难度系数；从而计算各病区的综合得分，将得分从高到低对病区进行分类并应用于临床护理管理中。结果 全院61个普通病区按照综合得分从高到低分为3类，一类病区16个，二类病区30个，三类病区15个；然后根据分类结果进行护理人力资源配置、绩效考核、护理质控与管理。结论 将病区护理工作量和病区难度系数作为病区分类的两项主要指标，建立其评价方法，进行病区分类；应用于护理管理各个层面，是落实卫生部《医院实施优质护理服务工作标准（试行）》的具体举措，也是推进优质护理长效机制的保障。

在摘要撰写过程中，还应注意以下几点：①不得简单重复题名中已有的信息，应避免把引言中出现的内容写入摘要，不要照搬论文正文中的小标题（目录）或论文结论部分的文字，也不要诠释论文内容。②尽量采用文字叙述，不要将文中的数据罗列在摘要中；文字要简洁，应排除本学科领域已成为常识的内容，删除无意义的或不必要的字眼；内容不宜展开论证说明，不要列举例证，不介绍研究过程。③摘要的内容必须完整，不能把论文中所阐述的主要内容（或观点）遗漏，应写成一篇可以独立使用的短文。④摘要一般不分段，切忌以条列式书写法。陈述要客观，对研究过程、方法和成果等不宜主观评价，也不宜与别人的研究进行对比说明。

四、关　键　词

关键词（keyword）是从论文的题名、提要和正文中选取出来反映文章主要内容的单词、词组或短语，可以方便读者更好地了解论文的主题，起到帮助人们在检索中能通过关键词组迅速查到文献的作用。关键词一般是名词性的词或词组，个别情况下也有动词性的词或词组，通常以与正文不同的字体字号编排在摘要下方，一般每篇可选 3～8 个，多个关键词之间用分号或空格分隔，按词条的外延（概念范围）层次从大到小排列，但最后一个词语后面不能添加标点。

关键词往往需要从文题、摘要、文中小标题中选择。关键词要写原形词，而不用缩写词，要求尽量选用美国国立医学图书馆出版发行的 Index Medicus 和中国医学期刊索引中所列的主题词（MeSH），以便论文能被国内外文献检索系统收录，提高论文的引用率。如《中文版 Zelaya 艾滋病歧视量表的信度和效度》一文的医学主题词是"获得性免疫缺陷综合征"，而非"艾滋病"。论文中如有英文摘要，其英文关键词的数量与词汇应与中文关键词保持一致；未被各大词表收录的新学科、新技术中的重要术语和地区、人物、文献等名称，也可作为关键词标注，关键词应尽量采用能覆盖论文主要内容的通用技术词条。

五、正　　文

科研论文正文内容的写法多年来已形成相对固定的格式，包括前言、研究对象与方法、结果和讨论等几部分，即国内常称的四段式，国外简称为 IMRAD。在实际论文撰写过程中，并非只能采取这种一成不变的格式，而是应该根据文章的实际内容具体应用，选择最适合论文内容的格式，但是对大多数研究论文或初学者来说，采用四段式写作是必要的。

（一）前言

前言（introduction），也叫引言、导言或研究背景，是正文前面的一段短文，叙说作者写这篇文章的心理，或对这篇文章的大概及心得。前言作为论文的开场白，目的是向读者说明本研究的来龙去脉，吸引读者对本篇论文产生兴趣，对正文起到提纲挈领和引导阅读兴趣的作用。前言内容应包括论文的研究背景，国内外关于这一问题的研究现状和进展，研究思路的来源与依据，本项研究要解决的问题及研究的目的和意义。因此，前言在论文中回答"研究什么"与"为何研究"的问题。

前言的撰写方法与注意事项：①开门见山，不绕圈子，避免大篇幅地讲述历史渊源和立题研究过程。②言简意赅，突出重点，不应过多叙述同行熟知的及教科书中的常识性内容，确有必要提及他人的研究成果和基本原理时，只需以参考引文的形式标出即可。在引言中提示本文的工作和观点时，意思应明确，语言应简练。③回顾历史要有重点，内容要紧扣文章标题，围绕标题介绍背景，用几句话概括即可；在提示所用的方法时，不要求写出方法、结果，不要展开讨论；虽可适当引用过去的文献内容，但不要长篇罗列，不能把前言写成该研究的历史发展；不要把前言写成文献小综述，更不要去重复说明那些教科书上已有，或本领域研究人员所共知的常识性内容。④尊重科学，实事求是。在前言中，评价论文的价值应避免主观性臆测与评论，而是要恰如其分、实事求是，用词要科学，对本文的创新性最好不要使用"首次提出"、"该领域研究先驱"、"学术价值极高"等不适当的自我评语。⑤前言的内容不应与摘要雷同，注意不用客套话，如"班门弄斧"、"抛砖引玉"、"献丑"、"见笑"之类的语言；前言最好不分段论述，不要插图、列表，不进行公式的推导与证明。⑥前言的篇幅一般不要太长，太长可致读者乏味，太短则不易交待清楚，一篇 3000～5000 字的论文，引言字数一般掌握在 200～250 字为宜。

国外护理研究论文前言部分还包括文献回顾、理论框架等内容。文献回顾主要是为了解本次研究问题以往所做过工作的深度和广度，使读者了解前人对本类问题的研究水平和成果，对本次研究的理解有很大的帮助。

（二）对象与方法

对象与方法（sample and method）是研究论义方法论部分的主要内容，是判断论文严谨性、科学性、先进性的主要依据。撰写的内容包括研究对象、研究方法、统计分析方法等内容。

1. 研究对象　研究对象是对论文研究方向与内容作出的叙述，也是正文的重要部分之一，在论文撰写过程中应该注意以下几点：①应交代清楚研究的起止时间和研究对象的来源，如住院、门诊还是社区等，是否是随机抽样的样本，年龄、性别等一般人口学资料。如果是来自随机抽样的样本，则应详细交代随机抽样的具体方法，而不应只用"采用随机抽样的方法选取研究对象"一笔带过。②应介绍研究对象的纳入标准和排除标准。纳入研究的临床病例一定要有明确的诊断标准和确诊方法，应当是该病诊断的金标准或当前学术界比较公认的标准。有时除疾病的诊断标准外还有其他的纳入标准和排除标准。若有对照组应明确对照的选择标准。这些标准一定要具体、严格，便于研究结果推广应用或重复性验证。③介绍样本量及计算的过程，注明计算公式中各参数的确定理由，以表明本项研究结果统计学意义的把握度。④如果研究设了对照组，则要交代分组的方法，如果是随机分配，则要介绍如何实施随机分组的，如果采用分配隐藏或者盲法进行分组，则要做相应的介绍。在研究前应列出表格，比较各组间的基线资料，常包括人口学资料和主要的临床特点，并进行统计学分析，以检验所纳入研究的各组之间是否有可比性，即资料的基线均衡性或齐性检验。

2. 研究方法　研究方法包括研究设计、干预措施、测量指标及研究工具、资料收集的方法、质量控制等五个方面，具体内容如下：①研究设计：论文中应简要介绍研究设计方案，如实验性研究可用"随机对照试验"，如类实验性研究可用"不对等对照组设计"、"自身前后对照设计"等，如非实验性研究可用"病例对照研究"、"队列研究"、"描述研究"等。②干预措施：干预性研究应在论文中详细介绍干预的内容、干预的方法、干预持续时间、干预人员的组织等。同时对对照组如何实施护理也应加以描述。③测量指标及研究工具：给予研究对象实施干预措施后，会产生不同的结果，有关结果的测量指标和判断标准在论文中要有介绍。如果采用评定量表法作为研究工具，应介绍量表的内容、信度、效度、评分标准、结果判断的标准等，如果采用自行设计的问卷，则应介绍问卷的内容和结果的判断方法、问卷的内容效度如何验证、是否有与调查等。④资料收集的方法：介绍资料收集的具体步骤，包括研究是否通过了伦理委员会的审定、如何招募研究对象、如何获得其知情同意、如何实施测量或如何发放和回收问卷等，多次测量的研究尤其要对每次测量的时间点、测量内容应加以说明。⑤质量控制：严谨的科研论文常常较详细地阐述采用哪些具体措施以控制或减少在实施过程中可能出现的偏倚或干扰，比如，如何提高和准确记录研究对象的依从性、如何提高随访率、如何进行调查员的培训等。这样做更会提高论文的科学性和可信度。

3. 统计分析方法　在论文撰写过程中，应当对论文中涉及的资料分析内容、使用的统计方法进行简要介绍，并根据研究类型和所设计的数据性质进行数据处理，阐明所选择的统计分析模型。当用计算机分析资料时，应说明使用的统计学软件。

（三）结果

结果（result）是论文的核心部分，主要向读者阐述观察到的现象和收集的数据，经过整理和必要的统计学处理后，用文字叙述的形式报告出来。当文字描述冗长时，可采用统计图或表格来归纳研究结果，一篇论文的图和表不宜太多，凡能用文字说明的就不必列表，更不要将文字叙述与列图表重复使用，以减少版面消耗，并力求简练。结果撰写应按逻辑顺序描述结果，不能添加撰写者的任何主观评价。同时，必须注意研究结果的真实性和科学性，无论结果是阳性还是阴性，肯定还是否定，只要是真实的，都是有价值的，应实事求是地、具体和准确地对结果进行报告。在撰写过程中，应该注意以下几点：

1. 文字表达要求　文字表达是论文结果撰写的主要方式之一，在撰写时应该注意：①文字表达应该围绕主题，重点突出。一项研究，可能得出多个方面的结果，可以从不同的角度写出几篇论文，但就某一篇论文而言、要紧扣主题切忌面面俱到。②一般应对所得数据进行统计学处理，并给出具体的统计值。如百分比、均数、标准差、t 值、F 值或卡方值等统计量、P 值等。③文字表述层次要清楚、逻辑严谨，为结论和讨论埋下伏笔。

2. 表格的设计与要求　表格有助于将多组数字分类分层表达，使阅读者对科研结果一目了然，表格的设计要合理规范，详见第九章。

3. 图的展示与要求　用图形展示结果可起到更形象、更直观的效果。图表应采用计算机制作，并贴在论文相关位置，应在图形下方添加标题。在论文实际撰写过程中，常用的图表主要有线形图与直条图两种，线形图常用于表达通过干预后结果随时间推移所发生的动态变化；直条图常用来比较各独立事件的发生频率。在某些情况下，需要论文撰写者采用原始图片或照片，则应该注意图片质量，尽量保持清晰，必要时可以通过计算机专业绘图软件进行处理，详见第九章。

（四）讨论与结论

1. 讨论（discussion）　讨论是针对研究结果的各种现象、数据及资料进行理性的分析、解释、推理和评价，如指出结果的含义、解释研究结果的机制、研究结果是否证实或否定了有关假设等。通过在论文中进行讨论，可以将结果与以往研究或观点进行对照，并提出自己的见解，还可探索今后的研究方向和思路等。讨论部分是论文的精华和中心内容，在实际论文写作中，篇幅一般会占到全文的三分之一左右，撰写时应注意讨论部分必须与本文结果紧密联系，同时分析过程要多结合理论和以往的研究，并准确标注引用参考文献。

2. 结论（conclusion）　结论是从研究结果中概括出来的新论点，是阐述论文主要成果的重要部分。论文撰写者需要经过缜密的科学研究与细致的讨论验证后得出，不能通过一次或几次研究工作就很快下结论，而是要有很多次重复后才能确定，论文撰写者一定要慎重思考后才能下结论。

（五）致谢

一项科研成果或技术创新，往往不是独自一人可以完成的，还需要各方面的人力、财力、物力的支持和帮助。因此，在论文的末尾应该列有"致谢"（acknowledgement），主要对于在课题研究或论文撰写过程中给予某些指导、帮助、支持、协作或提供技术信息、物质或经费支持的单位和个人。这些单位或个人为整个科研工作或理论创建同样付出了劳动与智慧，而又不符合作者署名的原则和条件，故在致谢中对其贡献给予肯定并表达谢意。致谢原则上应该征得被致谢者的同意，不宜私自决定，致谢一般单独成段，放在正文之末和参考文献之前。

六、参考文献

参考文献（reference）是论文中的重要组成部分之一，是在论文中引用过的文献清单，主要作用是指导论文的立题，旁证论文的观点，提示信息的来源。通过引用参考文献，作者将自己的研究同他人的研究联系在一起，为作者的论点提供可靠依据，也是尊重他人工作和严谨工作作风的体现。

在实际论文撰写过程中，参考文献的选取应该遵循以下要求：①必须是作者亲自阅读过的最新（近3~5年为主）公开发表的全文，对本文的科研工作有启示和较大帮助，与论文中的方法、结果和讨论关系密切。②引用参考文献应以公开发表的原著为主，未发表的论文及资料均不宜作为参考文献被引用。③引用参考文献数量常常为10~20条。④引文的论点必须准确无误，不能断章取义。⑤所列参考文献必须采用统一的书写格式和标注方法。⑥引用的参考文献均应在论文正文中，按照出现的先后次序，将序号注在引用处的右上角外加方括号。

各个学术期刊对参考文献的著录格式有明确的规定，目前国内医学期刊通常采用国际上生物医学期刊广泛接受的温哥华格式，按参考文献在文中出现的先后顺序，用阿拉伯数字连续编号，当正文中引证时，将其所需的序号标注于所引学者、有关词组或段落相应处的右上角方括号内。书写时，两篇相邻序号或两篇以上不连续序号以逗号分开，如［1，2］、［1，3，7］；三篇或三篇以上连续的序号，只写始末序号，中间用范围号（~）连接，如［1~3］。在温哥华格式中，期刊与书籍的著录格式有所差异：

1. 期刊著录格式：序号 作者. 文题. 刊名，年份，卷（期）：起页-止页。例如：［1］张波，李喜发，卢明月，等. 糖尿病性肠胃病的病发机理［J］. 世界华人消化杂志，2002，14（29）：2123-2125.

2. 书籍（专著）著录格式：序号 作者. 书名. 版次. 出版地：出版商，年份：起页-止页。例如：［15］王长虹，丛忠. 临床心理治疗学［M］. 北京：人民军医出版社，2001：55-82.

3. 国外文献著录格式：与中文期刊著录格式基本一样，但外国人名惯用姓全写，首字符大写，名仅列出字首第一个字符，大写；中国人名则写全称。例如：［7］Benner P，Green J. The Primacy of caring：stress and coping in health and illness［M］. Menlo Park，CA：Addition Wesley，1989：192-193.

另外，还应该注意以下几个问题：①不同期刊格式要求不同，建议投稿前仔细阅读投稿须知。②严格按照格式要求，特别注意标点符号。③作者姓名注意姓在前，名在后，姓名之间空一格。④1~3名作者时，要求将作者姓名都列出，中间加逗号；3名以上作者时，要求列出前3名作者的姓名，中间以逗号隔开，后加"等.（英文用 et al.）"，近年来有将所有作者列出的趋势。⑤文献类型标志中期刊用［J］，专著用［M］；引用外文期刊名称要缩写名称，中文期刊写全称。

第三节　综述的撰写格式

一、综述的概念及特点

综述（review）是指作者在阅读大量原始文献后，就某一时间内，作者针对某一专题，对大量原始研究论文中的数据、资料和主要观点进行归纳整理、分析提炼而写成的论文。综述属三次文献，专题性强，包含大量的最新研究信息，有利于指导读者的实践，也为研究人员选择研究方向、寻找科研课题提供重要线索和依据。综述涉及范围较小，具有一定的深度和时间性，能反映出这一专题的历史背景、研究现状和发展趋势，具有较高的情报学价值。阅读综述，可在较短时间内了解该专题的最新研究动态，可以了解若干篇有关该专题的原始研究论文。国内外大多数医学期刊都辟有综述栏目。

综述作为一种科研成果的展示形式，与论文具备同样的科研价值与学术价值，与论文相比，综述具备以下几个特点：①综合性：综述要纵横交错，既要以某一专题的发展为纵线，反映当前课题的进展；又要从本单位、省内、国内到国外，进行横的比较。只有如此，文章才会占有大量素材，经过综合分析、归纳整理、消化鉴别，使材料更精练、更明确、更有层次和更有逻辑，进而把握本专题发展规律和预测发展趋势。②间接性：综述是概括地回顾、整理已发表的一次文献，即以他人的研究结果为素材，不需要研究者本人进行实地研究。③评价性：综述不是简单地堆砌和罗列一次文献中的材料，而是基于自己的学识对相关内容进行分析和评价，作者的见解和观点透过相关内容的叙述而得以体现。④系统性：综述是围绕某一问题进行系统、全面的阐述，篇幅较原始科研论文要长。⑤先进性：综述不是写学科发展的历史，而是要搜集最新资料，获取最新内容，将最新的医学信息和科研动向及时传递给读者。

二、综述的写作步骤

（一）选题

综述选题是对文章研究内容与方向的确定，一般需要根据个人的实践领域和研究兴趣来选择。撰写者如果在实践过程中发现需要对某些问题进行归纳、提炼，或某些专题研究近年来发展较快，有必要进行综合评价，可以以此作为选题方向。撰写者只有把查阅的文献与自己熟悉的领域有机地结合起来，才能将所选主题写得深入透彻。

除此之外，综述间接性的特点决定了综述的选题更多地取决于所获取的文献资料的情况。综述的选题同样强调新颖性，写作时如果无法获得最新的文献资料，那么写出的综述可能如"坐井观天"，或者是所述内容早有综述发表或已成定论；或者是因相关的研究成果过少，影响到综述的成文。但并不是相关文献资料越多越好，如果综述的文题过大，虽然拥有大量文献可以查阅参考，但是可能会因作者知识水平欠缺、收集文献不全面、受篇幅限制等原因无法把问题写清楚或分析透彻。因此，文题的大小应由可获得的文献资料决定。

例10-2举例分析了综述选题的思考过程。

【例10-2】 以"小儿麻痹症患者的护理"为题，写作内容可包括患者的生活护理、饮食护理、居家安全护理、心理健康护理、肢体康复护理等多方面内容，作者无法做到面面俱到，就会显得题材过大、内容空洞；如果作者选择"小儿麻痹症患者的饮食护理"，则更具体。但饮食护理还包括营养、热量、量度、禁忌、损益等方面，仍然显得范围过大；而作者可以进一步缩小范围，写"小儿麻痹症患者营养平衡护理"，即体现出选题的新颖性同时也可以将主题写清楚。需要注意的是，如果撰写时对小儿麻痹症患者营养平衡的研究文献过少或缺乏高质量的文献，则应扩大至上一级选题，以获得足够量的文献。

（二）收集和整理资料

确定选题后，首先要大量地收集和阅读相关材料，并注意关注关于该选题的最新研究进展，以保证综述撰写的时效性。查阅引用参考文献时，应先选择近期的（近2~3年），后选择远期的，一般不应选择5年以上的文献。对于正文中需要阐述的理论和概念，应适当引用权威性的专著或教科书。同时，为保证参考文献的完整性和准确性，中文文献和英文文献都应该进行搜索，以原始文献为引用标准。

其次，在广泛阅读资料基础上，应选择有代表性的、权威性的文献进行精读。在阅读过程中，需要做好摘录以方便正文的撰写。摘录内容包括：作者、文题、刊名、年、卷、期、起止页、研究目的、研究方法、主要结果和结论，可以以表格的形式加以记录，见表10-2。

表10-2 参考文献摘录表

编号	著录项	研究目的	研究方法				研究结果	主要结论
			研究对象	样本量	科研设计	研究工具		
1								
2								

（三）草拟提纲

提纲是一篇综述的整体框架，可以表达作者的写作思路，区分详略内容。提纲的重点是确定前言的内容和正文的各级标题，要求紧扣主题、层次分明、提纲挈领。需要注意的是，撰写者应该在提纲中将摘录文献的编号分别置于相应标题之下，见例10-3。

【例10-3】 在进行综述"宫颈癌患者应对方式的研究进展"提纲草拟的撰写时，可按照如下格式：

前言部分：概述宫颈癌的发病率，指出该病特点（发病率高、死亡率低），引出宫颈癌患者应对方式的大致现状和意义，以此确立本综述的立题依据和本综述的目的。

中心部分：

1. 应对的定义（文献1、2）

2. 宫颈癌患者的应对类型

2.1 屈服（文献3、4）

2. 2 回避（文献5）

2. 3 面对（文献6~9）

3. 宫颈癌患者采取不同应对方式的影响因素

3. 1 学历和职业（文献3）

3. 2 病期（文献10、11）

3. 3 人格（文献2）

3. 4 心身症状（文献8）

3. 5 社会支持（文献10~12）

4. 运用危机干预理论，帮助患者积极应对

4. 1 危机干预理论简介（文献13）

4. 2 危机干预措施（文献13、15）

5. 小结：强调宫颈癌患者应对方式对预后的影响。概括宫颈癌患者积极的应对方式，指出今后护理干预的方向。

三、综述的写作格式和要求

综述格式包括文题、著者、摘要、关键词、正文、参考文献等几个部分。其中正文部分包括前言、主体和小结。作者署名、关键词等部分与护理论文撰写要求相同。

（一）文题

综述的文题主要由综述涉及的对象及说明构成，如"癌因性疲乏的护理研究进展"中的"癌因性疲乏的护理"是综述的对象，"研究进展"是说明语。目前国内约有一半的综述以"进展"、"……的研究进展"、"最新进展"、"……新进展"为题，导致综述文题缺乏新意。而且，很多综述虽以"进展"为题，但其实文中并未体现出最新的研究成果，结果显得文题与内容缺乏逻辑上的紧凑性与严谨性。因此在为综述定名时，需选择更为贴切的说明语。如"近况"、"因素分析"、"……应用"等。

（二）摘要

综述的摘要属于指示性摘要，需要反映出论文的主题思想，不能过于简单，使读者难以获得全文纲要性的信息。摘要一般仅概括论文报道的主题，而不涉及具体的数据和结论，字数不能过多，应该控制在200字以内，不能在摘要中详细介绍选题背景和意义。需要注意的是，由于摘要是对下文的概括，无须再使用"本文"、"作者"等第一人称的词。如"宫颈癌患者应对方式的研究"一文的摘要为：本文介绍了中外多位研究者对应对的定义，重点分析了宫颈癌患者屈服、回避和面对3种主要应对类型，以及患者采取不同应对方式的影响因素，并提出运用危机干预理论，帮助患者积极应对癌症，提高生活质量。

此段摘要尽管语句简练，但囊括了全文的各段主题（见例10-3综述提纲），使读者对全文结构一目了然。

（三）前言

前言一般300字左右，内容包括介绍有关概念或定义和讨论范围、相关护理问题的现状、存在问题、争论的焦点和发展趋势等，说明综述目的和意义以引出正文。前言应简明扼要，不应大量描述与本文综述无关的内容，例如原文主题是综述胃癌患者的生活质量，但在

前言中花了较大篇幅介绍胃癌的检查和治疗方式，就属于与综述主题关系不大的内容。

（四）主体

主体是综述的主要部分，以论据和论证的形式提出问题、分析问题和解决问题。综述主体无固定的写作格式，可以采用纵式写法、横式写法以及纵横结合式写法等写作方法。

1. 纵式写法　"纵"的意思是纵观历史发展，主要围绕某一专题，按时间先后顺序或专题本身发展层次，对其历史演变、目前状况、趋向预测做纵向描述，从而勾画出某一专题的来龙去脉和发展轨迹。纵式写法要把握脉络分明，即对某一专题在各个阶段的发展动态做扼要描述：已经解决了哪些问题，取得了什么成果，还存在哪些问题，今后发展趋向如何，对这些内容要把发展层次交代清楚，文字描述要紧密衔接。撰写综述不要孤立地按时间顺序罗列事实，把它写成了大事记或编年体。纵式写法还要突出一个"创"字，有些专题时间跨度大，科研成果多，在描述时就要抓住具有创造性、突破性的成果详细介绍，而对一般性、重复性的资料就从简从略。这样既突出了重点，又做到了详略得当。纵式写法适合于动态性综述，这种综述描述专题的发展动向明显，层次清楚。

2. 横式写法　"横"是指横栏国际国内发展状况，是对某一专题在国际和国内的各个方面，如各派观点、各家之言、各种方法、各自成就等加以描述和比较。通过横向对比，既可以分辨出各种观点、见解、方法、成果的优劣利弊，又可以看出国际水平、国内水平和本单位水平，从而找到差距。横式写法适用于成就性综述，这种综述专门介绍某个方面或某个项目的新成就，如新理论、新观点、新发明、新方法、新技术、新进展等。因为是"新"，所以时间跨度短，但却引起国际、国内同行关注，纷纷从事这方面的研究，发表了许多论文，如能及时加以整理，写成综述向同行报道，就能起到借鉴、启示和指导的作用。

3. 纵横结合式写法　纵横结合式写法是指在同一篇综述中，同时采用纵式与横式写法。例如，写历史背景采用纵式写法，写目前状况采用横式写法，通过纵、横描述，才能广泛地综合文献资料，全面系统地认识某一专题及其发展方向，作出比较可靠的趋向预测，为新的研究工作选择突破口或提供参考依据。

主体部分的写作需注意以下几点：①注意综述的逻辑性、综合性。将分散在各篇文献中的论点、论据提炼出来，并按一定的逻辑思路列出综述的大纲，切忌将原始文献中的观点罗列堆砌，没有分析、归纳和提炼。②注意综述的评述性。应在已有材料的基础上客观地发表议论，对专题的研究现状、水平、条件等进行具体分析，比较其优劣，陈述其利弊，并对其专题研究的发展方向作出预测。例如一综述中写道："乳腺癌改良根治术后开始进行肢体锻炼的时间尚存争议。Hamber 将术后第 1 天开始肢体锻炼和第 8 天开始锻炼的患者进行比较，发现后者的引流量少于前者，引流时间也相对缩短，但差别无统计学意义，同时，在肩关节功能上两者亦无显著差别。但该研究两组样本量分别为 31 例和 28 例，显然过少，有待进一步的大样本研究证实。"这种写法具有一定的评述性。③正确引用文献。综述中对引用文献中的概念定义、观点、疾病发生率等数据、以往的研究等均需要进行准确的文献标引。引用的文献必须是亲自阅读过的原文，应避免将其他论文中的语句直接复制，在理解的基础上，须用自己的语言加以总结和表述。引用时应注意语言的规范性和适合性，表述文献观点时应注意使用语句的恰当性，阐述的观点或结论应注明其来源。例如：不当表述：研究表明，医护人员未完全掌握心肌梗死患者康复期的精神生物学动态特征。建议改成：Lambalot 和 Carter 的研究显示，医护人员尚未完全掌握心肌梗死患者康复期的精神生物学动态特征。④客观、全面地阐述不同观点。对各学派或研究中一致或不一致的观点均应回顾。对不同的意见，肯定的在前，否定的在后，并尽量解释不一致的原因。⑤表述详略得当。对于密切相关的研究应做细节描述。类似结果的研究可合并介绍，已经成为常规或共识的内容可不提或简单阐述。例如：癌因性疲乏主要与癌症治疗、抑郁、贫血、营养、认知因素、用药、疼痛、睡眠紊乱、代谢异常等有关，本文重点阐述癌症治疗的影响。其他因素在以往的癌因产生疲乏的综述中已有论述，故不在此重复论述。

（五）小结

小结部分应与前言部分相呼应，即小结对前言部分提出的问题应给予一个较明确的答案或回答。可概括性地总结综述主体部分提出的各种观点、研究结果、最终结论，并加以比较，从而指出未来的发展趋势。如果综述缺少小结部分，或小结的内容与中心部分无关，没有归纳总结文献的观点、结果和结论，而是仅仅叙述作者观点和看法，则不是一篇合格的综述。

（六）参考文献

参考文献是综述的重要组成部分，综述列出的参考文献数量要比一般科研论文多，因为综述的写作内容主要依据文献而来，故应将文中引证的论点数据、研究或实验结果的文献来源列于文末，以便读者查阅。应该注意的是，尽量避免引用所阅读的文献中所引用的文献，因为经过多次引用后，有些文献已经改变了语句的原意或在原始文献中根本无法找到相应的观点。另外应仔细检查文献编码顺序，避免排序错混。写作时可以使用计算机专业参考文献管理软件，以保证文献组织和标引的准确性。

综述初稿完成之后，作者应反复修改和补充，或请同行予以审定，避免在成文中可能出现的错误和不妥之处。审定文稿应着重注意下列各点：①资料来源是否翔实。②引用文献是否正确。③文稿的节段划分是否合理。④符号、计量单位、数值是否正确一致。⑤名词、用语是否规范。⑥文稿中是否有产生歧义或可能引起误解的文字。

第四节　案例报告的撰写格式

一、案例报告的概念及特点

护理学非常注重经验的分享与交流，许多论文专门介绍护理工作的经验与体会，在这种情况下，护理论文与综述的结构与格式已经不再适用。因此，在学术界专门有一类着重总结临床护理工作经验的论文形式，即案例报告。

案例报告，又称为案例分析报告，以临床实践中的实例为研究对象，通过对该实例的特殊性进行分析解读与理性思考，总结出工作过程中的经验和体会，交流与分享该类案例临床护理中表现出的个性特征和共性规律。护理案例报告属于资料分析的范畴，也是学术论文中较常见的一种论文形式，有利于临床护理工作者重新认识个别事件、整理思维、更新概念、积累资料，并可从中获得一些新观点、新知识，为进一步开展研究与工作具有参考意义。

案例报告作为论文的一种，要求具备一定的科学性与严谨性。同时，案例报告还具有以下几个特点：

（1）案例报告中的实例数量不受限制，可以选取一例特殊患者进行研究，也可以是具有共同特征的一类人，或者能够反映案例核心理念的某几个人或集体的综合。

（2）所选案例应具有特别的意义，能给读者新的启发和认识，包括：①报告中的案例应该存在一定的特殊性，如罕见案例或并发其他少见疾病报告、经过实践验证的新型护理经验等。②护理案例报告的病例可以不存在特殊性，但是在护理措施上要具有特殊性。

二、案例报告的写作

案例报告由文题、作者署名、摘要、关键词、前言、案例介绍/临床资料、主体、小结和参考文献等部分组成，其中作者署名和关键词基本格式要求与论文和综述相同。

（一）文题

案例报告的文题需点明涉及的研究例数、研究对象和干预措施，如"1例少儿阑尾切除手术期患者的护理"。案例报告的文题应突出选题的创新性，向读者阐明该报告想要反映的问题。

（二）摘要

案例报告的摘要属于指示性摘要，主要撰写病例概要与护理设施摘要等信息，一般100~150字，例10-4是"1例一穴肛伴先天性右肾缺如患儿的围术期护理"的摘要。

【例10-4】 摘要 一穴肛是较罕见、仅见于女性的畸形，女婴出生后由于无肛门，会阴部只有一个开孔。人们很容易认定孩子有畸形，但立即诊断为一穴肛有难度，因该畸形比较罕见，所以矫形术术前术后的护理显得尤为重要。本文报告1例一穴肛伴先天性右肾缺如患儿，并进行矫治成形术，围术期施予适当的护理干预，取得满意效果。

（三）前言

前言旨在提出研究的临床护理问题和论文写作的目的，内容包括案例中所讲述的疾病概念、该疾病的治疗方式、普及范围、发生率或死亡率、治疗护理现状等基本信息，一方面增加读者对该疾病的认识，另一方面引出个案，字数不宜太多，一般为150~250字，例如论文"1例坏死性淋巴结炎的护理"的前言这样写道："组织细胞性坏死性淋巴结炎，亦称坏死性淋巴结炎或菊池病，1972年首先由日本学者Kikuchi报道，现国内陆续有报道。该病临床表现缺乏特异性，诊断主要依据淋巴结病理学检查。某医院于2010年8月确诊了一例坏死性淋巴结炎的患者，现将护理报告如下。"该前言使读者对疾病的基本情况有了一个清楚的了解。

（四）案例介绍/临床资料

案例介绍（临床资料）是确定整篇报告内容与研究方向的部分，内容应详略得当，应重点介绍护理方面的内容，而不要过多介绍医师的诊断过程。案例介绍（临床资料）应与文章后面介绍的护理措施所要解决的问题相呼应，起到引出下文的作用。病例介绍/临床资料包括以下内容：患者的一般资料；疾病的发生、变化和结局；与护理措施相关的病例资料。病例资料的书写示范，见例10-5。

【例10-5】 患者，男，72岁。类风湿关节炎加重致肢体功能障碍，卧床3个月伴发热1周，于2006年2月16日入院。查体：T 38.8℃，P 104次/分，R 23次/分，BP 110/70mmHg，患者意识清楚，被动卧位，全身营养不良，大小便失禁。左右足跟分别有一5cm×5cm、5cm×6cm的压疮；骶尾部有一4cm×5cm的压疮；左右肩胛处分别有一7cm×6cm

的压疮，创面均有脓液及腐烂组织，有恶臭，周围组织水肿红润明显。压疮危险因素评分23分，属极度危险。护理诊断为Ⅳ期压疮合并感染。在住院期间，患者曾两次发生高热，经抗感染、全身营养支持等治疗，患者一般情况好转，局部给予压疮换药，清除坏死液化组织，其足跟的创面经数次清创换药后表皮结痂，经过6个月的治疗和护理，创面愈合。

（五）案例报告主体

案例报告主体是个案护理写作的重点内容，应按护理类别详细介绍护理方法、护理措施及具体作法，特别是根据个体情况采取的一些创新尝试和独特作法，要详细具体介绍，以体现文章的特色。主体部分的写作有两种常见的格式：

1. 护理程序格式　护理案例报告的格式可按照护理程序的思路进行资料组织和论文写作，包括健康评估、护理诊断、护理计划、护理实施、护理效果和效果评价六部分。

2. 医学案例报告主体　目前国内期刊上多采用与医学案例报告相似的写作格式，正文主要由护理措施、讨论组成。

（1）护理措施：护理措施的写作注意事项为：①必须详略得当，对于特殊案例的选题，必须介绍采取的特殊护理措施，对于常规化的护理措施则一带而过或不写。②对于具体的护理方法，需详细、具体，使读者阅读后能够参照实践。③案例报告属于经验型论文。目的是介绍作者的具体做法，供他人借鉴。因此护理措施部分必须强调"做了什么"而不是"应该做什么"。④每项护理措施介绍后需评价护理的效果，如有无并发症发生、患者的接受程度、对护理是否满意等。⑤对所采用的措施如果综合了以往报道的方法，或对措施机制的阐述，均应标注文献出处。

（2）讨论部分：讨论的内容可以是分析所采取措施的原因，介绍护理措施的理论依据。讨论是案例报告的重要组成部分，有些论文将讨论的内容合并在相应的护理的措施中介绍。

（六）小结

小结可与前言前后呼应，总结本案护理特点，在护理工作中有什么体会和感受，提出今后的研究方向。

（七）参考文献

案例报告的参考文献相对其他类型的论文数量较少，但文中提及的概念、治疗护理现状及理论依据等内容必须标明出处，供读者查阅。

学习小结

埋首数载，只为一朝喷薄，当到了硕果累累的收获时节，该用一种怎样的方式，把自己的研究成果展现在世人面前？对临床护理工作和研究者来说，也许不求名利，但需要认可，因为那是对多年辛勤付出的一种尊重，更是对自我价值的一种实现与肯定。因此，写好一篇论文，就意味着对学术高度的衡量，更意味着对人生价值的不断攀升。认真掌握论文的写作方法，将研究成果用信息的形式带到实践中不断帮助和影响后来者的工作与认知，正是科研工作者辛勤付出汗水与心血的动力，更是我国护理学不断发展的不竭源泉。

（官　计）

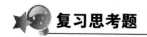 **复习思考题**

1. 护理论文的基本组成部分和撰写的基本步骤是什么？

2. 护理论文的三种形式在结构与格式上有哪些异同点？什么是温哥华格式？

3. 护理论文摘要撰写的四段式写法的结构是什么？如何在撰写综述时避免不当表述？

4. 在以后的护理论文撰写过程中，有哪些需要注意的问题？

5. 运用所学知识，尝试写一篇护理论文。

第十一章

循 证 护 理

学习目标 ▶▶▶

通过本章学习，学生能够：

1. 描述循证护理的产生背景及意义。
2. 解释循证护理的概念及基本要素。
3. 概括证据的寻找策略。
4. 阐明对文献研究设计的评价内容。
5. 归纳系统评价的步骤。
6. 说明证据的分级及推荐级别的意义。

情 景 导 入

某市三级综合医院护理部开展对患者意外事件的管理工作。前6个月的资料显示，意外事件中非计划拔管和跌倒分别占第1位和第2位。科内讨论后提出一系列应对措施，其中包括对所有放置引流管患者给予一侧或双侧上肢约束，以减少非计划拔管事件的发生。然而接下来12个月的资料显示，跌倒有增无减，拔管发生率没有下降，身体受约束的患者对护理服务满意率明显下降。请问：护理中采取约束患者肢体的措施是否安全有效，如何在国内外众多的护理文献和书籍中寻找可靠的研究证据开展循证实践？

护理是实践性极强的学科之一，其学科内涵和实践方式必须以科学证据为依据。循证实践是以研究结果为依据，根据最佳证据作出护理决策、制订护理方案、开展护理实践、评价护理结局的过程。

第一节 循证护理的概述

一、循证护理产生背景

目前，全世界每年有200多万医学论文发表在22 000多种生物医学杂志上；2004年全球护理期刊已达 200 余种，哪些研究是临床医护人员可以迅速有效利用的信息？鉴于此，英国内科医师、临床流行病学家 Archie Cochrane 于 20 世纪 70 年代提出，医疗卫生领域需要对大量已经发表的临床科研结果进行分类整理和综合，以便为临床工作人员提供决策所需的可靠证据。1991 年 McMaster 大学的临床流行病学专家 Guyatt 最先使用循证医学（evidence-based medicine，EBM）这一术语，1992 年加拿大 Lsackett 等对循证医学的概念进行了整理和完善，其核心思想是审慎地、明确地、明智地应用当代最佳证据，对个体患者医疗作出决策。1992 年英国牛津大学成立 Cochrane 中心以纪念 Cochrane 对循证医学的先驱性贡献，并于 1993 年成立世界 Cochrane 中心协作网，开始为全世界对循证医学感兴趣的人员提供数据收集和整理工作，对医学文献进行系统评价。经过几十年的发展，循证医学已从最初的临床医学领域拓展到护理学、医学教育、预防医学、医疗卫生决策等领域。1996 年英国 York 大学护理学院成立了全球第一个"循证护理中心"，1998 年该中心与 McMaster 大学共同创办了"Evidence-based Nursing"杂志，组织进行护理实践活动的专题系统评价，并发表其结果为广大护理工作者提供可借鉴的最佳证据。在我国，四川大学华西医院于 1999 年首先开始对护理人员进行循证实践的相关培训，并将循证护理的方法应用于临床实践。复旦大学护理学院于 2004 年 11 月成立国内第一个循证护理中心，致力于推广循证护理实践，进行证据转化、证据传播、证据应用，翻译并传播"最佳护理实践临床指南"，以推动我国临床护理实践的发展。

二、循证护理的概念

循证护理（evidence-based nursing，EBN）可简单地理解为遵循证据的护理或直译为"以证据为基础的护理"。证据是"可获得的事实"，证据也可以是一种信念、议题，或对某件事情是否真实有效的判断。循证护理可定义为护理人员在计划其护理活动过程中，审慎地、明确地、明智地将科研结论与临床经验、患者愿望相结合，获取证据，作为临床护理决策依据的过程。循证护理是一种护理理念和工作方法，其核心思想是在护理实践中遇到问题时，不能单凭临床经验、直觉或惯例作出护理决策，而应当遵循科学原则和研究证据。与传统的护理相比，循证护理有几个特点：首先，强调以患者为中心的整体护理模式；其次，慎重、合理地应用当前所能获得的最佳护理研究证据，不是死板教条地照搬使用，而是根据护士自身的经验结合患者的具体情况有机、灵活地使用证据；第三，通过循证护理实践，可以为护理科研提出相关的课题或假设。护理科研的目的就是找出那些既有效、安全，又经济可行的护理措施，并加以推广应用。循证护理实践的含义包括产生证据和使用证据两方面。护理人员一方面从事科研工作，是证据的生产者，另一方面护理人员在临床实践中使用科研证据，评价其效果，是证据的使用者，因此护理工作者在开展循证护理时可以同时扮演研究者和使用者两种角色，或其中之一。

三、循证护理的基本要素

（一）获得最新、最佳护理研究证据

循证护理的核心特征是"遵循研究证据进行护理"，亦即强调在实践过程中关注并使用

已有的"最好的研究证据",这些证据必须是经过严格界定和筛选获得的最新、最佳证据。在选择证据时应评价其研究设计是否科学合理,研究结果是否真实可靠,干预方法是否对患者有益,是否可提高护理质量等。此外,循证护理应注重证据的多元性,既重视量性研究资料的意义,也注重质性资料和叙述性研究的价值。

(二)充分考虑患者的需求

现代护理观强调为患者提供个性化、人文化的护理。患者的需求和愿望是开展循证决策的核心,任何先进的诊疗手段首先必须得到患者的接受和配合才能取得最好的效果。因此应根据患者的病情、个人经历、价值观、家庭条件等的不同分析患者不同的需求,尽可能满足患者个体的利益和需求为目的,遵循最科学的证据,必要时不惜打破常规。

(三)充分运用护理人员丰富的临床经验和实践技能

护理人员是与患者接触最多的医务人员,护理人员能否敏感地觉察到临床问题,能否将文献中的证据与临床实际问题实事求是地结合在一起,很重要的前提是护理人员丰富的临床经验、敏锐的思维能力以及熟练的实践技能。

第二节　循证护理实践的基本步骤

一、循证护理问题的确立

护士在临床实践中每天都会遇到很多护理方面的问题,如术前只能采用剃毛的方式备皮吗?保留导尿管更换的时间是2周吗?压疮患者的创面能否用鹅颈灯烘烤?外周静脉留置针的封管液是用生理盐水还是肝素?既往解决方法多源于护士的经验和直觉,并未得到证实而在临床中应用。为了找到最佳证据,并指导临床实践,需要对相应问题进行循证。

需要循证探索的问题应具有临床价值,并有可能通过循证得到答案。这些问题不仅应包括护理措施是否有效、安全、节约成本,而且应该包括其可靠性、精确性、健康结局的决定因素、患者体验的本质等。为了获得一个贴切的答案,提出的问题应简明、准确、具体。

一个理想的临床问题应包括以下4个要素:研究对象(population)、干预类型或暴露类型(intervention/exposure)、对照措施(control/comparison)、结局(outcome),即国际上常用的PICO。对于质性研究问题主要包括两个部分,即干预对象(Population)和情境(Context)。

【例11-1】　最近医院妇产科打算开展新生儿游泳项目,因为有资料显示新生儿在游泳过程中,由于水的压力、浮力和水温等可引起新生儿的神经、内分泌系统一系列良性反应,可促进新生儿的生长发育。现在医院需要你提供确切的证据,来决定是否开展这个项目。

研究类型:定量研究。

初步形成的问题:让新生儿游泳可以促进生长发育吗?

进一步思考:一个可以回答的结构化问题,应该包括以下几个方面的信息,即干预人群、干预、对照措施和结局。上述提出的问题虽然明确了干预对象和干预措施,即新生儿和游泳,但缺乏有关干预结局方面的具体信息。考虑到常用的新生儿生长发育指标,可以选择体重作为结局指标。结构化问题的四部分内容如下：

P：新生儿

I：游泳

C：不参加游泳

O：体重

形成的结构化问题：让新生儿做游泳锻炼可以增加体重吗？

【例11-2】　　医院对糖尿病出院患者推荐自我血糖监测以便了解其血糖变化，帮助其对饮食和生活方式作出相应的调整，并帮助医师对治疗方案的调整和对潜在并发症危险的评估。但是，实际工作中患者坚持每天1次自我血糖监测的比例较少，你想弄清楚是什么原因使这部分糖尿病患者不能坚持自我血糖坚持。

研究类型：定性研究。

初步形成的问题：糖尿病患者为什么不能坚持自我血糖监测？

进一步思考：定性研究的问题主要是两个部分组成：一是干预对象，二是临床情境。以上的问题中缺乏有关干预对象和临床情境的确切信息。

P：出院的糖尿病患者

C：不能坚持至少每天一次的自我血糖监测

形成的结构化问题：为什么在出院的糖尿病患者中有人不能坚持至少每天一次的自我血糖监测？

在临床实际护理工作中，一个患者往往同时会有很多护理问题需要处理，而实际临床工作繁忙，要获取每个问题的答案是不现实的。这时，就需要根据具体化的原则对这些问题进行取舍和排序。首先，要选择与患者利益最相关的，或是患者最迫切需要解决的问题；其次，要综合考虑自身的知识能力、临床条件等。具体可参考以下问题顺序：

1. 哪个问题对患者切身的利益最为重要？

2. 哪个问题与自身知识的需求最为相关？

3. 哪个问题在有限时间内最有可能获得答案？

4. 哪个问题对你或者患者来说最感兴趣？

5. 哪个问题在你的临床实践中最有可能重复发生？

二、证据的寻找

成功的循证实践活动取决于是否能找到有力的证据，一般来讲，研究结论、专家经验、公认的论断都是产生证据的合理方式，但并不是所有的研究结果、专家经验都可以成为证据，而是需要经过严格的界定和筛选获得。全面收集证据是进行循证护理实践的一个重要步骤。通过系统的文献检索，为循证护理实践获得最佳证据奠定基础。

（一）证据检索策略

1. 明确要查询问题的4个要素（PICO）并确定检索的主题词、关键词。

2. 查找二次文献　实际工作中选取数据库检索证据的一个有效途径，就是从加工过的二次文献开始，即从那些由专家对研究的科学强度进行筛选评估后给出的报告入手。如图11-1所示，所有不同形式的证据都来源于原始临床研究，不同在于高优先级的数据库由具备一定资格的专家依据明确、清晰的评定方法对原始临床研究结果的科学性作出了评定，根据他们给出的结论和建议可以在短时间内获得指导临床决策的证据。

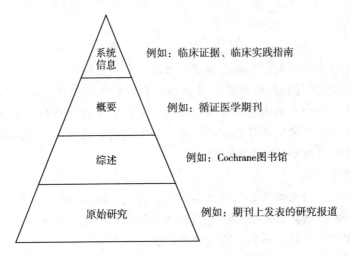

图 11-1 循证医学信息查询优先级

查询证据首先应从最高级的循证系统信息（systems）开始，其中包括经专家筛选并作出评估的计算机快速查询系统，如临床证据；还包括循证临床指南，即依据系统评估过的证据所推荐的临床指导性建议。如果这一级没有查询到这类内容，那下一步可以查询循证信息概要（synopses），即将有关研究中的方法学和结论信息高度压缩提供的摘要，如一些循证医学杂志提供这方面的信息。再下一级是临床研究的综述（syntheses），它是针对某个临床问题的研究作出的系统综述或 Meta- 分析，如 Cochrane 图书馆的系统综述。最后是临床研究文献数据库，如 PubMed、CINAHL、中文数据库中的中国生物医学文摘数据库（CBM）、中文生物医学期刊数据库（CMCC）等。

3. 查找来自原始研究的证据　来源于原始研究的结论需要经过严格的质量评价。这些研究包括：①随机控制组实验研究（RCTs）；②基础研究领域的量化研究；③质性研究；④系统的案例研究；⑤单一个案实验；⑥人类学研究；⑦自然情境中的生态研究；⑧荟萃分析。这些研究都有一定的信度与效度，相对个体零碎的经验而言更为可靠，实践者可以根据不同实践情境的需要，选取与采纳不同的研究证据。定量研究中随机控制的实验性研究结果能提供最有力的实证，是卫生保健系统实践活动中设计最精密、最能科学反映干预效果的实证，被称为"最佳实证"。"实证为基础的实践"，因此应首先建立在对设计严密的实验性研究的系统回顾基础上。然而，护理专业独特的人文性决定了护理既是一门科学又是一门艺术，定性研究在国外护理研究领域占有较大的比重，定性研究在发展护理专业的理论基础和学术内涵方面有着不可估量的作用。但相对于定量研究而言，定性研究因其主观性较大，对研究条件不加控制而往往认为所提供的实证不够有力。然而护理专业的实质决定了过分强调定量研究而轻视定性研究的价值将忽视护理学科的人文性、艺术性、伦理性，因此"实证为基础的护理"其范围比"实证为基础的医疗"广泛，定性研究也提供护理实证。

（二）常用检索工具

1. 循证系统信息（evidence-based system information/summaries）

（1）临床证据（Clinical Evidence）数据库：由英国医学会发行，是全球最权威的循证医学数据库之一。该数据库主要总结了常见医护干预措施效果的现有最佳证据，对多种不同临床疾患的预防和治疗的现状有简要描述。目前有网络版和电子版，并且每月都会对相关主题及时更新。查询网址：http：//www. clinicalevidence. com。

（2）临床实践指南库：美国国家指南库（National Guideline Clearinghouse，NGC）是由美国卫生保健研究和质量管理局、美国医学会、美国卫生保健计划联合会制作的一个临床实践指南库。该数据库不仅可检索到最新的临床实践指南，而且还提供指南间的对比、指南的综合等服务。截至 2012 年 10 月，该数据库可检索到 2615 项，其中有关护理方面的指南 1801 篇。查询网址：http：//www. guidelines. gov。

此外，还有加拿大指南库（CMA Infobase）、新西兰指南库（New Zealand Guidelines Group）、苏格兰众学院指南网（Scottish Intercollegiate Guidelines Network，SIGN）、英国国家卫生与临床优化研究所（National Institute for Health and Clinical Excellence，NICE）等，这些都提供大量的最新临床实践指南。

2. 循证信息概要（evidence-based synopses/structured abstracts）

（1）循证护理杂志（*Evidence Based Nursing*）：该杂志是由英国医学杂志出版社与皇家护理学院出版有限公司出版发行的季刊。该杂志运用严格的标准对大量临床护理研究的可靠性和真实性进行评定，提供结构式摘要，是目前提供与护理相关的最好研究和最新证据的国际性期刊。查询网址：http：//ebn. bmj. com。

（2）循证医学杂志（*Evidence Based Medicine*）：该杂志是由英国医学杂志出版有限公司出版发行的双月刊，该杂志提供已经出版的研究报道和文献综述的详细文章。查询网址：http：//ebm. bmj. com。

（3）美国内科医师学会杂志俱乐部（ACP Journal Club）：该杂志是由美国内科医师于 1927 年创办，曾经是双月刊，现在是月刊。该杂志是从 130 种临床杂志中总结出最佳证据，每篇文献都经过研究人员和编辑严格审查和评定。查询网址：http：//annals. org/journalclub. aspx。

3. 临床研究综述（syntheses/systematic reviews）数据库

（1）Cochrane 图书馆（Cochrane Library，CL）：是由 Cochrane 协作网发行，是目前临床疗效研究证据最好最基本的网站。本图书馆有 6 个高质量的不同内容的数据库构成，分别为系统综述数据库、临床试验数据库、方法学数据库、效果综述摘要数据库、健康技术评估数据库和健康评价数据库。其中系统综述数据库是依据一定的规范和要求制作的，对医护干预措施的系统综述质量相对较高，提供结构式摘要和全文，并可以在网址上免费浏览。另外，它还以光盘的形式每年 4 期向全球公开发行。查询网址：http：//www. thecochranelibrary. com。

（2）JBI 循证卫生保健中心数据库：该库是澳大利亚南部的 Adelaide 大学健康科学系的 Joanna Briggs 研究所（JBI）出版的护理及健康相关学科领域的循证资源，也是目前全球最大的循证护理领域的资源数据库。查询网址：http：//www. joannabriggs. edu. au。

4. 临床研究原始文献数据库（primary sources）

国外常用的临床研究数据库有 PubMed、英国护理文献索引（British Nursing Index，BNI）、中国生物医学文献库（CBMdisc）、维普数据库、万方数据库系统等。

（三）原始文献质量评价

1. 原始文献质量评价内容　临床不同的问题需要通过不同的研究设计方案来回答，研究设计的严谨性决定研究结果的可信度。对已选择文献进行研究设计严谨性的严格评鉴（critical appraisal）是循证实践的关键环节。所有查询获取的原始研究论文、专家经验论述、专业共识等论文均要对其质量进行评价。判断与衡量最佳研究证据的指标主要有两个：效力（efficacy）与临床效果（clinical utility）。效力即一个研究测量到其要研究因素的准确程度。它包括5个方面的内容：①研究设计严谨性。②研究对象的代表性：为确保研究对象的代表性应设置合适的纳入标准和排除标准，还要选择合适的样本量。为保证证据的真实程度，选择研究对象时还要排除混杂因素。③观察结果的真实性：测试指标应该能够准确地反映测试结果，并且还应具有可重复性、敏感性和特异性。为避免测量性偏倚，可采用盲法测量研究结果。④资料收集、整理的客观性。⑤统计分析方法的正确性。一般说来，随机控制组实验的效力指标最好，其次是大样本的随机实验，质性研究结论的效力则差一些。临床效果即这一研究证据在具体的情境中的可推广性、可执行性及成本-收益状况等。循证实践将这两个判断指标的引入，使得实践者"有法可依"，能较好地在研究证据中查找到所需要的最佳证据。

2. 原始文献质量评价工具　为方便研究者评价文献质量，国际循证机构的网站已根据常见研究类型设计公认的评鉴标准。目前不同的循证实践机构有其自己的评价工具，但每份评价工具基本原则一致，只是在某些评定条目设计上略有差异。在众多评价工具中，较常见的文献质量评价工具有英国的"牛津文献质量严格评价技能培训项目"（Oxford Critical Appraisal Skill Program，CASP）、Joanna Briggs 循证卫生保健中心推出的文献质量评价工具。

鉴于 Joanna Briggs 循证卫生保健中心在全球循证护理方面应用的普遍性，现将其对几种常见研究设计类型文献质量的最新（2008年）评价工具介绍如下：

（1）干预性研究（randomized controlled trial，RCT 或 controlled clinical trial，CCT）论文的质量评价工具

1）样本是否被真正地随机分配到实验组和对照组？

2）研究对象是否设盲？

3）研究者是否设盲？

4）结局指标的测量者是否设盲？

5）实验组和对照组基线是否可比？

6）是否描述样本流失？流失的样本是否也纳入分析？

7）实验组和对照组是否除了干预措施外，所接受的其余措施都是一样的（要求随机、盲法、分配隐藏）？

8）所有研究对象的结局指标是否采用同样的方式进行测量（要求培训测量者）？

9）结局指标测量的方法具有信度和效度吗？

10）所应用的统计方法合适吗？

（2）队列设计和病例对照设计论文的质量评价工具

1）样本具有代表性吗（是否考虑各种人口学、医学特征的研究对象）？

2）所有的研究对象具有类似的疾病或暴露情况吗（基线比较）？

3）在选择病例和对照时是否采用方法减少偏倚（重要特征应该匹配，以保证两组均衡性）？

4）是否明确了混杂因素并采取方法处理混杂因素问题？

5）结局指标的测量是否客观（尽量选用客观指标，并用具有信度效度的工具）？

6）随访时间是否足够长？

7）是否描述样本流失？流失的样本是否纳入分析？

8）结局指标测量的方法具有信度吗（工具信效度和测量员资质和培养）？

9）所应用的统计方法合适吗？

（3）质性研究（qualitative study）论文质量的评价工具

1）作者陈述的哲学观是否适合于所采用的方法论（例如设计是质性研究，却采用调查法收集资料）？

2）研究目的（或研究问题）是否适合于所采用的方法论（例如研究参加疼痛咨询门诊对患者疼痛严重程度的影响，就不能用人种志法开展研究）？

3）资料收集的方式是否适合于所采用的方法论（例如方法论是现象学研究，却采用邮寄问卷法收集资料）？

4）资料的代表性及资料分析的方法是否适合于所采用的方法论（例如方法论是现象学研究，却只分析研究对象常见的感受，忽视了个案的特殊感受）？

5）对结果的解释是否适合于所采用的方法论（例如方法论是现象学研究，却解释研究结果将用于设计评估问卷，质性研究的结果只能用于理解这些个案的体验，不能用于推广到总体。问卷的设计需要大样本的调查）？

6）是否说明研究者本身的文化背景或价值观念及信仰？

7）是否阐述研究者对研究过程的影响？或研究对研究者的影响（应说明研究者与研究对象之间的关系、研究者对研究情景的反应；另外研究者还应反思自己的角色及对资料收集的潜在影响）？

8）所选择的研究对象是否具有典型性和代表性？

9）研究是否经过伦理委员会审定？研究过程是否符合现行的伦理原则？

10）研究结论来自对资料的分析和解释吗（结论应来自观察、访谈等过程获得的资料）？

（4）描述性研究/病例系列（descriptive/case series/case reports）研究论文的质量评价工具

1）样本是否随机选择或是准随机方式选择（如果选择研究人群中的一部分，是否随机选取研究对象？是否采取了分层抽样以提高样本代表性）？

2）是否清晰描述样本的入选标准？

3）是否明确了混杂因素并采取方法处理混杂因素问题？

4）结局指标的测量是否客观（尽量选用客观指标，并用具有信度效度的工具）？

5）如果进行了对照，是否进行了充分的描述？

6）随访时间是否足够长？

7）是否描述样本流失？流失的样本是否也纳入分析？

8）结局指标测量的方法具有信度效度吗（工具信效度和测量员资质和培训）？

9）所应用的统计方法合适吗（例如应呈现百分比的变化值，而不是终末值）？

（5）经验总结、案例分析、专家意见类论文的质量评价工具

1）该文章的来源是否清晰标注？

2）该文章的观点是否在该领域具有代表性？

3）所推荐的观点或建议是否是以患者利益为中心的（而不只是描述卫生保健组织中的权利关系）？

4）所推荐的观点或建议是否有逻辑性？是否依据充分？

5）对观点或建议的分析是否合适（观点来自临床经历还是文献？是来源于系统分析还是突发奇想）？

6）支撑所推荐的观点或建议的文献是否充分（有无不一致的文献吗）？

7）所推荐的观点或建议是否获得同行支持？

（6）系统评价论文的质量评价工具

1）系统评价的问题陈述是否清晰、明确？

2）检索策略是否恰当？

3）研究论文来源是否明确、恰当？

4）针对系统评价的问题是否提出恰当的入选标准？

5）评鉴研究的标准是否恰当？

6）严格评鉴是否是由两名或两名以上的评价者独立完成的？

7）提取资料时是否采用一定的措施减少误差？

8）综合/合并研究的方法是否恰当？

9）是否根据所报道的资料提出推荐建议？

10）对今后进一步研究的特定方向是否提出恰当建议？

3. 原始文献质量评价方式　评价文献质量时不主张采用评分的方式，也不主张通过加总分进行判断，而主张两人分别进行独立评定（domain-based evaluation），逐条判断每一条目"符合要求"、"不符合要求"或者"不清楚"。然后综合两人意见，商讨对论文纳入还是剔除。

文献质量的评价只能从某种程度说明文章结论的可信性，因为它对开展文献质量评价的评价者的要求较高。倘若评价者缺乏临床流行病学或科研设计的基础知识，那么文献质量的评价也将无从谈起。因此，文献质量的评价具有局限性。

三、证据的综合

在做临床决策时仅仅依据一个或少数几个研究的结果是不够的，然而针对同一个问题的多个临床研究结果有时是互相矛盾的，给临床决策带来了难题。因此，需要采用科学的方法综合针对某一问题的多个研究结果，得出一个更可靠的结论，此过程即证据的综合（evidence synthesis）。证据的综合往往通过系统评价（systematic review，SR）来完成，它是一种用科学的、客观的定量总结和整合原始研究结果的研究方法，是基于原始研究的二次研究。

（一）系统评价

1. 系统评价（systematic review，SR）　又称系统综述，是就某一具体的临床问题系统全面地收集全世界已发表或未发表的临床研究文献；依据科学的评价原则，筛选出符合质量要求的文献，进行定性分析或定量合成，获得较为可靠的结论的过程。系统评价既可以只包括一种研究设计类型的原始研究，如随机对照试验的系统评价；也可以包括多种不同研究设计类型的研究，如包括病例对照研究和队列研究两种不同设计的系统评价。

2. 系统评价与一般文献综述的区别　一般文献综述又称为叙述性综述（narrative review），它只要求对某领域的文献进行检索、总结、评价、整合，但并不要求阐述检索的方法学，也不强调系统性，因此往往存在许多缺陷，如文献检索局限、文献质量不加筛选、文献纳入存在主观性、未分析不同研究间的异质性等。而系统评价则按照明确的、严谨的、可重复的规范和程序检索文献，严格筛选文献质量，并分析文献间的异质性，对同质性研究进行定量统计汇总或整合。此外，系统评价往往有固定的格式并定期更新。总之，传统综述在收集既往相关文献、评价文献质量等方面均缺乏明确的标准，而容易受到主观因素的影响，科学性较低。而系统评价从选取研究、提取资料到分析结果的每一步都有明确而清晰的标准和方法，通过多种措施减少评价过程中的偏倚，增强了系统评价结果的真实性和可靠性，因此被认为是科学的综合证据的方法。两者区别详见表 11-1。

表 11-1　叙述性文献综述与系统评价的区别

特征	传统的叙述性综述	系统评价
研究的问题	对某个主题的讨论，没有假设	开始于某一可被回答的临床问题或假设
原始文献的来源	常不予说明、收集不全面	来源明确，常未多渠道收集
原始文献的检索方法	常不予说明	有明确的检索策略
原始文献的选择标准	常未说明入选和排除标准，有潜在偏倚	有明确的选择标准，以减少选择性偏倚
原始文献质量的评价	评价方法不统一	有系统、严格的评价方法
结果的合成	多采用定性的方法	多采用定量的方法
结论的推断	有时遵循研究证据	多遵循研究证据
结果的更新	无定期更新	根据新的试验结果定期更新

（二）系统评价的步骤

根据 Cochrane 的标准，系统评价包括以下 7 个基本步骤：

1. 提出问题并制订系统评价方案　首先，循证问题的提出应明确 PICO 四个要素。其次，在做系统评价之前，与开展其他研究工作一样，应根据 Cochrane 的标准撰写系统评价计划书（protocol），计划书包括以下几个内容：①系统评价的题目；②背景和意义；③系统评价的目的；④检索文献的策略和方法；⑤筛选合格文献的标准；⑥评价文献质量的方法；⑦提取和分析数据的方法；⑧相关参考文献。

2. 检索并选择研究　围绕要解决的问题，按计划书中制订的策略，通过多种渠道系统、全面地收集所有相关的文献。文献收集必须全面，不能遗漏对结果有重要影响的文章。可以上网应用电子数据库、在线数据库检索，也可以通过电子邮件与有关作者直接联系，得到发表和未发表的文章，还可以通过手工检索期刊、有关文章的参考文献、专家或同行建议等。

3. 评价纳入的研究质量　按计划书中事先拟定的纳入和排除标准，从收集到的文献中检出能回答问题的高质量文献资料。真实程度高的证据是循证护理实践的最佳证据，能够应用于护理实践，解决患者的实际问题。反之，对于存在偏倚的研究资料或者称为真实度不高的资料，不能寄托 Meta 分析得到可信的结论，因为它反而会引起误导。具体评价方法请参阅本节"原始文献质量评价"。

4. 提取资料　对每篇进入分析的论文主要内容进行描述，并将其逐一填入设计好的表格（纸质或电子版）。主要内容包括一般资料（包括题目、作者、文献编号和来源）、研究方法（包括研究设计类型、随机分配方案的产生、分组隐匿的实施、盲法、失访等可能影响研究质量的信息）、干预措施（包括试验和对照干预的名称、使用剂量与途径、时间、疗程以及随访等）、结局（如病死率、发病率、生存率、生活质量、不良反应等）。

5. 资料分析并形成结果　此步骤是对多个研究结果进行整合分析的方法。系统评价资料有定量分析和定性分析两种方法。

（1）定量分析：定量的统计学分析与 Meta 分析相近，可对具有同质性（多个研究在干预对象、干预措施和结局等方面足够相似）的多项研究进行统计学的综合，通过量化的结果回答根据临床情况提出的研究问题。如果研究间存在异质性，考虑采用定性的分析方法。

（2）定性分析：是采用直观描述的方法，将每篇文章的特征按对象、措施、结果、质量和设计方法等进行总结并列表说明；不同研究间设计和方法学方面的差异和对结果的解释也要罗列。

因此，定性分析是定量分析前必不可少的步骤。虽然不是每个系统评价都需要定量，但大多数系统评价应通过 Meta 分析使结论更具有临床应用性。

6. 解释系统评价的结果　为读者提供证据的强度、推广应用性、不良反应及结论的意义等信息。

（1）证据的强度：如对纳入文献的方法学质量和不足之处进行讨论，对未被纳入的文献加以讨论和重视。

（2）推广应用性：在临床工作中需要应用系统评价所提供的信息时必须判断其是否适合，如研究对象、研究场所是否相似等。若系统评价的结论来自成人，该结论应用于儿童将会有一定风险。这就要求评价者在应用证据之前考虑到影响证据效果的许多因素，如生物学或文化的差异、患者对干预措施的依从性、患者的特征、患者支付能力以及患者的态度等。

（3）不良反应：评价者应对治疗或护理措施带来的不良反应、不良反应发生的频率和严重程度给予充分的说明。

（4）结论的意义：评价者需说明该系统评价对临床实践和进一步研究的意义，为以后的研究起指导和导向作用。

7. 对系统评价的改进和更新　随着新的研究不断出现，已完成的系统评价需要不断将新的研究数据纳入，定期更新和完善。一般 Cochrane 系统评价要求每隔 2 年左右作一次更新，而在一般期刊上发表的系统评价往往缺乏这种系统更新和改善的机制。

综上所述，开展系统评价是一项复杂而系统的工作，评价过程中需要许多判断和决策。现将系统评价的基本步骤总结成表格以供参阅（表 11-2）。

表 11-2 系统评价的基本步骤

系统评价的基本步骤
1. 构建系统评价的问题
2. 定义文献的纳入和剔除标准 PICOD（研究对象、干预措施和对照、结果因素、研究设计和方法学质量）
3. 检索相关研究 根据 PICOD 创建检索策略；检索各种文献数据库；追踪每篇文献后相关的参考文献；手工检索关键杂志；与同领域中专家展开个人交流
4. 选择研究 由 2 人以上完成；依据 PICOD 的要求对照初筛的每篇研究看其是否符合；若产生分歧，明确解决方法；登记排除的研究，并说明排除的理由
5. 评价研究的质量 由 2 人以上完成；根据文献质量评价标准严格评鉴每项研究；评价时应对研究的作者、单位和杂志采用盲法
6. 提取数据 由 2 人以上完成；设计数据提取表并做预操作；对纳入的研究信息进行提取；对研究的作者、单位和杂志采用盲法
7. 分析结果 将每个研究的结果列表描述；检查数据分布；讨论产生非齐性可能的原因；对同质性研究进行 Meta 分析；作敏感性分析，并作漏斗图；将剔出的研究列表以供参考
8. 解释结果 从发表偏倚和相关偏倚角度考虑研究局限性；考虑证据的强度；考虑其应用性；考虑计算效益/伤害的 NTT；考虑干预措施的卫生经济学；考虑结果能否为以后提供研究方向

注：1~7 必须包括在系统评价方案的计划书中。NTT 代表为了避免 1 例不良事件发生必须治疗的患者数

（三）Meta 分析

1. Meta 分析的概念 Meta 分析又称荟萃分析，是由英国心理学家 Glass 于 1976 年首次命名。大多数系统评价的最后一个步骤是 Meta 分析，即对资料进行统计学的综合。Meta 分析是一种通过对多个目的相同、性质相近且互相独立的研究结果的综合，提供量化的结果来回答根据临床情况提出的研究问题的研究方法，是目前进行系统评价的一种研究手段和方法。其最大的优点为通过增大样本量来增加结论的把握度，从而解决研究结果的不一致性。因此，Meta 分析的结果常被用做开展循证医学的证据。目前，Meta 分析主要用于 RCT 结果的综合。

2. Meta 分析与系统评价的区别与联系 两者对纳入研究的数据均有严格要求，均是公认的最好的二次研究方法。Meta 分析是用统计分析的方法将多个独立的、可以合成的临床研究的结果综合起来进行定量合成。而系统评价可以是定性系统评价也可以是定量系统评价（Meta 分析）。如果纳入研究间不存在异质性，且恰当的定量数据可获取时，则进行 Meta 分析，反之，则不能进行合并分析。

3. Meta 分析的目的

（1）增加统计学检验效能：通过对同类课题中多个小样本研究结果的综合，能达到增大样本量、改进和提高检验效能的目的。

（2）定量估计研究效应的平均水平：当多个同类研究的结果在程度和方向上不一致时，通过 Meta 分析可以得到研究效应的平均水平，对有争议甚至相互矛盾的研究结果得出一个较为明确的结论，而且使效应估计的有效范围更精确。

（3）评价研究结果的不一致性：由于研究水平、研究对象、试验条件、样本含量等不

同，多个同类研究的质量可能有较大差异。通过 Meta 分析可以发现单个研究中存在的不确定性，考察研究间异质性的来源，估计可能存在的各种偏倚。

（4）寻找新的假说和研究思路：通过 Meta 分析可以探讨单个研究中未阐明的某些问题，发现以往研究的不足之处，提出新的研究课题和研究方向。

4. Meta 分析的基本步骤　开展 Meta 分析之前必须有一个明确的计划书，让读者了解 Meta 分析结果的实质内容。此计划书与系统评价计划书相比，Meta 分析的计划书更注重其统计内容。参照 Cochrane 协作网系统评价工作手册制订的统一标准，Meta 分析的基本步骤如下：

（1）明确简洁地提出需要解决的问题。

（2）制订检索策略，全面广泛地收集随机对照试验。

（3）确定纳入和排除标准，剔除不符合要求的文献。

（4）资料选择和提取。

（5）各试验的质量评估和特征描述。

（6）统计学处理。主要包括齐性检验、统计合并效应量并进行统计推断、图示单个试验的结果和合并后的结果、敏感性分析、通过"失安全数"的计算或采用"倒漏斗图"了解潜在的发表偏倚。

（7）结果解释、作出结论及评价。

（8）维护和更新资料。

5. Meta 分析的意义　Meta 分析的资料来源全面，搜索收集资料的措施清晰，证据收集有统一的评估方法，是对资料进行质量综合。文章的推论常建立在证据基础上，因此可以为临床进一步研究和决策提供全面的文献复习。对于临床发生率较低的情况，通过定量综合时增加了样本量而最终提高统计学上的把握度，有助于防止小样本导致的偏倚。另外，通过分析可以测定及解决文献报道中矛盾的结果，研究不同文献异质性的来源和重要性，还可研究不同亚组治疗作用的变化，通过比较不同的治疗措施，为临床提供最佳的治疗方案。

（四）对系统评价质量的评估

系统评价属于二次文献，若分析过程存在偏倚会影响其质量。鉴于人们常用 Meta 分析结果作为处理自己患者的依据，在应用系统评价结果之前，必须对其质量进行评估。目前国际上推荐采用公认的系统评价报告质量评价指南 QUOROM（quality of reporting of Meta-analyses），其中制订了 18 项标准，以评价系统评价的质量，这些标准包括：

1. 题目是否陈述了是 RCT 的 Meta 分析或系统评价。

2. 摘要的目的是否明确描述了临床问题。

3. 是否使用了结构式摘要。

4. 摘要的资料来源中是否列出资料库和其他信息来源。

5. 摘要的评价方法中是否描述了选择标准、研究特征和评价方法。

6. 摘要的结果中是否对纳入或排除的 RCT 进行描述，其定性定量主要结果及亚组分析。

7. 摘要的结论是否对主要结果加以描述。

8. 正文的序言中是否明确地描述了临床问题，干预治疗的生物学合理性和进行 Meta 分析的理由。

9. 方法部分是否描述了检索情况包括详细介绍资料信息来源。

10. 有无纳入和排除标准（确定收集对象、干预措施、主要结局和研究设计）。

11. 有无描述对有关文章的评价标准和过程（如评价时设盲情况、质量评价用什么标准评价结果）。

12. 提取资料的过程和方法。

13. 是否描述了研究设计类型，对象特征、干预方案、结局定义、异质性评估。

14. 定量资料综合方法使用何种统计方法及其使用理由，缺乏资料处理和敏感性分析。

15. 结果中是否包括检索、筛选流程图。

16. 描述每项试验的特征（如年龄、性别、患者数、干预措施、剂量、疗程、随访时间等）。

17. 定量资料综合的结果报告（包括可信区间）ITT 分析。

18. 讨论部分对关键结果进行概括，根据得到证据综合讨论结果，描述潜在偏倚，提出未来研究方向。

四、证据的传播

高质量的系统评价或临床指南已经完成，然而如何让临床一线的护理工作者知晓这些最新、最佳的证据？通过什么途径传递到他们的知识系统当中？这就需要护理人员了解证据传播的有关内容，包括证据传播的概念、证据的分级和证据的传播途径。

（一）证据传播的概念

证据传播是指将证据通过杂志期刊、电子媒介、教育和培训等方式传递到卫生保健人员、卫生保健机构和卫生保健系统中。证据的传播同任何信息的传播一样，不仅涉及证据和信息的发布，它还包括在明确目标人群的基础上，通过周密的计划，设计专门的途径，精心组织证据和信息的内容、形式，以及传播方式，以容易被理解和接受的方式将证据和信息传递给目标人群，使之应用于决策过程中。这就是证据传播过程中的 4 个主要步骤：①标注证据的等级或推荐意见；②将证据和信息组织成临床实践人员容易理解和应用的形式；③详细了解目标人群对证据的需求；④以最经济的方式传递证据和信息。

（二）证据的分级

临床不同的问题需要通过不同的研究设计方案来回答，不同的研究设计方案其科学程度不同，他所提供答案的真实性和可靠性也存在差别。为此，人们提出了根据科研设计类型划分证据等级，以判断证据的强度。

目前国际循证实践领域的证据分级系统间有一定的差异，但基本原则是一致的，即根据证据的质量进行证据分级。目前包括我国在内的循证实践中心普遍采纳的是英国牛津大学循证医学中心 2009 年更新的证据分级系统（表 11-3）。该系统根据证据的来源和研究设计的严谨程度将证据水平分为 5 级，根据所采纳证据的可靠性将推荐级别分为 4 级：

1. A 类　来源于 1 级证据，证据极有效，可强烈推荐给所有临床人员。

2. B 类　来源于 2、3 级证据，证据有效，可建议推荐给符合应用条件的临床人员。

3. C 类　来源于 4 级证据，证据在一定条件下有效，研究结果在应用时应谨慎。

4. D 类　来源于 5 级证据，证据的有效性受到较多限制，只在较窄的范围内有效。

表 11-3　证据的水平与推荐意见的级别

（循证医学，牛津大学循证医学中心，2009）

证据的水平	证据的来源	相应的推荐强度类别
1	多项同质的 RCT 的系统评价（1a） 单项 RCT（95%CI 较窄）（1b） 要么全部避免某种结局，要么呈现全部结局（1c）	A 类：证据极有效，可强烈推荐给所有临床人员
2	多项同质队列研究的系统评价，或设计良好的非随机对照试验（2a） 单项队列研究、质量欠佳的 RCT（如随访率小于80%）（2b） 结局研究（2c）	B 类：证据有效，可建议推荐给符合应用条件的临床人员
3	多项同质病例对照研究的系统评价（3a） 单项病例对照研究（3b）	
4	病例系列研究、质量欠佳的队列研究和病例对照研究，无对照的临床干预研究	C 类：证据在一定条件下有效，研究结果在应用时应谨慎
5	专家意见或描述性研究、专业共识	D 类：证据的有效性受到较多限制，只在较窄的范围内有效

按研究对象和设计的严谨程度，2001 年美国纽约州立大学医学中心提出证据金字塔（图 11-2），使证据分级系统更加简洁明了，形象直观，得到了非常广泛的传播。金字塔的顶端是系统评价，它的撰写较其他类型文章更耗时，其质量较高但在数量上较其下面的文章更少，证据等级也较高。证据等级由强到弱分别是系统评价、随机对照研究、队列研究、病例对照研究、病例系列报告或个案报告、社论或专家意见。

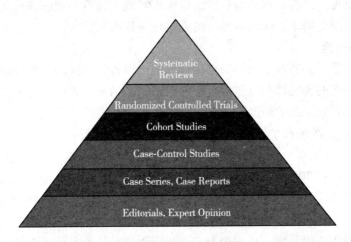

图 11-2　证据等级金字塔

由于护理领域干预性研究中 RCT 设计并不多见，而以类实验性研究设计占大多数，因此护理领域的证据分类方法首先遵循 Cochrane 协作网对证据的分类方法，但在具体标准上有一定的区别。以 JBI 循证护理中心的证据分类方法为例,该中心根据 Cochrane 的证据分级标准,探索了护理领域证据的分类方法。该分类系统从证据的 FAME 四个方面对证据进行分级,即:①可行性(feasibility):是指临床活动或干预是否在物质条件上、文化上、经济上具有实践性,是否在一定的情景中行得通。②适宜性(appropriateness):指某项干预或活动与其所处的情景相适合、相匹配的程度。③临床意义(meaningfulness):指患者对某项干预或活动接受的程度。④有效性(effectiveness):指某项干预活动达到预期的效果的程度。

同时,证据、临床专业知识和经验以及患者三者之间的关系决定了证据是否有力。例如,虽然随机对照试验提供的证据是强有力的,但在临床实践中如果不被护士和患者接受,则这一证据仍不被认为是一类证据;相反,如果某项实践活动既符合大多数护理人员的经验,又满足患者的需求,尽管研究结果并非一类证据,但这项证据仍可作为护理证据。

(三)证据的传播途径

1. 证据的形式 由于临床护理人员大多没有时间仔细阅读大量包含研究过程描述和统计阐述的原始资料,往往需要将系统评价的结论和证据总结为更简洁易读、可追溯、透明、公开的形式,以帮助其有效利用这些研究结果。Joanna Briggs 循证护理中心就帮助临床一线护理人员做了这个工作。他们收集并选择历年来自全球的循证实践中心护理及相关领域的系统评价,对其质量进行评价后,将各专题的内容进行总结和提炼,突出结论性证据,并清晰标注证据的来源和证据的等级,形成只有 2~3 页的最佳实践信息、证据总结和照护指南汇编共计 2770 余篇,提高了证据传播的速度和效率。目前,对临床实践决策最具影响力、且最适合临床专业人员借鉴的证据资源是临床实践指南(clinical practice guidelines,CPG)或集束化照护措施(bundles of care)。集束化照护措施是指集合一系列有循证基础的治疗及护理措施,来处理某种难治的临床疾患,它是针对某一类或某一例患者实施的一组护理干预措施,该组措施中的每一项干预都经过临床证实能改善患者结局。

2. 证据的需求形式 不同的目标人群对证据的需求形式不同,应在充分评估和分析的前提下,有目的地组织信息。例如,医院临床一线护理人员需要的针对性强、可信度高、简洁易读的循证结论,如证据总结、集束化照护措施、最佳实践信息册;而卫生机构政策制定者和医院护理管理者需要的是系列化的、与临床护理质量关系密切的、结构清晰、来源明确、可信度高的循证结论汇集,如临床实践指南;而高校教师和研究人员则需要特定专题在循证中的所有方法、资料及信息所有细节,以及该专题循证后形成的结论性证据,如系统评价报告、原始论文原文等。

3. 证据的传递形式 证据的传递形式主要包括教育和培训、通过传播媒体传递和通过组织和团队系统传播。临床各级人员可根据自身实际情况决定选取恰当的传递形式使相应的人员了解最近、最佳的证据,帮助其进行临床决策。

五、证据的应用

循证医学强调临床决策要基于现有的最佳证据,但是证据本身不能替代决策,应用最佳证据不是照搬证据。研究证明一项护理措施在某一人群中有效,并不能说明它适合于临床所有的患者。因此,当在临床遇到实际问题时,如何将获得的最佳证据应用到自己的临床护理工作中,并以实践活动或系统发生变革为标志,这就是证据应用所涉及的问题。该环节的核心内容包括：通过系统/组织变革引入证据；改变系统中实践活动的方式；评价应用证据对卫生保健系统、护理过程、护理效果的作用。

（一）证据引入

全球的循证实践机构为卫生保健人员提供了最新、最佳的以证据为基础的专业信息，临床护理人员要结合自身专业知识和经验，根据所在医院、病房及患者的特点和需求将证据引入系统中，其中包括对证据 FAME 四个方面的评估，即证据的有效性、可行性、适宜性及临床意义。从中筛选出适合相应情景的、有用的证据，制订循证的护理措施、护理流程和护理计划，使证据真正为临床服务，提高护理服务质量，解决临床实际问题。

（二）证据应用

将证据引入护理措施、流程和计划的制订，开展临床实践，并对护理质量进行管理。目前，Joanna Brigg 循证实践中心使用了一种在线临床质量管理工具，即临床证据实践应用系统（Practical Application of Clinical Evidence System，PACES）。该系统可协助卫生保健人员和卫生保健机构根据某一特定的实践活动或特定的干预项目，提供如何应用证据促进变革的一系列方法。

（三）效果评价

循证护理是一个动态的发展过程，它需要在临床实施后评价证据应用后的效果和对政策的影响。效果评价的反馈有助于护理研究质量的提高，并可在持续质量改进过程中巩固其应用，并不断更新证据，进入新的循环。上文所提 PACES 也可用来评价循证实践活动对政策和实践效果的影响。

（四）影响证据应用的因素

最新最佳的证据能否被临床护理人员知晓并运用于相应的临床案例获得成功取决于很多因素，如医院的服务理念、组织的凝聚力、管理和监督机制等。如果在护理工作中以完成日常工作为目标，墨守成规，缺乏个人工作改革的动机，组织上缺乏完善的管理和监督机制，则很难实施循证护理。因此，影响证据应用的因素涉及护理组织系统和护理人员个人两个层面。系统层面的因素主要包括领导的支持、资源、实践、支持功能、员工自我发展、人际关系、工作压力以及系统的文化和氛围等。对护理人员个人而言，证据的应用往往意味着变革现有的工作流程，打破传统的实践方式，花费额外的时间和精力接受、学习新的知识和技能。因此，影响护理人员个人层面的因素主要包括护理人员对最新证据的态度、工作习惯、个人技能、思维方式和工作方法等。

【临床实践指南举例】

关于置有人工气道患者气管内吸痰的临床实践指南
（龚燕编译，刘哲军审校）

一、信息来源

本文信息源自澳大利亚 JBI 循证护理中心出版的题为"置有人工气道成人病人的吸痰"的系统综述。

二、吸痰的影响

许多研究表明吸痰是一个具有潜在危害的操作。气道损伤、低氧血症、高血压、心律失常及颅内压的升高均与吸痰有关。患者抱怨吸痰是一种令人痛苦及焦虑不安的操作。许多回顾性研究主张在行气道吸痰前应对患者进行评估以便确定是否需要吸痰，而不是把吸痰作为一种常规的操作，只有当临床需要时才给予吸痰。一些研究也表明应对吸痰的患者进行心理护理。鉴于吸痰后可出现血流动力学改变、心血管及神经系统的副作用，故护士应首先鼓励患者尽可能自己咳嗽排痰，同时在吸痰前应对患者进行评估，在吸痰时和吸痰后密切观察病情变化。

吸痰的临床指征：①呼吸音粗糙；②呼吸充满噪音；③脉搏加快或减慢；④呼吸频率加快或减慢；⑤血压升高或降低；⑥呼气音拉长。

三、吸痰方法

吸痰的许多副作用与所使用的方法有关。回顾性研究表明：

1. 吸痰前滴注0.9%氯化钠　有人认为对行人工气道的患者在吸痰前滴注0.9%氯化钠可有利于呼吸道分泌物清除，这一观点目前尚无确切的证据。但对患者而言补充足够的水分是一种有益的方法，这可使护士容易清除呼吸道的分泌物。

2. 减少感染的引入　在反复吸痰时存在多种细菌侵入下呼吸道的可能。如果把滴注0.9%氯化钠作为吸痰的常规操作步骤，那就会引起下呼吸道细菌的繁殖及医院内感染所致肺炎。尽管在这方面还缺乏严格的研究，但无菌操作应作为吸痰的一个必要条件。

3. 吸痰管的规格　吸痰管内径的大小直接影响肺内的负压。为避免气道内产生较大的负压及尽可能减少PaO_2的下降，吸痰管的内径应小于人工气道内径的一半。

4. 吸痰持续时间　吸痰持续时间的成倍增加可相应引起PaO_2的成倍降低。气道损伤的发生率直接与多种因素有关，其中包括吸痰过程中负压吸引的持续时间。为减少气道损伤、低氧血症及其他副作用，有关专家建议吸痰持续时间应小于10～15秒。

5. 吸痰导致的损伤　尽管有关吸痰损伤的大部分研究是在动物身上进行的，但研究者已提出气道受到频繁抽吸的患者也存在着气道黏膜损伤的危险。患者的全身情况，吸痰的持续时间、负压、流速及吸痰管与气道内径之比均影响吸痰前氧疗措施的效果。吸痰前给予高浓度的氧疗可降低吸痰后低氧血症的严重程度。高浓度的氧疗与肺过度通气的联合应用可作为预防性地减少吸痰后低氧血症的一种方法，吸痰前给予高浓度氧疗能最大程度地减少住院患者吸痰后低氧血症的发生。许多研究的第一手资料记录了吸痰前给予100%氧浓度的方法。对纠正不同患者的低氧血症所选择的最佳氧浓度目前尚未明确，尤其对不能耐受氧分压增高的COPD的患者。

当通过机械通气给氧时，高浓度氧疗的持续时间要求达到2分钟，以确保高氧浓度的混合气体经由管道到达患者肺内。目前一些新的通气模式能调节这种死腔，迅速提高患者的氧浓度。

6. 高容量通气　当使用高容量通气时，有些患者可以出现一些副作用，因此应对患者进行全面的病情评估。高容量通气对已出现颅内压（ICP）升高的患者可以引起临床并发症，这些患者一般为心血管外科术后或血流动力学不稳定者。有些潜在的并发症尤其是呼吸困难与高容量通气有关。患者反映在使用较大潮气量（900ml）进行高容量通气时，会感到呼吸困难。

使用机械通气来进行高容量通气或高浓度氧疗对血流动力学的影响要较使用简易呼吸器时要小。故在吸痰前应尽可能地通过机械通气来进行高容量通气或高浓度给氧。在反复高容量通气或吸痰后会出现平均动脉压、心率、心排血量等血流动力学的明显改变。因此，它们仅限用于必须维持气道开放的患者。这些改变与连续三次的高容量通气后吸痰有关，故有些学者认为高容量通气后吸痰应每轮限用两次。由于使用高容量过度通气时会出现潜在的并发症，故研究者提出使用适合患者大小的潮气量可有助于最大程度地减少并发症的发生。

四、脑外伤患者的吸痰

据报道，急性脑损伤患者的平均颅内压（MICP）、平均动脉压（MAP）和大脑灌注压随吸痰的次数累积上升。反复吸痰会使急性重症脑损伤患者的平均颅内压升高，故连续吸三次痰可能较吸两次者安全性差。

据报道，在吸痰后，血流动力学和神经系统反应需经过长达 10 分钟才能恢复到原有水平。因此护士应考虑改进工作方式，使引起平均颅内压或平均动脉压增高的操作间隔控制在 10 分钟以上。护士应全方位评价患者的需要，并据此来计划护理活动，如有需要，按一定的时间规律分散执行，而不是集中进行。

另有研究表明，吸痰会引起严重闭合性颅脑外伤者 ICP 呈尖峰样改变，因此患者在吸痰过程中处于颅内压增高的危险期。

鉴于吸痰可能给脑损伤患者带来危害，护士对这些患者不应按常规进行吸痰，而是进行连续的监测，只有在有指征时才给予吸痰。为尽可能地减少并发症的发生，应对患者进行神经及血管方面的全面评估。

研究报道，当吸痰前给予短时间的高容量通气用以维持全身的低碳酸血症时，ICP 对吸痰的反应较小。然而低碳酸血症对机体的影响是有益还是有害仍不清楚，尤其是对脑缺血部位。这有可能引起血管收缩，使脑血流量减少到危及整个大脑的水平。

五、推荐意见

1. 吸痰只有在对患者进行全身评估并证实需要时才进行。建议吸痰前对患者进行个别评估，吸痰中和吸痰后密切观察病情变化。如患者能咳嗽，应鼓励患者自己咳嗽排痰（Ⅳ级）。

2. 由于有发生相关危害的可能性，护士吸痰时应技术熟练，动作轻柔（Ⅳ级）。

3. 对有人工气道的患者，护士不应在吸痰前滴注 0.9% 氯化钠。确保患者补充足够的水分会使护士容易清除呼吸道分泌物（Ⅲ-a 级）。

4. 给有人工气道的住院患者吸痰时应采用无菌技术（Ⅳ级）。

5. 为避免气道内产生较大的负压及尽可能减少 PaO_2 的下降，吸痰管的内径应小于人工气道内径的一半（Ⅳ级）。

6. 专家建议吸痰持续时间应小于 10~15 秒（Ⅳ级）。

7. 吸痰前给予住院成年患者一定形式的高浓度氧疗，可降低吸痰后低氧血症的严重程度（Ⅲ-a 级）。联合应用高浓度的氧疗与高容量通气能最大程度地减轻吸痰后的低氧血症（Ⅲ-a 级）。

8. 根据患者的身高体重大小确定潮气量有助于最大程度地减少潜在并发症的发生（Ⅲ-a 级）。

9. 进行高浓度氧疗要持续足够的时间，以确保高浓度的氧气经通气管道到达患者肺内（Ⅳ级）。

10. 为减少血流动力学的改变，在吸痰前应使用呼吸机而不是使用简易呼吸器来进行高容量通气或高浓度的氧疗（Ⅲ-b 级）。

11. 每轮吸痰最多吸 2 次（Ⅲ-a 级）。

12. 在计划吸痰时，应对患者进行全面的病情评估。高容量通气在已出现 ICP 升高的患者可引起临床并发症，对于心血管外科术后或血流动力学不稳定的患者要延后采用（Ⅱ级）。

13. 调整护理活动，对已知会引起颅内压或平均动脉压增高的护理干预措施，延长其间隔至10分钟以上。根据对患者需要全面评估的计划护理活动，并尽可能按一定的时间规律分散执行，而不是集中进行（Ⅲ-a级）。

六、证据摘要

1. 气管损伤、吸痰引起的低氧血症、高血压、心律失常和颅内压升高都和吸痰程序有关。

2. 患者们反映吸痰是一件令人痛苦、焦躁不安的事。

3. 没有文献证实给予一定量的生理盐水可稀释分泌物。

4. 反复吸痰可能导致多种细菌进入气道深处，特别是在滴注生理盐水被当做吸痰操作的必要部分而常规使用时。

5. 吸痰管直径和气管内导管内径之比直接影响肺内负压，有报道表明采用较大直径的吸痰管时 PaO_2 下降得更为明显。

6. 吸痰的时间加倍会导致 PaO_2 下降幅度加倍。

7. 吸痰前给予高浓度氧疗可最大程度地减缓吸痰引起的低氧血症。联合应用高浓度氧疗和高容量通气可最大程度地减缓吸痰引起的低氧血症。

8. 患者们反映高容量通气的潮气量较大（900ml）时会感到透不过气。

9. 在使用一些较为老式的呼吸机进行高浓度氧疗时，需要长达2分钟的时间以便有足够的时间让高氧浓度的混合气体从呼吸机管道到达患者肺内。

10. 使用呼吸机进行高浓度氧疗和高容量通气对血流动力学的影响比使用简易呼吸器要小。

11. 吸痰可引起急性颅脑损伤的患者的 MICP、MAP 和 CPP 的升高，并且会随着连续吸痰的次数累积。

12. 反复进行高容量通气-吸痰可导致 MAP、心排血量和心率等血流动力学改变。

13. 重症闭合性脑损伤的患者，特别是 ICP 呈尖锋样改变的患者，吸痰可使其处于颅内高压的危险中。

学习小结

在临床护理工作中，会遇到许多疑难问题，这时可能直接按照经验采取措施，经验固然重要，但有的时候经验也不完全正确。而循证护理正是使科研和实践相结合，以科研促进护理质量提高的过程。随着循证护理实践逐渐被应用，其带来的益处越来越显著。从对象而言，循证护理不仅帮助护理人员更新知识，改进工作方法，提高护理服务质量，促进临床护理实践的科学性和有效性；还为患者根据自身需求和病况提供最新、最适宜、个性化、科学的护理方案，从而减少因不适宜的护理造成的时间和金钱的浪费，使患者得到高质量的服务；此外，政府可以参考循证结果制定为公众服务的护理政策、法规、条例、指南等，为护理职业的发展提供条件。因此，在临床工作中贵在善于发现问题、大胆提出问题，敢于突破常规，敢于创新。当在临床中遇到问题时，不要惧怕，因它恰好提供了一次针对这些问题开展循证实践的机会。

（刘 玲）

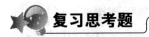

复习思考题

1. 什么是循证护理?
2. 简述循证护理的基本要素。
3. 简述系统评价的基本步骤。
4. 按证据等级由强到弱如何排序?
5. 目前最适合临床护理专业人员借鉴的证据形式有哪些?

第十二章

护理研究项目

情 景 导 入

王护士长，拟申报一项省卫生厅课题。她经过思考，初步计划研制一种止血按压带，应用于脑梗死静脉使用溶栓药的患者，减少针口出血、皮下瘀血发生率，保护患者血管，提高护理工作质量。可是她从来没有申报过课题，不知道护理研究项目的申请方法，也不知道如何撰写项目申请书。请问：研究项目的申报程序有哪些，如何撰写研究项目申请书？

第一节 研究项目的概述

一、研究项目的基本概念

护理研究活动最基本的单元是研究项目或研究课题，而从事研究活动最基本的组织形式是项目组或课题组。

（一）研究课题

研究课题是指是指研究内容相对独立、研究目的相对单一、研究规模较小、经费使用较少的研究题目。它是科学研究活动的基本单元，必须具备以下几个基本要素：

1. 有明确而具体的目标。

2. 提出科学假设或设想及其依据。

3. 为实现目标而提出的设计方案和技术路线。

4. 完成目标所必备的资源条件，包括人、财、物和信息资源。

（二）研究项目

研究项目是指由若干个彼此间有内在联系的、比较复杂且综合性较强的研究课题组成的研究题目，它是在既定的资源和成本的约束下，为达到特定目的的一次性任务。研究项目具有以下几个基本特征：

1. 有明确的目标　一般目标确定后就不能轻易修改和变动。

2. 有独特的性质　即项目是史无前例的，也就是说历史上从来没有进行过类似的，以后也不可能有同例的项目。

3. 资源成本的约束性。

4. 项目实施的一次性　这是项目与其他重复性工作任务的最大区别。随着项目成果的移交和合同的终止，该项目即告结束。

5. 项目的不确定性。

6. 特定的委托人　也称之为客户。它是项目结果的需求者，也是项目资金的提供者。

7. 结果的不可逆转性　即不可能重来，因此，项目一旦实施，必须确保其成功。

二、课 题 来 源

（一）按合同形式分类

1. 指令性课题　是由国家或各级政府科技主管部门根据其发展需要确定的，直接下达给研究单位的，具有强制性和约束力的研究课题。

2. 招标性课题　是由国家或政府有关部门发布科研招标指南，各高等院校、研究机构、医院等单位依据招标指南提出投标课题申请书，经专家论证和主管部门批准下达的中标课题。如依据国家自然科学基金委员会每年公布出版的《国家自然科学基金项目指南》，由申请者撰写申请书，经专家论证以后批准的研究课题就属于招标性课题。招标性课题是目前研究项目的主要来源。

3. 委托性课题　是企事业单位根据自身发展的需要，就某一课题委托研究单位进行研究，由委托方给予研究经费的研究课题。此类课题一般需要签订科研合同，明确双方的责、权、利关系。

4. 自选课题　是科研单位根据自身学科发展的需要和科技人员的研究特长，自行提出和组织研究的课题，如各医院、各院校自行组织的各不同类型的研究课题。

（二）按行政区域分类

1. 国家级课题　如国家自然科学基金，国家科技攻关项目等。

2. 部委级课题　如国家卫生部项目，国家教育部项目等。

3. 地方级课题和民间项目　各省市组织的科研基金项目，以及大单位设立的专门用于科研和开发的基金项目等。

（三）按研究内容分类

1. 基础性研究　指为获得关于现象和可观察事实的基本原理及新知识而进行的实验性和

理论性工作，它不以任何专门或特定的应用或使用为目的。基础研究又可分为纯基础研究和定向基础研究。纯基础研究是为了推进知识的发展，不考虑长期的经济利益或社会效益，也不致力于应用其成果于实际问题或把成果转移到负责应用的部门。定向基础研究的目的是期望能产生广泛的知识基础，为已看出或预料的当前、未来或可能发生的问题的解决提供资料。

2. 应用研究　指为满足社会或生产技术发展的实际需要，利用有关的科学技术知识来达到特定的应用性目的的创造性的研究。它又分为应用基础研究和应用方法研究。

3. 发展研究　也称为开发研究或试验发展。是指利用从基础研究和应用研究中所获得的成果，转化为新的产品、材料和装置，建立新的工艺、系统和服务，以及对已产生和建立的上述各项作实质性的改进而进行的研究。如无线遥控的多功能护理床研究。

第二节　研究项目的申请

护理研究项目的申请要具有护理学本身的特点，申请者应根据护理学发展的趋势和国家的长远发展需求，结合申请者本人的科研主攻方向、各不同层次基金项目的资助重点来考虑和选择。从大处着眼，小处着手，要立大志，攀高峰，要科学分析，实事求是，根据自己和合作者的科研能力以及实践经验等主观条件来确定。

一、申　请　条　件

在不同层次、不同类型的项目基金中，资助重点各不相同。申请者需熟悉不同层次基金的资助方向，正确选择研究项目的领域和资助类别，开展创新性的研究工作，才能提高申报的成功率。

（一）项目条件

1. 方向正确　申请者应仔细研究课题主持部门的目的性，选择正确的研究方向。如国家自然科学基金委员会的目的是资助基础研究和部分应用基础研究，如果项目属于发展研究，即使效益再好，也无法获得批准。因此，正确的研究方向是护理研究获得基金支持的重要前提。

2. 项目水平　提高项目水平是项目是获得基金支持的重要基础。在方向正确的前提下，水平越高的项目越能获得基金的支持。高水平的课题表现在以下几个方面：

（1）项目立意新颖，有创新性：创新性来源于创造性的思维。要选择一个高水平的课题，就要了解国内外学者已经完成了什么，正在研究什么，有什么尚未涉及。若立意陈旧，缺乏新意，将很难获得基金资助。如国家自然科学基金面上项目就必须具有重要的科学意义，特别是属于学科发展前沿或有重要应用前景的研究。因此，要想获得基金支持学术思想必须新颖，有自己的创新点。

（2）研究设计具体，有可行性：一个高水平的研究项目除应具备创新性外，技术路线的合理性是判断研究项目可行性的重要依据。如果仅有创新性，而没有具体的研究内容，没有可操作的研究方法也无法得到基金的支持。

（3）研究具有价值：任何研究都必须体现一定的指导或应用价值，为了研究而研究的项目，不可能获得基金的支持。即研究项目必须对国民经济或社会发展有一定的价值，或可促进社会的进步与发展、或能提高人们的健康意识、或能促进人类的健康水平，提高人们的生活质量等。

3. 必要的方法和技巧　在保证高质量、高水平的课题设想的前提条件下，注意申报中的方法和技巧将可以提高项目申请的成功率。如果有好的设想，而申请时不注意书写技巧，将会影响到课题的审批。

（二）申请者的条件

申请者在申请各类基金项目时，应仔细了解基金对申请者的条件要求，申请者必须符合所报项目类别相应的条件要求，只有符合基本条件的申请者才可能获得基金的支持。否则，即使有很好的课题设想，但是申请者的条件未达到基金的要求，在初审阶段就会被淘汰。

1. 申请者的职称、学历　很多基金对申请者的职称、学历有明确的要求。如国家自然科学基金面上项目要求申请者具有高级专业技术职务或已获得博士学位，未获得博士学位而具有中级专业技术职务的研究人员，必须经过两名具有高级专业技术职务的同行专家推荐方能申请，在职研究生作为申请者申请国家自然科学基金面上项目时，必须征得导师的同意。因此，申请者在申请基金资助时，必须首先确定自己的职称、学历是否符合基金的要求。

2. 申请者的研究能力　判断申请者研究能力的重要标准是申请者的研究经历、研究水平、研究的基本条件和课题组成员的合理搭配。所谓合理搭配就是课题组成员包含了课题研究所需要的各类技术人才，不会因为人才的缺乏导致课题无法进行。如国家自然科学基金面上项目要求申请者有较高的研究水平和足够的时间保证，有从事申请项目研究的基本条件，而且是项目的实际负责人，正式受聘于项目依托单位，或每年在项目依托单位工作时间不少于6个月。

3. 申请者的年龄、地域　部分基金对申请者的年龄或所属地区有明确的要求。如国家自然科学基金青年科学基金项目的申请者必须是在受理申请当年1月1日未满35周岁，并且未曾获得该类项目的资助，项目组的主要成员以青年为主。而国家自然科学基金地区科学基金项目的申请者必须是边远地区、少数民族地区和科学技术发展相对薄弱地区正式受聘的科技工作者，重点支持结合当地条件和特点进行的研究工作。

4. 申请者的其他条件　不同的基金项目对申请者其他方面的要求各不相同，国家自然科学基金面上项目要求申请者同期只能申请一项，每个项目的申请者限为一人；申请者和具有高级专业技术职务的项目组主要成员，当年申请及承担（含参加）在研的面上项目数合计不得超过两项，不具有高级专业技术职务的申请者，当年申请及负责在研的面上项目数合计不得超过一项，但参加项数不限。因此，申请者在申请资助前应认真阅读相应项目的有关文件，仔细核对自己的身份，满足项目对申请者的基本要求。

二、申 请 方 法

国内不同层次的基金项目，其申请方法略有不同，但大致上均按照个人申请、单位审核、专家评审与审批的程序进行申报。

（一）个人申请

1. 申请前的准备　申请者根据自己的申报需要认真阅读当年各不同基金项目的有关文件，审核自己的身份和研究项目是否符合基金的要求，选择合适的申报基金。

2. 填写申请书　向项目依托单位提出申请，并按要求逐项认真填写申请书。

（二）单位审核

1. 对内容进行审核　由申请者所在单位有关领导和学术组织对申请者所填写内容进行审核。主要审核研究内容的真实性、技术路线的可行性。

2. 对研究经费进行审核　审核研究经费的预算是否合理，研究经费可包括科研业务费、实验材料费、仪器设备费、实验室改装费、协作费及国际合作费等。

3. 签署审核意见　对申请者的科研业绩和拟开展的研究工作进行评价，对申请者工作表现的审核推荐及对申请者获资助后将提供的支持与保证（单位领导签字、单位盖公章）。最后按各级科研基金主管部门规定的时间和要求将申请材料统一报送。

（三）专家评审与审批

由基金主管部门聘请有关专家，根据不同的申请课题采用不同的评审方式进行初审和复审。评审出的课题，最后由基金主管部门通知课题承担单位和申请者。

1. 初审　不同层次基金的主管部门在初审时将淘汰一批不符合自己申请条件和研究目的的项目。有下列情况之一者，不能继续评议和评审：①申请者不具备申请资格或违反了基金管理的有关规定；②申请手续不完备或申请书不符合要求；③申请项目主体内容不符合基金的资助范围或申请资助经费超出基金项目资助能力；④申请者以往获资助项目执行不力。

2. 专家评议　对通过初审的申请项目，各主管部门根据各自不同的规定，或采用通信评议方式，或采用会议评议方式选择同行专家进行评议。内容相近的申请项目由同一组专家评议，学科交叉的申请项目则选择所涉及不同学科的专家进行评议。专家评议是请同行评议专家对申请项目的创新性、研究价值、研究目标、研究方案等作出独立的判断和评价。

3. 评审组评审　由各基金主管部门将专家评议意见进行综合分析后，按照一定的比例对申请项目择优提请专家评审组审议。如国家自然科学基金面上项目一般提请审议的项目数量在计划批准项目数的130%以上。专家评审组在同行专家评议的基础上提出项目资助建议或审定资助项目。

4. 审批　各基金主管部门根据专家评审组的资助建议，或提出建议资助方案，提请上级主管审核批准，或授权批准。最后将审批结果向申请者及项目依托单位下达批准资助通知，对未获资助的申请项目说明不予资助的原因。

（四）撰写计划书

申请者接到项目批准通知后，按批准意见撰写资助项目计划书。项目依托单位则对计划书进行审核并在规定期限内报送基金主管部门。逾期不报计划书且在规定期限内未说明理由的项目，视为自动放弃，由主管部门核准后予以撤销。

三、申请注意事项

不同层次的研究基金资助的目的、水平、侧重点各不相同。申请时应注意了解其资助策略的发展变化，选择合适的研究课题，以期获得基金的支持。

(一) 结合自身优势，选择合适的研究领域和资助类型

1. 突出护理学科的特点 护理学是一门综合自然科学和社会科学的应用学科，护理学本身所具有的特点使护理研究更具备学科交叉性。这不仅体现在表面上和形式上的。申请者应对相关的研究领域做深入的了解和研究，提出实质性的交叉学科研究内容。申请时应突出反映其多学科性、交叉性和应用性的特点，结合我国卫生科技的重点发展方向，目标明确，力求创新。

2. 注意选择研究领域和资助类别

(1) 选择合适的研究领域：申请者应根据不同基金的资助领域，结合自己的专业特长进行申请。如《国家自然科学基金"十二五"发展规划》中明确部署了科学部优先发展领域和跨科学部优先发展领域。其中，医学科学部优先发展领域包括细胞代谢异常与代谢性疾病的发病机制及诊治基础研究，重要心脑血管疾病的发病机制和干预的基础研究，肿瘤发生、发展、转归及肿瘤预防、诊断和治疗新方法的基础研究，中医理论与针灸经络基础研究等17项内容。跨科学部优先发展领域共包括26项内容，其中涉及生物医药卫生领域的，包括细胞的结构和分子功能，生物材料及其表界面生物功能与介入医学的相关基础研究，影像医学、数字医学与人口健康领域先进诊疗技术基础研究，神经-免疫-内分泌网络调控失衡与疾病等7项内容。

(2) 选择合适的资助类型：不同研究基金的资助目的不同。申请者应根据自己的研究方向，结合自身的研究方向和依托单位的科研水平，选择不同的资助类型。如卫生部科学研究基金重点资助具有创新精神和开拓能力的医药卫生科技工作者，在疾病控制和预防保健、重大疾病研究及应用研究和医学成果转化及产业化方面发挥着重要作用。

(二) 加强协作，拓宽研究思路

1. 谋求多方协作 护理学所独有的特点，要求申请者在申请时谋求多方的合作，以起到优势互补的作用，从而提高护理研究的质量和水平。

2. 注重"专"与"博"的结合 只注重"专"而忽略"博"，将会限制自己的思考空间；注重"博"而忽略"专"，将会使自己的研究处于较低水平。

(三) 选题与工作基础、技术条件及经费相结合

1. 知己知彼 申请者既要熟悉自己的工作基础、本单位的研究环境和技术条件，还要了解同行的研究实力，以便认清自己的优势与劣势，扬长避短，有针对性地进行选题。

2. 恰当的研究经费 研究经费应避免两种倾向。一种是申请的研究经费数目过大，超出了基金的资助能力，这种情况在初审时就被淘汰。另一种情况是申请的研究经费数目过少，无法保证研究的质量，即使获得基金的支持，也会影响课题的进度和质量。因此，申请者应认真做好预算。

（王卫红）

第三节 研究计划书的撰写

一、研究计划书的概念

研究计划书是一个用于确定研究方案中的主要要素的书面计划，例如：研究的选题、目的、研究框架，研究设计、研究方法和步骤、技术路线图，以及研究的进度、经费预算和预期成果。研究计划书是研究者将选题和研究设计方案以恰当的语言和方式传达给评审专家的一个文本。研究计划书的形式包括以开展学位课题研究为目的的开题报告和以获得研究立项和经费支持为目的的研究基金申请书两大类。针对学位课题研究而言，研究计划书通常称为"开题报告"。学生在开始学位课题研究之前需要提交开题报告，只有通过了开题答辩才允许进入下一阶段的研究工作。另外，对于已经获得批准立项的课题，在开展正式的课题研究之前，以召开课题论证会的形式，邀请相关领域的专家对整个研究计划进行论证和把关，然后根据专家的意见和建议补充和修改研究计划书中的某些环节，以增加课题的严谨性，提高课题的水平和质量，也称为"开题报告"。如果撰写研究计划书的目的是获取研究立项和经费支持，则将研究计划书称为"基金申请书"、"课题申请书"或"项目申请书"，有时也简称"标书"。

二、开题报告的撰写

撰写学位研究课题开题报告的目的是向指导教师、院学术委员会和研究机构伦理审查委员会汇报其研究计划。开题报告的水平要满足学位申请的要求。开题报告的格式要遵循一定的规范要求，开题报告的标题要与研究内容相符合，要确切反映研究的主要内涵，标题要简明、清楚、具体、符合逻辑，能够为研究计划书提供更多的信息。题目过长会削弱其中关键信息的作用，所以要避免使用过多的形容词或过长的句子。开题报告的内容包括：前言、文献回顾、研究方法和步骤等内容。撰写内容要求清楚、具体，具有可操作性。

（一）前言

前言主要描述立题依据和研究问题，并提供选题的背景信息和研究问题的重要性。指出什么是已知的知识和需要进一步研究的问题。然后，明确地陈述研究问题，并清楚而简明扼要地陈述本研究目的。

1. 问题的背景和重要性

（1）研究问题的背景：描述研究问题是如何发现的，研究问题与护理工作的相关性。描述以前试图解决此研究问题的相关研究，与此问题有关的一些关键理论构思，解决问题的可能途径。

（2）研究问题的重要性：描述此研究问题在护理实践中的重要性，预期研究结果的推广性，以及谁将是研究结果的受益者。

2. 问题的陈述　研究问题是研究者需要具体回答或研究解决的科学问题。

3. 目的的陈述　陈述进行此研究的理由与目标。研究目的是从选题的立题依据中引申出来的，所以，立题依据的结尾部分要清楚地陈述"本研究的目的是……"

（二）文献回顾

文献回顾部分主要提供基本的信息以指导研究设计过程。文献回顾的目的是研究者把自己的选题放在前人研究的背景中来解释并论证其选题的合适性，通过文献回顾，可以明确在立题依据中阐明为什么要选择这个研究问题，在研究设计中为什么要选择这样的研究方法。

1. 相关理论文献的回顾能提供研究概念（研究变量）和概念间关系的背景信息，以指导研究设计。

2. 相关研究文献的回顾是指对前人研究工作的总结和评价。包括对过去和近期研究的描述和评价，深入讨论相关领域专家的工作，陈述与提出研究问题有关的理论和实践知识。

3. 通过对上述相关理论文献和研究文献的回顾，总结与当前研究问题相关的知识体系中，哪些是已有的知识，哪些是未知的知识，从而确定知识的空白点，然后，指出期望该研究将会对护理学科知识产生哪些影响或贡献。

（三）研究方法和步骤

在研究方法和步骤的内容中，要详细描述研究设计的各个要素，包括：研究对象、抽样方法、对照组的设立方式、干预方法（如果有干预）、研究工具、测量的数量和次数、资料收集的方法和时间框架、外变量的控制等。

1. 描述研究设计　描述所采纳的研究设计方法，采纳该研究设计的原因，以及采纳该研究设计的优势和劣势。

2. 确定研究总体和样本　确定总体、目标总体；严格按照纳入标准和排除标准，选择样本；描述抽样方法、样本量的估计方法及其样本量。

3. 选择研究场所　包括机构名称及其结构，是否有潜在的合适样本和样本量，在有限的期限内能否有足够的样本量。

4. 如果是干预性研究需要详细描述干预措施的具体情况　①研究场所如何组织？②干预措施如何实施？③干预效果如何测量？④外变量（干扰因素）如何控制？⑤研究对象如何分组。

5. 选择测量方法　描述测量研究变量的方法。包括：①每一个测量工具的信度、效度、赋值方法和评分标准；②研究工具在本研究中的信度和效度的评价计划；③如果是自行研制的研究工具，需要描述其研制过程及其质量保证措施；④如果采用生物医学测量仪器应描述其精确度和准确度。

6. 资料收集的计划　描述收集哪些资料及其收集资料的步骤、方法和时间安排。

7. 陈述伦理学的考虑　描述保护受试者权利的措施、知情同意的做法。科研计划将接受学位论文评审委员会、大学和医疗机构的伦理审查，并附书面的知情同意书。

8. 资料分析的计划　统计学分析方法，包括应用什么统计分析软件、如何进行统计描述和统计推断。

9. 预期的研究成果　研究报告或者毕业论文。

10. 研究进度表　根据开展学位论文科研工作的时间制订研究的时间进度表。

总之，研究计划书可陈述研究方案中的主要要素，以沟通研究信息，说明研究项目做什么、为什么要做、如何做？如何控制干扰因素？怎样提高研究质量？能够获得什么预期结果等。

三、研究项目申请书的撰写

任何研究项目想要获得批准和资助，就必须提供书面的申请书、合同书、论证书或计划书。所以，项目申请书是评价申请者的申请资格和项目水平，确定是否予以资助的重要依据。护理科技人员应本着科学求实的原则认真填写项目申请书。

（一）书写要求

填写申请书前，应根据不同设想，查阅各级基金主管部门有关项目申请的办法及规定，按照要求逐项认真填写。申请书的各项内容，务求做到真实、详尽。

1. 基本要求

（1）书写整洁、清晰：目前各等级项目申请书中的内容（尤其是简表内容）均输入计算机进行管理，因此要求字迹清晰易辨，使用国家公布的简化汉字，外来语同时用原文和中文表达。第一次出现的缩写词，必须注出全称。

（2）语言简练、严谨：申请书的表达要明确、严谨，内容陈述有内在联系，逻辑性强。项目名称能确切反映研究内容和范围，字数最多不超过 25 个汉字（包括标点符号）。

（3）注意申报学科和申请金额：申请项目必须是所属的最基础学科。如涉及多学科可填写两个。申请金额一般以万元为单位。

（4）忌用简称和代码：所在单位名称按单位公章填写全称。例如"中国科学院西安光学精密机械研究所"不得填"中科院西安光机所"或"西安光机所"。全称中的数字，一律写中文，例如：中国航天工业总公司第七〇一所。

（5）本人签名：项目组主要成员是指在项目组内对学术思想、技术路线的制订与理论分析及对项目的完成起重要作用的人员，项目组成员应亲自在申请书上签名，不得由他人代签。

2. 格式要求 不同的研究基金，其申请书的格式各不相同，但大体上形成了相对固定的书写格式。

（1）简表：主要介绍申请项目的名称、申请者和项目组成员的一般情况和研究内容和意义摘要。应本着实事求是的原则认真填写。

（2）研究课题的科学依据：是判断科研项目是否具有科学性、创新性的主要依据，必须作详细具体的叙述。着重阐述研究项目所涉及的范围，通过对过去研究情况的评价，表明自己的观点，提出本项目的研究依据，陈述准备解决的问题，说明本项目的特点及与过去研究的不同之处，使审核人员了解本项目的研究价值，并附主要参考文献及出处。

（3）研究方案：是申请书中最重要的部分。包括研究内容与预期成果、拟采取的研究方法和技术路线、研究目标和拟解决的关键问题。一般根据研究内容和研究目标选择适当的研究方法和技术路线，同时，还要陈述拟采用的统计学处理方法、研究措施。研究方案是项目审核人员判断项目可行性的重要依据。

（4）研究基础：说明该项目主要研究人员的技术职称与职责，各项工作的分工及所负责的具体工作，实验人员的技术水平，项目所需的实验条件以及以往承担的科研工作情况。这些是项目审核人员判断申请者研究实力的重要依据。

（5）经费预算：陈述该项目各项费用的初步预算，并列出计算的依据及理由。

（6）推荐意见：由推荐者介绍申请者及其项目组成员的业务基础、研究能力、科研态度及研究条件等。

（7）合作或审查单位意见：由申请者所在单位的学术委员会陈述该项目的意义、特色和创新之处，以及申请者的研究水平与学风，并签署具体意见。

（二）书写技巧

高质量、高水平的设想是获得资助的重要基础，如果没有好的设想，即使申请书写得再好也无用。但如果有好的设想，在申请时不注意书写技巧，也会影响项目或课题的审批。

1. 简表 简表的内容常包括：

（1）项目或课题名称：项目选题不宜过大，要适中。选题大了，短期不能完成，会被视为缺乏可行性。选题小了，会因太容易而得不到基金的资助。

（2）所属学科：所申请的项目与申请指南中规定的范围一致时，只需将所属的最低层次学科名称和相应的代码填入这一栏即可。

（3）申请资助总金额：首先要了解不同层次基金的资助额度，按需进行申请。经费预算应实事求是，经费过大，使项目审核人员认为得不偿失；经费过少，又会影响研究项目保质保量地完成。

2. 研究课题的科学依据 这一项需要填写的内容较多，填写时应注意：科学意义是针对基础研究而言，应用前景是针对应用基础性研究而言，因此，要简明扼要、表达清楚。

3. 研究内容与预期成果 研究内容与预期成果是申请书中最重要的部分。研究内容一定要与课题名称所表达的内容和研究范围一致，不能为了追求题目新奇而不考虑研究内容。预期成果是指该课题研究结束时与国内外同类研究进行比较的水平，而不是与申请时的国内外水平相比。

4. 拟采取的研究方法和技术路线 研究方法和技术路线是一个不可分割的整体，在研究内容确定后，既要用最先进的研究方法，又要用最佳的技术路线来保证课题的完成。技术路线是科研中要解决的关键问题以及为解决这些问题和困难所采取的有效措施。

5. 实现本项目预期目标已具备的条件 如果具备了一定的条件，则容易完成任务，且容易获得资金。已具备的条件包括：

（1）过去的研究工作基础：主要是指截止申请课题之前所进行的与本课题有关的工作，如已发表的论文、综述或预试验的结果等。

（2）研究技术人员的结构：从职称组成中看，高级、中级、初级之比一般为 2∶4∶2 较为合适，既要有研究人员，又要有技术人员。合理的研究梯队不仅有利于完成工作任务，而且有利于获得批准。

6. 推荐意见 当申请人不具备高级专业技术职务时，须由两名同行高级技术职务人员推荐。如果在同一单位内选择，最好选同专业的一名，同学科的另一专业一名。如果是在不同单位内选择，最好选同一专业的专家。

7. 合作或审查单位意见 主要是学术把关和审查。大多数委员认为课题具有科学性、先进性、系统性、实用性后，签署意见，科研管理部门呈报上级主管部门审批。

注意事项

（1）书写前的准备：各类项目基金都在跟随不断发展的科学技术水平、国民经济发展状况及社会需求进行调整。如国家自然科学基金委员会于 2002 年对项目申请书进行了修改，申请前应认真阅读项目申请指南和管理办法，根据不同层次项目的资助要求，做好项目申请的经验积累和资料准备工作。

（2）严格按书写要求填写：不同的基金有不同的报送要求，有的只需要纸质文件，而有的则需要纸质文件和电子文件同时报送。如国家自然科学基金委员会从 2002 年开始试行纸质文件与全文电子文件同时报送。

（3）注意选题的创新性：国内外基金项目所资助的都是具有创新的优秀项目，因此，在选题时一定要有实质性的源头创新思想或思路。如能在研究项目的名称内体现出项目的创新性、先进性和难度，将能起到画龙点睛的效果。

（三）护理研究项目申请书举例

下面以一份市省级科研项目申请书为例，介绍科研基金申请书的主要撰写内容。

项目名称：社区中老年人慢性病行为危险因素社区护理干预模式研究

1. 立题依据（包括：项目的研究意义、国内外研究现状、主要参考文献）

慢性非传染性疾病（简称慢性病 chronic non-communicable diseases，CNCDs）是指以生活方式、环境因素为主引起的肿瘤、心血管疾病、糖尿病、慢性阻塞性肺部疾患等为代表的一类疾病。也是一类与不良行为和生活方式密切相关的疾病，因而又称为"生活方式病"。随着疾病谱和死因谱的变化，在世界上许多国家和地区，脑血管病、恶性肿瘤和心脏病也已成为居民的主要死因。第四次国家卫生服务调查结果显示：2008 年调查地区居民两周患病率为 18.9%。按 2008 年人口总数 13.3 亿推算，当年全国 2 周患病累计总人次数达 65.4 亿。过去十年，平均每年新增 1.5 亿人次。城乡居民 2 周患病的结构在过去的十年间发生了重大变化：调查的两周病例中，新发病例的比例由 1998 年的 61% 下降到 2008 年的 39%，而慢性病持续到 2 周内的病例由 39% 增加到了 61%。可见，慢性疾病已经成为影响居民健康的主要问题。

慢性病的危险因素可归为三类：①不可改变的危险因素（年龄、性别、遗传基因等）；②行为危险因素（抽烟、膳食、饮酒、缺乏运动等）；③社会危险因素（包括互相影响的社会、经济、文化和其他环境变量等复杂的混合因素）。行为危险因素是指由于自身行为生活方式而产生的健康危险因素，亦称"自创性危险因素"。据有关资料报道，慢性病可能主要是行为因素引起的。不健康饮食、不锻炼身体以及使用烟草是导致慢性病的主要原因。在世界所有地区、所有年龄组、无论是男性还是女性，这些危险因素是导致绝大多数慢性病患者死亡的原因。同时，我国也有研究表明，目前国内有 2/3 的人死于与不良生活方式有关的疾病。因此，要合理预防慢性病，如不从改变不良生活方式和不健康行为着手，显然是难以奏效的。

联合国世界卫生组织提出新的年龄分段：44 岁以下为青年人，45~59 岁为中年人，60~74 岁为年轻老年人，75~89 岁为老年人，90 岁以上为长寿老人。世界卫生组织把 60 岁以上的老年人口占总人口数的 10% 或者 65 岁以上人口占总人口数 7% 称为人口老龄化，我国人口年龄结构已经进入老年型，正面临着人口老龄化的严峻挑战。据中国老龄办提供的数据显示，截至 2008 年，中国老年人口总数已达 1.59 亿，占总人口的 12%，积极应对人口老龄化发展是中国社会面临的重大问题。人口老龄化也正席卷全球，联合国预测，到 2050 年老年人数量将增加到世界总人口的 21%。大量研究表明中老年人是慢性病的高发人群，因而中老年人慢性病的预防和控制是当前社区卫生工作的重点。

现阶段国内外对中老年人慢性病的患病率及行为危险因素的调查性研究较多，干预性研究较少，尤其是对社区中老年人慢性病的行为危险因素的综合干预模式的研究较少。本课题以郴州市社区中老年人为研究对象，对慢性病的行为危险因素吸烟、饮酒、不良饮食习惯、睡眠状况差、缺乏体育锻炼等进行系统干预，构筑慢性病的行为危险因素综合干预模式，为开展慢性病社区护理服务提供科学依据。

参考文献（略）

2. 研究方案（包括：研究目标、研究内容、研究方法和拟解决的关键问题）

2. 1 研究目标、研究内容和拟解决的关键问题

（1）研究目标：构筑慢性病的行为危险因素综合干预模式，为开展慢性病社区卫生服务提供科学依据。

（2）研究内容

1）慢性病行为危险因素：包括吸烟、酗酒、睡眠、不良饮食习惯、缺乏体育锻炼、不重视自我保健。

2）慢性病的行为危险因素综合干预模式：评估社区中老年人的健康状况，针对中老年人的不同健康状况，分别采取社区全人群护理干预方案、高危人群护理干预方案、慢性病患者护理干预方案。社区护理干预过程中，充分借鉴"知信行模式"、"健康信念模式"、"健康促进模式"的优点，吸收"认知行为治疗"、"饮食疗法"和"运动治疗"的相关评估和治疗技术，结合我国的基本国情和社区中老年人的特点，构筑一套新的"慢性病的行为危险因素综合干预模式"。

（3）拟解决的关键问题

1）调查表的编制、调查和护理人员的培训。

2）社区老人慢性病的行为危险因素综合干预模式的开展。

3）被调查社区的工作者的支持、研究对象的配合。

2. 2 拟采取的研究方法及可行性分析

（1）研究方法

1）现况调查法：编制调查表，内容包括：一般资料、主要慢性病患病现况、慢性病行为危险因素现状。干预前后两次做问卷调查。将调查结果全部输入计算机，采用 SPSS17.0 统计软件对结果进行统计分析。

2）文献研究法：通过文献研究，总结国内外现有的慢性病行为干预模式，充分借鉴"知信行模式"、"健康信念模式"、"健康促进模式"的优点，吸收"认知行为治疗"、"饮食疗法"和"运动治疗"的相关评估和治疗技术，结合我国的基本国情和社区中老年人的特点，构筑一套新的"慢性病的行为危险因素综合干预模式"。

3）类实验研究法：在郴州市城区的社区中，整群随机抽某个社区，按新的"慢性病行为危险因素干预模式"对中老年人开展社区护理干预。干预前后进行慢性病行为危险因素前后对照。

（2）技术路线（略）

（3）可行性分析

1）项目负责人为社区护理专业的硕士生，该项目研究内容为其硕士课题研究内容的拓展，且主持过相关内容的院级青年课题研究，为该课题的开展打下了扎实的基础。

2）课题组成员中有1位具有丰富临床护理、护理管理及教学科研经验的护理专业教授做指导，三位年富力强的年轻教师直接参与课题研究，研究团队结构合理、技术力量雄厚，能确保研究工作顺利开展。

3）2009级护理学本科在校学生有298人，即将学习《社区护理》及护理学专业课程，可以参与课题的问卷调查及部分护理干预工作。

2. 3 本项目的创新之处

首次探讨适合我国国情的"慢性病的行为危险因素综合干预模式",该模式充分借鉴"知信行模式"、"健康信念模式"、"健康促进模式"的优点,吸收"认知行为治疗"、"饮食疗法"和"运动治疗"的相关理论和技术,体现我国的基本国情和社区中老年人的特点,对开展社区慢性病预防控制和社区护理工作具有开拓性的重要意义。

2.4 预期研究进展

1）2010.9～2011.2：进行文献检索,系统了解"知信行模式"、"健康信念模式"、"健康促进模式"、"认知行为治疗"、"饮食疗法"和"运动治疗"的相关知识和技术,构筑"慢性病的行为危险因素综合干预模式"的基本框架,明确实施的程序和步骤。

2）2011.3～2011.5：干预前问卷调查,整理调查资料,进行统计分析。

3）2011.6～2012.6：按新的"慢性病的行为危险因素综合干预模式",对社区中老年人开展社区护理干预。

4）2012.7～2012.9：干预后问卷调查,整理调查资料,进行统计分析。

5）2012.10～2012.12：修改完善"慢性病的行为危险因素综合干预模式"。

6）2013.1～2013.9：撰写论文,科技成果申报及应用推广,项目结题。

2.5 预期成果

1）构筑一套适合适合我国国情的"慢性病的行为危险因素综合干预模式"。

2）研究成果以论文形式表达,争取在核心学术期刊公开发表研究论文2～3篇。

3）预计能形成自有知识产权成果,并争取获得科技成果奖。

第四节　研究项目的评价

护理研究项目的评价是指对研究成果的评价,即护理研究成果鉴定。护理研究成果鉴定是我国护理科技界成果认可的一种独特的方式。从1961年开始,我国已先后颁发了三部科技成果鉴定办法,对推动我国科技技术的进步、促进社会经济建设和社会发展发挥了重大的作用。

一、项目的鉴定

研究项目的鉴定是指有关科技管理机关聘请同行专家,按照规定的形式和程序,对研究成果进行审查和评价,并作出相应结论的活动。科技成果鉴定是评价科技成果质量和水平的方法之一,国家鼓励科技成果通过市场竞争,以及学术上的百家争鸣等多种方式得到评价和认可。

（一）成果鉴定的范围和形式

1995年1月1日起实施的第三部科技成果鉴定办法规定了需要进行科技成果鉴定的范围:

1. 鉴定范围　成果鉴定适用于应用性研究成果。

（1）组织鉴定的护理研究成果:列入国家和省、自治区、直辖市以及国务院有关部门科技计划的应用技术成果,以及少数科技计划外的重大应用技术成果;计划单列市和副省级城市的科技计划项目，经省科委同意，作为省科技计划一部分的应用性研究成果；各省（自治区、直辖市）科委根据实际情况自行确定的市（地）、厅局级科技计划项目。

（2）不组织鉴定的护理研究成果：护理理论研究成果；护理软科学研究成果；已申请专利的和已转让实施的护理应用技术成果；企业、事业单位自行开发的一般护理应用技术成果；国家法律、法规规定，必须经过法定的专门机构审查确认的科技成果。

2. 鉴定形式　主要有会议鉴定、函审鉴定和检测鉴定。一般根据其成果的特点来确定鉴定形式。

（1）会议鉴定：由组织鉴定单位或者主持鉴定单位聘请同行专家 7~15 人组成鉴定委员会，采用会议的形式，将专家们集中在一起，通过听取研究报告、现场考察、实物演示、样品测试和讨论、质疑、答辩等，对护理研究成果作出评价。

（2）函审鉴定：由组织鉴定单位或者主持鉴定单位聘请同行专家 5~9 人组成函审组，将提请鉴定项目的全部技术资料，以信函的形式寄至函审组专家，专家们通过书面形式审查有关技术资料，对科技成果作出评价。

（3）检测鉴定：由组织鉴定单位或者主持鉴定单位指定经过省、自治区、直辖市或者国务院有关部门认定的专业技术检测机构进行检验、测试，从而对护理研究成果进行评价。适用于计量器具、仪器仪表、新材料等的鉴定。采用检测鉴定时，专业技术检测机构出具的检测报告是检测鉴定的主要依据。同一样品可能由于异地检测，人员调换，条件差异，而得出不同的结果。所以检测机构的权威性，包括人员素质和设备条件等，是保证检测鉴定质量的基础。

（二）鉴定条件

1. 属于国家规定的鉴定范围内的科技成果。

2. 已完成合同的约定或计划任务书规定的任务要求。

3. 不存在科技成果完成单位或者人员署名的名次排列异议及权属方面的争议。

4. 技术资料齐全，并符合档案管理部门的要求。

5. 有经国家科委或省（自治区、直辖市）科委或者国务院有关部门认定的信息机构出具的查新检索报告。

（三）鉴定程序

成果鉴定的程序为：提交申请→审理材料→明确组织鉴定单位及主持鉴定单位→确定鉴定形式和鉴定专家→实施鉴定过程→审查鉴定意见，颁发鉴定证书。

（四）鉴定内容和成果评价

对优秀科技成果进行表彰奖励，是世界各国和权威性国际组织发展科学技术事业，鼓励科学研究和推动科技进步的一种重要手段。国内的科技奖励，主渠道是政府颁发的奖励。另外，还有非政府性的学术团体、基金会等设立的一些科技奖励。如中华护理学会设立的护理科技奖、护理科技进步奖等。政府奖励分为国家级、省（部）级、地市厅（局）级以及县区或单位等层次。国家级奖励分为国家自然科学奖、国家技术发明奖和国家科学技术进步奖，称国家三大奖。自然科学奖和技术发明奖只设国家级。科技进步奖除设国家级外，省、部委、地市、厅局、县区、大单位一般都分设。有的省、部委、地市、厅局将科技进步奖分为三大类，即科学理论成果奖、应用技术成果奖和推广成果奖。

1. 鉴定内容　主要内容包括五个方面：①是否完成合同或计划任务书要求的指标；②技

x

术资料是否齐全完整，并符合规定；③应用技术成果的创造性、先进性和成熟程度；④应用技术成果的应用价值及推广的条件和前景；⑤存在的问题及改进意见。

参加评审的专家们对研究成果提出综合的、客观的评价意见，是组织评审单位签署审查意见的重要依据。

2. 成果评价

（1）对成果的总体评价：总体评价包括：①选题是否正确；②设计是否严谨；③手段是否先进；④资料是否完整；⑤数据是否可靠；⑥统计分析是否合乎逻辑；⑦研究结论是否科学、准确恰当等。

（2）成果创新性、先进性和成熟度的评价：是评价的主要核心部分。①创新性是科研工作的灵魂。创新可以是全部的或整体的，也可以是局部的或部分的。②先进性是相对的，它是衡量成果水平的标准。③成熟度是衡量研究成果是否能推广的尺度。

（3）成果水平：是对鉴定意见的高度概括，它既是对科研成果的综合性评价结论，也是科研管理部门实施有效管理的依据。科研成果水平一般是根据国情，按照地域范围和专业系统来划分的。①国际领先水平：是指在一定的时间与国际范围内，其科研成果水平居同行业已公布的科研成果的领先地位。②国际先进水平：是指在一定的时间与国际范围内，其科研成果水平处于同行业已公布的科研成果水平的先进地位。③国际水平：是指在一定的时间与国际范围内，其科研成果水平达到同行业一般科学技术水平。

依次类推，国内范围可分为国内领先、国内先进和国内水平。省、市、自治区也可分为省内领先、省内先进和省内水平。

（4）存在的问题及改进意见：任何科技成果都带有一定的局限性，随着科学技术的发展，一项先进的成果必然会被另一种更先进的成果所代替，这是历史发展的必然趋势。指出科研成果中的问题，有助于指导今后的研究工作，使研究更加深入和完善。

二、鉴定材料的准备

科技成果鉴定，所需要提供的材料必须齐全、完善。由于成果的种类和性质不同，要求提供的材料也不尽相同。一般需要提供三大类材料。

（一）课题立项材料

包括计划任务书、合同书、协议书、课题论证书、下达的研究计划等。

（二）研究材料

根据其成果为物化型研究成果或非物化型研究成果，其准备的材料也有所不同。

1. 物化型研究成果　包括新药品、诊断试剂和试剂盒、医疗器械、保健品、医用材料等，需要提供的材料有：①研究工作报告和研究技术报告；②设计、工艺图表以及测试分析报告、主要实验、测试记录报告；③质量标准；④查新检索报告、国内外同类技术的背景材料和对比分析报告；⑤用户使用报告以及经济效益和社会效益分析报告及证明材料；⑥样品实物；⑦质量检测、卫生检测报告；⑧专利申请或授权材料；⑨行业主管部门要求的其他材料和附件材料。

2. 非物化型研究成果　包括疾病的预防、治疗、康复、保健、优生优育、卫生软科学等应用性研究成果。需要提供的材料有：①研究工作报告；②研究技术报告；③测试分析报告及主要实验、测试记录报告；④国内外同类技术的背景材料和对比分析报告；⑤查新检索报告；⑥经济效益和社会效益分析报告、推广应用证明材料及患者的反馈意见；⑦实验动物合格证；⑧行业主管部门要求的其他材料和附件材料。

（三）鉴定、批办文件

包括科技成果鉴定申请表、组织鉴定单位批复文件、鉴定会议通知等。

第五节　研究项目的管理

一、科研项目申报管理

（一）科研项目申报的组织领导

科研项目的基本管理单元由科研学术委员会和课题组两级构成。

1. 科研学术委员会　科研学术委员会多由学术带头人、专家、资深教授和学术水平较高的骨干组成。负责科研项目的论证、评估、预测、监测、成果评定、学术活动指导等工作。

2. 课题组　是科研项目开展的最基本执行单元。课题组实行课题主持人负责制。课题负责人是课题设计、实施的主要组织者和参与者，必须承担实质性研究任务。作为课题负责人申请科研课题须具备如下条件：①具有副高级以上专业技术职称。不具备副高级以上专业技术职称的，一般须有两名具有正高级专业技术职称的同行专家书面推荐；②必须真正承担和负责组织、指导课题的实施。不能从事实质性研究工作的，不得申请；③申请人一般同时只能申报一个课题；④重大招标课题的申请人必须承担并完成过部、省级以上研究课题。

课题负责人在科研课题实施过程中的职责是：①组织精干的高水平研究队伍；②组织编写课题计划任务书；③严格按照课题计划任务书组织开展课题的研究工作；④编报课题预算申请书；⑤定期上报科研课题的进度与计划实施情况；⑥负责收集和整理课题研究过程中的原始资料，记录研究过程中的主要活动情况；⑦负责将课题研究中遇到的重大问题，及时地向科研管理部门逐级汇报，取得课题主管部门的指导意见；⑧课题研究工作完成后，负责向科研主管部门交结题申请和结题报告；⑨课题结题后，应用和推广研究成果。

（二）科研项目申报流程

科研项目申报主要包括以下步骤：①上级主办单位下达科研项目申报通知到各单位的科研主管部门，科研主管部门做好传达申报通知。②申报者按要求填写申请书，并经所在部门就该课题的立题意义、社会推广的预期效果、技术路线的可行性、课题组成员及经费预算等进行论证，提出评审意见。③申请人就评审意见做相应修改，提交单位科研管理部门进行形式审核。④科研管理部门确定申报项目，相关主管领导就上报的申报项目签署意见，报上级主办单位审批。

（三）科研项目申报的注意事项

科研项目申报要注意以下事项：①申报立项的科研项目（课题）必须具创新性、先进性、科学性和实用性；②申报立项的各项资料必须填写清楚、资料要完整；③申请经费一般不应超过限额；④申请书和附件中需要手写签名、单位需盖章的均应按要求完成；⑤必须严格执行申报时间，尤其应注意申报截止时间。

（四）科研项目申报管理

1. 积极做好申报前的动员工作　科研管理部门在接到申报通知后，应认真研读，熟悉各类计划项目的管理办法，及时有力地发动科研人员积极申报。要帮助申报者吃透"课题指南"，掌握相关信息，以使选题符合计划资助的选题范围，做到有的放矢。

2. 把好填报质量关　对申报的课题格式不合格、表格漏填、表达零乱、合作单位无盖章、经费预算不合理、研究起止年月模糊不清等，给予撤回，并令其纠正，严把形式审查关。

3. 把好遴选关　在项目申报时，科研管理部门应组织同行专家对申请项目的立论依据、研究目标、技术路线、研究方案、工作基础等进行评议，把好选题关、论证关、申报关，确保研究价值较高、研究方向正确、研究把握大、能产出高质量研究成果的申请课题预选上。

4. 选上的项目及时通知课题组，签订合同，抓好项目启动前的安排工作　课题获准立项后，科研管理人员应将立项通知及有关管理办法及时通知并转发给课题组，重点是抓好课题组研究人员、研究计划、研究经费的组织落实工作。

5. 科研管理部门将立项的项目信息入库　在下达计划任务时与将相关项目的资料与信息入库，便于今后的查询管理，会使科研项目的管理工作从项目一启动就处于十分有利的条件。

6. 建立经费本，划拨经费　确保经费及时到位，专款专用，项目负责人准时按合同启动实施项目。

二、科研项目中期检查

科研项目一旦获得批准立项，即进入实施阶段。中期检查是对科研课题或项目立项实施以来的项目进展情况、完成情况、项目支撑条件落实情况、项目组织管理情况等的综合评价，具体内容如下：

1. 项目研究的进展情况　考核项目的计划进度执行情况，主要评述课题实施以来，目标是否科学合理，是否需要调整；课题关键技术路线是否正确，能否达到预期技术目标，是否需调整技术路线作；已取得的阶段性成果及前景如何。

2. 项目内容完成的深度情况　检查课题组及课题负责人是否扎实推进课题研究和有足够的能力保质完成课题。

3. 课题支撑　条件落实情况包括：经费（国拨、匹配、自筹等）到位情况，实际支出情况，参与课题实施的科技人员投入情况以及其他支撑条件落实情况等。

4. 项目组织管理、运行机制评述　对于项目经费、人员调配、物资领取、课题奖金分配、资料管理等管理工作进行评价。

5. 中期检查中特殊问题及处理　在项目中期检查前，在不违背原申报内容的前提下，如对项目研究范围和重点进行调整、变更项目管理学校或更改项目负责人、涉及转换学科和研究领域的项目，应由申报单位审查同意并上报上级主办单位科研管理部门批准。另外，在项目中期检查时，对无论何种原因，一直未开展研究工作的项目；对负责人（包括课题组主要成员）长期出国或因工作变动、健康等原因不能正常进行研究工作的项目；对未经批准擅自变更负责人的项目；由于课题组内部原因，课题研究已无法进行的项目；对逾期不递交延期申请，或延期到期仍不能完成研究任务的项目，凡有上述情形之一的，应及时向上级科研管理部门提交对项目作出撤项决定的书面报告，获批准后执行。

三、科研项目结题审核

项目结题审核指项目在执行期限终止后，为检查预期成果而开展的验收评议工作。

（一）结题的基本条件

项目组完成项目任务书中规定的各项工作，主要工作成果公开发表或取得专利等知识产权等可以申请结题。

（二）结题审核的程序

1. 提出结题申请　达到结题的基本要求，由项目负责人向相关科研管理部门申请结题申请。

2. 填写结题总结报告，整理相关附件材料　结题需要提交的材料包括原始材料、工作性材料和成果性材料等三大类。原始材料包括了研究过程中的观察记录、问卷调查表、有关原始数据、表格、课题论证记录、研讨活动记录等；工作性材料包括立项申报书、方案、批复、课题计划、总结、中期成果评估意见、研究情况总结报告；成果性材料包括主体材料（结题报告、阶段研究报告、课题研究报告）、成果效益影响材料（如成果出版、发表材料、应用推广及社会反响、与研究有关的所获荣誉）以及附件材料（如声像、图片、照片、光盘）等。

3. 研究完成情况审核　项目承担单位学术机构对照项目申请书审核完成情况及研究质量，并作出评价。

4. 结题材料审核　相关科研管理部门对结题材料进行审查后提出是否可以结题及并组织专家评审提出项目完成质量等级，并签署评审意见。

5. 下达审核结果　相关科研管理部门报送项目来源主管部门审批，并下达结题审核结果。

（三）结题审核结果

1. 同意结题　按期完成计划任务书约定的各项任务，经费使用合理，提供的资料齐全、数据真实，有相关的发表论文、专著、会议交流论文、成果鉴定、专利等。

2. 同意延期　已完成计划书约定的部分任务，但资料不齐全，尚需一段时间才能完成的，项目负责人提交"延期报告"，经各级科研管理部门审核盖章后上报上级科研管理部门后，才能统一延期，但期限一般为 1 年。

3. 终止研究　指验收项目存在下列情况之一者，不予通过结题审核，如未达到主要技术指标、经济指标或预定目标未能实现或成果已无科学或实用价值；提供的验收文件、资料、数据不真实；擅自修改计划任务书中的考核目标、内容、技术路线的；擅自变更项目承担单位或项目负责人、课题组成员；经批准延期 1 年后，仍无法按期完成项目；实施过程中出现重大问题，但未能解决或作出说明，或研究过程及结果等存在纠纷尚未解决的；计划项目负责人未能按进度完成，到期需结题尚未结题，或提交的延期报告未获批准，视为未完成，该项目负责人一般 2～3 年内不能再申请相关的科研项目。

四、科研经费管理

（一）科研经费的使用与管理原则

1. 坚持专款专用、独立核算原则　项目和课题经费纳入统一管理，单列户头，单独核算，确保专款专用，并建立专项经费管理和使用的追踪问效制度，不能挪作他用，不得用于预算编制外的其他支出。

2. 坚持拨款与计划管理和项目进度相结合的原则　科研经费管理中既要考虑原有科研计划中经费使用要求与阶段计划，也要根据项目的实际进展情况，对科研经费管理作出适时调整。

3. 项目负责人负责制原则　项目负责人要对科研经费使用的合理性、合法性负责。

4. 监督审核原则　科研经费必须有监督和检查制度，严格进行财务监督和使用情况检查。定期进行自查，主管部门根据科研项目情况进行中期评估检查，可组织专家或中介机构进行。其评估和检查结果作为调整经费预算拨款安排的重要依据。

5. 责权相统一原则　科研经费的管理和使用必须符合国家各级财务部门制定的各项政策法规，严格遵守财务制度，科研经费审批人要严格把关，并承担相应的行政责任、经济责任和法律责任。

（二）科研经费的支出范围

1. 科研经费支出的时间范围　科研经费支出的时间范围仅限于从立题当年始至结题当年止。立题前和结题后的支出原则上不能在该课题经费中报销。

2. 科研经费的开支范围　课题经费的开支范围一般包括：①设备费：指在课题研究开发过程中购置专用仪器设备，对现有仪器设备进行升级改造，以及租赁外单位仪器设备而发生的费用；②材料费：指在课题研究开发过程中消耗的各种原材料、辅助材料、低值易耗品的采购及运输、装卸、整理等费用；③测试化验加工费：是指在课题研究开发过程中支付给外单位的用于检验、测试、化验及加工等费用；④燃料动力费：指在课题研究开发过程中相关大型仪器设备、专用科学装置等运行发生的可以单独计量的水、电、气、燃料消耗费用等；⑤差旅费：指在课题研究开发过程中开展科学实验（试验）、科学考察、业务调研、学术交流等所发生的差旅费、交通费用等；⑥会议费：指在课题研究开发过程中为组织开展学术研讨、咨询以及协调项目或课题等活动而发生的会议费用；⑦国际合作与交流费：在课题研究开发过程中课题研究人员出国及外国专家来华工作的费用；⑧出版/文献/信息传播/知识产权事务费：指在课题研究开发过程中，需要支付的出版费、资料费、专用软件购买费、文献检索费、专业通信费、专利申请及其他知识产权事务等费用；⑨劳务费：指在课题研究开发过程中支付给课题组成员中没有工资性收入的相关人员（如在校研究生）和课题组临时聘用人员等的劳务性费用；⑩专家咨询费：指在课题研究开发过程中支付给临时聘请的咨询专家的费用；⑪管理费：课题涉及的调研、采集和收集材料（资料）费。

（三）科研经费预算与决算

科研经费的预算与决算是科研经费管理中的重要环节。科研人员应把科研经费的预算、决算过程视为财经纪律的检查过程，在科研经费的收支方面应真实、准确，做到有据可查。

1. 科研经费的预算　包括整个课题所需投资的总预算和分年度预算。编制课题经费预算是在上报科研课题时，课题负责人应根据研究课题拟选方案的技术内容，认真做好技术经济论证，并在有关职能部门的协助下，尽可能掌握课题所需设备、器材及其性能、规格型号、价格等技术经济方面的第一手资料，使预算建立在真实可靠的基础上。

2. 科研经费的决算　主要是检查科研计划在执行过程中，科研经费的使用是否按批准的预算开支，有无违反财务规定的支出，并分析总结经费使用的情况。为了使决算能正确进行，决算前必须全面核实全年收入和支出项目及金额。决算分年度经费决算和课题结束后总决算两种，均应由所在单位科研管理部门、财务部门审核后，上报资助单位验收审批。

五、科研档案管理

科研档案指在科学研究和实践活动中直接形成的具有保存价值的文字、图表及声像载体材料，它们具有知识属性和信息属性，是知识产权的凭证。科研档案管理是对科研档案资料进行管理和信息开发利用的一项专门工作，它既是科研管理工作的组成部分，也是科研活动的一个环节，包括收集、整理、鉴定、保管、统计和提供利用等内容。

（一）科研档案的收集

科研档案收集的内容包括科研准备阶段、研究实验阶段、总结鉴定验收阶段，成果和奖励申报阶段、推广应用阶段形成的各类材料。

1. 科研档案的收集范围

（1）各类科技管理文件和资料：如上级机关下发的文件（包括计划管理、成果管理、科技开发管理、专利管理等文件）、科技发展规划、科技研究计划汇总表、年度科技研究总结、课题（项目）成果鉴定汇总表、学术委员会或专家建议材料、国际合作课题（项目）合作协议书、往来信函、批准文件、项目执行情况汇报材料等。

（2）科技研究课题（项目）各种归档材料：包括：①研究准备阶段调研报告、可行性研究报告（开题报告）、基金申请书及其审批文件、计划任务书（合同书）、实验设计方案、会议记录、科研协作协议书及重要往来文件等；②研究试验阶段试验大纲、实验记录（报告）、现场调查资料、年度报告、计算材料、设计文件、图表、关键工艺文件统计分析资料、计算机软件、光盘、音像资料和重要往来技术文件等；③总结鉴定阶段科研论文、工作总结、著作、参加人员名单、课题验收和技术鉴定材料、成果鉴定证书、科研投资和财政决算材料等；④成果申报奖励及推广应用阶段科技成果申报表及其附件、申报奖励与审批文件、成果推广应用材料（包括推广方案、实施材料、总结等）、社会经济效益证明材料和成果获奖证书原件或复印件、申请专利材料及专利证书、扩大生产的设计工艺文件和用户反馈意见等。

2. 科研档案收集要求及方法　课题组长负责对归档文件材料的齐全、完整、审核签字，并经领导审核归档；科研档案的归档时间应在课题完成经过鉴定并经相应主管部门审查后 3 个月内立卷归档，归档材料要求齐全完整；归档的文件材料不能用铅笔、彩笔、圆珠笔和蓝复写纸。如复写应采用单面黑复写纸；凡属秘密级以上的科研档案、涉及专利与对外技术转让的项目资料不准对外公开，专利实施与转让事宜统一由相关科研管理部门经办。

（二）科研档案的整理与归档

科研档案的整理与归档指把收集起来的科研档案加以分门别类、系统排列和科学编目后，交与档案室或档案馆保存使之便于保管和利用的过程。

1. 科研档案分类　科研档案适用于按课题法进行分类，即在全部科研档案范围内，以各个独立的研究课题为分类单元划分档案。其特点是便于实现一个研究课题档案材料的成套集中管理。

2. 科研档案组卷　组卷就是把一组有联系的文件，以卷、册、袋、盒等形式组合在一起，使它能够表达一个相对独立的概念，以便于保管、保密和利用。组卷要求如下：①一卷就是一组有密切联系的文件，而不是杂乱无章地随意堆积；②每一卷都表达一个相对独立的概念，不要一个概念（案卷标题）多个卷，卷与卷之间应当从题名到内容都是全异的关系；

③卷厚适度，一般不超过40mm；④案卷内不应有重份文件。

3. 科研档案的归档　交给档案管理部门保管归档的科研文字材料必须反映科研项目活动的全过程，保证其完整、准确系统。科研课题一般在研究结束并完成成果鉴定后整理归档。研究周期长的可按阶段归档或按年度归档。几个部门或院系合作完成的研究课题由主持单位立卷、归档一整套档案。协作部门负责自己所承担任务中形成的材料的收集整理并将其送交主持单位与成套材料一并交校办档案馆归档管理。本单位与其他单位合作完成的科研项目应在协议合同或委托书中注明其科研文件的归属。科研档案移交时，应填写"案卷移交目录"，档案馆审查、清点无误后，交接双方在移交目录上签字。

（三）科研档案的管理与利用

科研档案的保管期限及密级根据案卷内容确定，保管期限一般分为永久、长期、短期。科研课题档案涉及密级的应按有关保密规定标明秘密等级。课题组成员查阅科研成果档案，需出示本人身份证明，非课题组人员查阅科研成果档案，需出具相应科研管理部门或相关院系的证明，并出示利用人员的身份证明。因特殊需要时，需经主管领导批准，办理借阅登记。为方便对科研档案的利用，借助计算机现代化管理手段来辅助传统的管理方法，将提高档案的检索速度，并确保有较高的查全率和查准率，有效节约档案人员和利用者查找档案材料的时间，提高服务质量。档案管理现代化使档案信息的检索、利用更加便捷、高效。无疑将极大地提高档案资源的利用率，从而更进一步实现档案工作的根本目的。

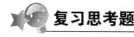 学习小结

护理研究活动最基本的单元是研究项目或研究课题，护理人员应根据护理学发展的趋势和国家的长远发展需求，结合申请者本人的科研主攻方向、不同层次基金项目的资助重点来考虑和选择申报研究项目。任何研究项目想要获得批准和资助，就必须提供书面的申请书、合同书、论证书或计划书，因此护理科技人员应本着科学求实的原则认真填报项目申请书。科研项目一旦获得批准立项，即进入实施阶段。项目结题后可以申报科技成果鉴定，同时应做好科研档案管理工作。

（李春艳）

复习思考题

1. 如何撰写开题报告？

2. 如何撰写研究项目申请书？

3. 进行科技成果鉴定，应准备哪些材料？

附　录

统　计　用　表

附表 1　随机数字表

编号	1～10					11～20					21～30					31～40					41～50				
1	22	17	68	65	81	68	95	23	92	35	87	02	22	57	51	61	09	43	95	06	58	24	82	03	47
2	19	36	27	59	46	13	79	93	37	55	39	77	32	77	09	85	52	05	30	62	47	83	51	62	74
3	16	77	23	02	77	09	61	87	25	21	28	06	24	25	93	16	71	13	59	78	23	05	47	47	25
4	78	43	76	71	61	20	44	90	32	64	97	67	63	99	61	46	38	03	93	22	69	81	21	99	21
5	03	28	28	26	08	73	37	32	04	05	69	30	16	09	05	88	69	58	28	99	35	07	44	75	47
6	93	22	53	64	39	07	10	63	76	35	87	03	04	79	88	08	13	13	85	51	55	34	57	72	69
7	78	76	58	54	74	92	38	70	96	92	52	06	79	79	45	82	63	18	27	44	69	66	92	19	09
8	23	68	35	26	00	99	53	93	61	28	52	70	05	48	34	56	65	05	61	86	90	92	10	70	80
9	15	39	25	70	99	93	86	52	77	65	15	33	59	05	28	22	87	26	07	47	86	96	98	29	06
10	58	71	96	30	24	18	46	23	34	27	85	13	99	24	44	49	18	09	79	49	74	16	32	23	02
11	57	35	27	33	72	24	53	63	94	09	41	10	76	47	91	44	04	95	49	66	39	60	04	59	81
12	48	50	86	54	48	22	06	34	72	52	82	21	15	65	20	33	29	94	71	11	15	91	29	12	03
13	61	96	48	95	03	07	16	39	33	66	98	56	10	56	79	77	21	30	27	12	90	49	22	23	62
14	36	93	89	41	26	29	70	83	63	51	99	74	20	52	36	87	09	41	15	09	98	60	16	03	03
15	18	87	00	42	31	57	90	12	02	07	23	47	37	17	31	54	08	01	88	63	39	41	88	92	10
16	88	56	53	27	59	33	35	72	67	47	77	34	55	45	70	08	18	27	38	90	16	95	86	70	75
17	09	72	95	84	29	49	41	31	06	70	42	38	06	45	18	64	84	73	31	65	52	53	37	97	15
18	12	96	88	17	31	65	19	69	02	83	60	75	86	90	68	24	64	19	35	51	56	61	87	39	12
19	85	94	57	24	16	92	09	84	38	76	22	00	27	69	85	29	81	94	78	,70	21	94	47	90	12
20	38	64	43	59	98	98	77	87	68	07	91	51	67	62	44	40	98	05	93	78	23	32	65	41	18
21	53	44	09	42	72	00	41	86	79	79	68	47	22	00	20	35	55	31	51	51	00	83	63	22	55
22	40	76	66	26	84	57	99	99	90	37	36	63	32	08	58	37	40	13	68	97	87	64	81	07	83
23	02	17	79	18	05	12	59	52	57	02	22	07	90	47	03	28	14	11	30	79	20	69	22	40	98
24	95	17	82	06	53	31	51	10	96	46	92	06	88	07	77	56	11	50	81	69	40	23	72	51	39
25	35	76	22	42	92	96	11	83	44	80	34	68	35	48	77	33	42	40	90	60	73	96	53	97	86

续表

编号	1~10					11~20					21~30					31~40					41~50				
26	26	29	31	56	41	85	47	04	66	08	34	72	57	59	13	82	43	80	46	15	38	26	61	70	04
27	77	80	20	75	82	72	82	32	99	90	63	95	73	76	63	89	73	44	99	05	48	67	26	43	18
28	46	40	66	44	52	91	36	74	43	53	30	82	13	54	00	78	45	63	98	35	55	03	36	67	68
29	37	56	08	18	09	77	53	84	46	47	31	91	18	95	58	24	16	74	11	53	44	10	13	85	57
30	61	65	61	68	66	37	27	47	39	19	84	83	70	07	48	53	21	40	06	71	95	06	79	88	54
31	93	43	69	64	07	34	18	04	52	35	56	27	09	24	86	61	85	53	83	45	19	90	70	99	00
32	21	96	60	12	99	11	20	99	45	18	48	13	93	55	34	18	37	79	49	90	65	97	38	20	46
33	95	20	47	97	97	27	37	83	28	71	00	06	41	41	74	45	89	09	39	84	5l	67	11	52	49
34	97	86	21	78	73	10	65	81	92	59	58	76	17	14	97	04	76	62	16	17	17	95	70	45	80
35	69	92	06	34	13	59	7l	74	17	32	27	55	10	24	19	23	71	82	13	74	63	52	52	0l	41
36	04	31	17	21	56	33	73	99	19	87	26	72	39	27	67	53	77	57	68	93	60	61	97	22	61
37	61	06	98	03	91	87	14	77	43	96	43	00	65	98	50	45	60	33	01	07	98	99	46	50	47
38	85	93	85	86	88	72	87	08	62	40	16	06	10	89	20	23	21	34	74	97	76	38	03	29	63
39	21	74	32	47	45	73	96	07	94	52	09	65	90	77	47	25	76	16	19	33	53	05	70	53	30
40	15	69	53	82	80	79	96	23	53	10	65	39	07	16	29	45	33	02	43	70	02	87	40	41	45
41	02	89	08	04	49	20	21	14	68	86	87	63	93	95	17	11	29	01	95	80	35	14	97	35	33
42	87	18	15	89	79	85	43	01	72	73	08	61	74	51	69	89	74	39	82	15	94	51	33	41	67
43	98	83	71	94	22	59	97	50	99	52	08	52	85	08	40	87	80	61	65	31	91	51	80	32	44
44	10	08	58	21	66	72	68	49	29	31	89	85	84	46	06	59	73	19	85	23	65	09	29	75	63
45	47	90	56	10	08	88	02	84	27	83	42	29	72	23	19	66	56	45	65	79	20	71	53	20	25
46	22	85	61	68	90	49	64	92	85	44	16	40	12	89	88	50	14	49	81	06	01	82	77	45	12
47	67	80	43	79	33	12	83	11	41	16	25	58	19	68	70	77	02	54	00	52	53	43	37	15	26
48	27	62	50	96	72	79	44	61	40	15	14	53	40	65	39	27	31	58	50	28	11	39	03	34	25
49	33	78	80	87	15	38	30	06	38	21	14	47	47	07	26	54	96	87	53	32	40	36	40	96	76
50	13	13	92	66	99	47	24	49	57	74	32	25	43	62	17	10	97	11	69	84	99	63	22	32	98

附表2　随机排列表

（n＝20）

编号	1	2	3	4	5	6	7	8	9	10	11	12	13	14	15	16	17	18	19	20
1	8	6	19	13	5	18	12	1	4	3	9	2	17	14	11	7	16	15	10	0
2	8	19	7	6	11	14	2	13	5	9	12	0	16	15	1	4	10	18	3	
3	18	1	10	13	17	2	0	3	8	15	7	4	19	12	5	14	9	11	6	16
4	6	19	1	5	18	12	4	0	13	10	16	17	7	14	11	15	8	3	9	2
5	1	2	7	4	18	0	15	13	5	12	19	10	9	14	16	8	6	11	3	17

续表

编号	1	2	3	4	5	6	7	8	9	10	11	12	13	14	15	16	17	18	19	20
6	11	19	2	15	14	10	8	12	1	17	4	3	0	9	16	6	13	7	18	5
7	14	3	16	7	9	2	15	12	1	17	4	3	0	9	16	6	13	7	18	5
8	3	2	16	6	1	13	17	19	8	14	0	15	9	18	11	5	4	10	7	12
9	16	9	10	3	15	0	11	2	1	5	18	8	19	13	6	12	17	4	7	14
10	4	11	18	6	0	8	12	16	17	3	2	9	5	7	19	10	15	13	14	1
11	5	15	18	13	7	3	10	14	16	1	8	2	17	6	9	4	0	12	19	11
12	0	18	10	15	11	12	3	13	14	1	17	2	6	9	16	4	7	8	19	5
13	10	9	14	18	12	17	15	3	5	2	19	11	8	0	1	4	7	13	6	16
14	11	9	13	0	14	12	18	7	2	10	4	17	19	6	5	8	3	15	1	16
15	17	1	0	16	9	12	2	4	5	18	14	15	7	19	6	8	11	3	10	13
16	17	1	5	2	8	12	15	13	19	14	7	16	6	3	9	10	4	11	0	18
17	5	16	15	7	18	10	12	9	11	6	13	17	14	1	0	4	3	2	19	8
18	16	19	0	8	6	10	13	17	4	3	15	18	11	1	12	9	5	7	2	14
19	13	9	17	12	15	4	3	1	0	2	10	18	8	6	7	19	14	11	0	5
20	11	12	8	16	3	19	14	17	9	7	4	1	10	0	18	15	6	5	13	2
21	19	12	13	8	4	15	16	7	0	11	1	5	14	18	3	6	10	9	2	17
22	2	18	8	14	6	11	1	9	15	0	17	10	4	7	13	2	12	5	16	19
23	9	16	17	18	5	7	12	2	4	10	0	13	8	3	14	15	6	11	1	19
24	15	0	14	6	1	2	9	8	18	4	10	17	3	12	16	11	19	13	7	5
25	14	0	9	18	6	16	10	4	5	1	6	2	12	3	11	13	7	8	17	15

附表3　t界值表

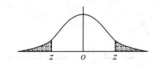

| ν | 双侧: | 0.50 | 0.20 | 0.10 | 0.05 | 0.02 | 0.01 | 0.005 | 0.002 | 0.001 |
	单侧:	0.25	0.10	0.05	0.025	0.01	0.005	0.0025	0.001	0.0005
1		1.000	3.078	6.314	12.706	31.821	63.657	127.321	318.309	636.619
2		0.816	1.886	2.920	4.303	6.965	9.925	14.089	22.327	31.599
3		0.765	1.638	2.353	3.182	4.541	5.841	7.453	10.215	12.924

续表

ν	双侧：0.50 单侧：0.25	0.20 0.10	0.10 0.05	0.05 0.025	0.02 0.01	0.01 0.005	0.005 0.0025	0.002 0.001	0.001 0.0005
4	0.741	1.533	2.132	2.776	3.747	4.604	5.598	7.173	8.610
5	0.727	1.476	2.015	2.571	3.365	4.032	4.773	5.893	6.869
6	0.718	1.440	1.943	2.447	3.143	3.707	4.317	5.208	5.959
7	0.711	1.415	1.895	2.365	2.998	3.499	4.029	4.785	5.408
8	0.706	1.397	1.860	2.306	2.896	3.355	3.833	4.501	5.041
9	0.703	1.383	1.833	2.262	2.821	3.250	3.690	4.297	4.781
10	0.700	1.372	1.812	2.228	2.764	3.169	3.581	4.144	4.587
11	0.697	1.363	1.796	2.201	2.718	3.106	3.497	4.025	4.437
12	0.695	1.356	1.782	2.179	2.681	3.055	3.428	3.930	4.318
13	0.694	1.350	1.771	2.160	2.650	3.012	3.372	3.852	4.221
14	0.692	1.345	1.761	2.145	2.624	2.977	3.326	3.787	4.140
15	0.691	1.341	1.753	2.131	2.602	2.947	3.286	3.733	4.073
16	0.690	1.337	1.746	2.120	2.583	2.921	3.252	3.686	4.015
17	0.689	1.333	1.740	2.110	2.567	2.898	3.222	3.646	3.965
18	0.688	1.330	1.734	2.101	2.552	2.878	3.197	3.610	3.922
19	0.688	1.328	1.729	2.093	2.539	2.861	3.174	3.579	3.883
20	0.687	1.325	1.725	2.086	2.528	2.845	3.153	3.552	3.850
21	0.686	1.323	1.721	2.080	2.518	2.831	3.135	3.527	3.819
22	0.686	1.321	1.717	2.074	2.508	2.819	3.119	3.505	3.792
23	0.685	1.319	1.714	2.069	2.500	2.807	3.104	3.485	3.768
24	0.685	1.318	1.711	2.064	2.492	2.797	3.091	3.467	3.745
25	0.684	1.316	1.708	2.060	2.485	2.787	3.078	3.450	3.725
26	0.684	1.315	1.706	2.056	2.479	2.779	3.067	3.435	3.707
27	0.684	1.314	1.703	2.052	2.473	2.771	3.057	3.421	3.690
28	0.683	1.313	1.701	2.048	2.467	2.763	3.047	3.408	3.674
29	0.683	1.311	1.699	2.045	2.462	2.756	3.038	3.396	3.659
30	0.683	1.310	1.697	2.042	2.457	2.750	3.030	3.385	3.646
31	0.682	1.309	1.696	2.040	2.453	2.744	3.022	3.375	3.633
32	0.682	1.309	1.694	2.037	2.449	2.738	3.015	3.365	3.622
33	0.682	1.308	1.692	2.035	2.445	2.733	3.008	3.356	3.611
34	0.682	1.307	1.091	2.032	2.441	2.728	3.002	3.348	3.601
35	0.682	1.306	1.690	2.030	2.438	2.724	2.996	3.340	3.591

续表

ν	双侧： 单侧：	0.50 0.25	0.20 0.10	0.10 0.05	0.05 0.025	0.02 0.01	0.01 0.005	0.005 0.0025	0.002 0.001	0.001 0.0005
36		0.681	1.306	1.688	2.028	2.434	2.719	2.990	3.333	3.582
37		0.681	1.305	1.687	2.026	2.431	2.715	2.985	3.326	3.574
38		0.681	1.304	1.686	2.024	2.429	2.712	2.980	3.319	3.566
39		0.681	1.304	1.685	2.023	2.426	2.708	2.976	3.313	3.558
40		0.681	1.303	1.684	2.021	2.423	2.704	2.971	3.307	3.551
50		0.679	1.299	1.676	2.009	2.403	2.678	2.937	3.261	3.496
60		0.679	1.296	1.671	2.000	2.390	2.660	2.915	3.232	3.460
70		0.678	1.294	1.667	1.994	2.381	2.648	2.899	3.211	3.436
80		0.678	1.292	1.664	1.990	2.374	2.639	2.887	3.195	3.416
90		0.677	1.291	1.662	1.987	2.368	2.632	2.878	3.183	3.402
100		0.677	1.290	1.660	1.984	2.364	2.626	2.871	3.174	3.390
200		0.676	1.286	1.653	1.972	2.345	2.601	2.839	3.131	3.340
500		0.675	1.283	1.648	1.965	2.334	2.586	2.820	3.107	3.310
1000		0.675	1.282	1.646	1.962	2.330	2.581	2.813	3.098	3.300
∞		0.6745	1.2816	1.6449	1.9600	2.3263	2.5758	2.8070	3.0902	3.2905

附表 4　F 界值表
（方差分析用，上行：$P = 0.05$，$P = 0.01$）

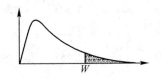

ν_2（分母的 自由度）	ν_1（分子的自由度）										
	1	2	3	4	5	6	7	8	12	24	∞
1	161.4	199.5	215.7	224.6	230.2	234.0	236.8	238.9	243.9	249.1	254.3
	4052	4999.5	5403	5625	5764	5859	5928	5982	6106	6235	6366
2	18.51	19.00	19.16	19.25	19.30	19.33	19.35	19.37	19.41	19.45	19.50
	98.50	99.00	99.17	99.25	99.30	99.33	99.36	99.37	99.42	99.46	99.50
3	10.13	9.55	9.28	9.12	9.01	8.94	8.89	8.85	8.74	8.64	8.53
	34.12	30.82	29.46	28.17	28.24	27.91	27.67	7.49	27.05	26.60	26.13
4	7.71	6.94	6.59	6.39	6.26	6.16	6.09	6.04	5.91	5.77	5.63
	21.20	18.00	16.69	15.98	15.52	15.21	14.98	14.80	14.37	13.93	13.46

续表

ν_2（分母的自由度）	ν_1（分子的自由度）										
	1	2	3	4	5	6	7	8	12	24	∞
5	6.61	5.79	5.41	5.19	5.05	4.95	4.88	4.82	4.68	4.53	4.36
	16.26	13.27	12.06	11.39	10.97	10.67	10.46	0.29	9.89	9.47	9.02
6	5.99	5.14	4.76	4.53	4.39	4.28	4.21	4.15	4.00	3.84	3.67
	13.75	10.92	9.78	.15	8.75	8.47	8.26	8.10	7.72	.31	6.88
7	5.59	4.74	4.35	4.12	3.97	3.87	3.79	3.73	3.57	3.41	3.23
	12.25	9.55	8.45	7.85	7.46	.19	6.99	6.84	6.47	6.07	5.65
8	5.32	4.46	4.07	3.84	3.69	3.58	3.50	3.44	3.28	3.12	2.93
	11.26	8.65	7.59	7.01	6.63	6.37	6.18	6.03	5.67	5.28	4.86
9	5.12	4.26	3.86	3.63	3.48	3.37	3.29	3.23	3.07	2.90	2.71
	10.56	8.02	6.99	6.42	6.06	5.80	5.61	5.47	5.11	4.73	4.31
10	4.96	4.10	3.71	3.48	3.33	3.22	3.14	3.07	2.91	2.74	2.54
	10.04	7.56	6.55	5.99	5.64	5.39	5.20	5.06	4.71	4.33	3.91
12	4.75	3.89	3.49	3.26	3.11	3.00	2.91	2.85	2.69	2.51	2.30
	9.33	6.93	5.95	5.41	5.06	4.82	4.64	4.50	4.16	3.78	3.36
14	4.60	3.74	3.34	3.11	2.96	2.85	2.76	2.70	2.53	2.35	2.13
	8.86	6.51	5.56	5.04	4.69	4.46	4.28	4.14	3.80	3.43	3.00
16	4.49	3.63	3.24	3.01	2.85	2.74	2.66	2.59	2.42	2.24	2.01
	8.53	6.23	5.29	4.77	4.44	4.20	4.03	3.89	3.55	3.18	2.75
18	4.41	3.55	3.16	2.93	2.77	2.66	2.58	2.51	2.34	2.15	1.92
	8.29	6.01	5.09	4.58	4.25	4.01	3.84	3.71	3.37	3.00	2.57
20	4.35	3.49	3.10	2.87	2.71	2.60	2.51	2.45	2.28	2.08	1.84
	8.10	5.85	4.94	4.43	4.10	3.87	3.70	3.56	3.23	2.86	2.42
30	4.17	3.32	2.92	2.69	2.53	2.42	2.33	2.27	2.09	1.89	1.62
	7.56	5.39	4.51	4.02	3.70	3.47	3.30	3.17	2.84	2.47	2.01
40	4.08	3.23	2.84	2.61	2.45	2.34	2.25	2.18	2.00	1.79	1.51
	7.31	5.18	4.31	3.83	3.51	3.29	3.12	2.99	2.66	2.29	1.80
60	4.00	3.15	2.76	2.53	2.37	2.25	2.17	2.10	1.92	1.70	1.39
	7.08	4.98	4.13	3.65	3.34	3.12	2.95	2.82	2.50	2.12	1.60
120	3.92	3.07	2.68	2.45	2.29	2.17	2.09	2.02	1.83	1.61	1.25
	6.85	4.79	3.95	3.48	3.17	2.96	2.79	2.66	2.34	1.95	1.38
∞	3.84	3.00	2.60	2.37	2.21	2.10	2.01	1.94	1.75	1.52	1.00
	6.63	4.61	3.78	3.32	3.02	2.80	2.64	2.51	2.18	1.79	1.00

附表5 χ^2 界值表

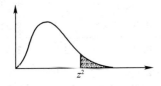

ν	P												
	0.995	0.990	0.975	0.950	0.900	0.750	0.500	0.250	0.100	0.050	0.025	0.010	0.005
1	…	…	…	…	0.02	0.10	0.45	1.32	2.71	3.84	5.02	6.63	7.88
2	0.01	0.02	0.02	0.10	0.21	0.58	1.39	2.77	4.61	5.99	7.38	9.21	10.60
3	0.07	0.11	0.22	0.35	0.58	1.21	2.37	4.11	6.25	7.81	9.35	11.34	12.84
4	0.21	0.30	0.48	0.71	1.06	1.92	3.36	5.39	7.78	9.49	11.14	13.28	14.86
5	0.41	0.55	0.83	1.15	1.61	2.67	4.35	6.63	9.24	11.07	12.83	15.09	16.75
6	0.68	0.87	1.24	1.64	2.20	3.45	5.35	7.84	10.64	12.59	14.45	16.81	18.55
7	0.99	1.24	1.69	2.17	2.83	4.25	6.35	9.04	12.02	14.07	16.01	18.48	20.28
8	1.34	1.65	2.18	2.73	3.40	5.07	7.34	10.22	13.36	15.51	17.53	20.09	21.96
9	1.73	2.09	2.70	3.33	4.17	5.90	8.34	11.39	14.68	16.92	19.02	21.67	23.59
10	2.16	2.56	3.25	3.94	4.87	6.74	9.34	12.55	15.99	18.31	20.48	23.21	25.19
11	2.60	3.05	3.82	4.57	5.58	7.58	10.34	13.70	17.28	19.68	21.92	24.72	26.76
12	3.07	3.57	4.40	5.23	6.30	8.44	11.34	14.85	18.55	21.03	23.34	26.22	28.30
13	3.57	4.11	5.01	5.89	7.04	9.30	12.34	15.98	19.81	22.36	24.74	27.69	29.82
14	4.07	4.66	5.63	6.57	7.79	10.17	13.34	17.12	21.06	23.68	26.12	29.14	31.32
15	4.60	5.23	6.27	7.26	8.55	11.04	14.34	18.25	22.31	25.00	27.49	30.58	32.80
16	5.14	5.81	6.91	7.96	9.31	11.91	15.34	19.37	23.54	26.30	28.85	32.00	34.27
17	5.70	6.41	7.56	8.67	10.09	12.79	16.34	20.49	24.77	27.59	30.19	33.41	35.72
18	6.26	7.01	8.23	9.39	10.86	13.68	17.34	21.60	25.99	28.87	31.53	34.81	37.16
19	6.84	7.63	8.91	10.12	11.65	14.56	18.34	22.72	27.20	30.14	32.85	36.19	38.58
20	7.43	8.26	9.59	10.85	12.44	15.45	19.34	23.83	28.41	31.41	34.17	37.57	40.00
21	8.03	8.90	10.28	11.59	13.24	16.34	20.34	24.93	29.62	32.67	35.48	38.93	41.40
22	8.64	9.54	10.98	12.34	14.04	17.24	21.34	26.04	30.81	33.92	36.78	40.29	42.80
23	9.26	10.20	11.69	13.09	14.85	18.14	22.34	27.14	32.01	35.17	38.08	41.64	44.18
24	9.89	10.86	12.40	13.85	15.66	19.04	23.34	28.24	33.20	36.42	39.36	42.98	45.56
25	10.52	11.52	13.12	14.61	16.47	19.94	24.34	29.34	34.38	37.65	40.65	44.31	46.93

ν	P												
	0.995	0.990	0.975	0.950	0.900	0.750	0.500	0.250	0.100	0.050	0.025	0.010	0.005
26	11.16	12.20	13.84	15.38	17.29	20.84	25.34	30.43	35.56	38.89	41.92	45.64	48.29
27	11.81	12.88	14.57	16.15	18.11	21.75	26.34	31.53	36.74	40.11	43.19	46.96	49.64
28	12.46	13.56	15.31	16.93	18.94	22.66	27.34	32.62	37.92	41.34	44.46	48.28	50.99
29	13.12	14.26	16.05	17.71	19.77	23.57	28.34	33.71	39.09	42.56	45.72	49.59	52.34
30	13.79	14.95	16.79	18.49	20.60	24.48	29.34	34.80	40.26	43.77	46.98	50.89	53.67
40	20.71	22.16	24.43	26.51	29.05	33.66	39.34	45.62	51.80	55.76	59.34	63.69	66.77
50	27.99	29.71	32.36	34.76	37.69	42.94	49.33	56.33	63.17	67.50	71.42	76.15	79.49
60	35.53	37.48	40.48	43.19	46.46	52.29	59.33	66.98	74.40	79.08	83.30	88.38	91.95
70	43.28	45.44	48.76	51.74	55.33	61.70	69.33	77.58	85.53	90.53	95.02	100.42	104.22
80	51.17	53.54	57.15	60.39	64.28	71.14	79.33	88.13	96.58	101.88	106.63	112.33	116.32
90	59.20	61.75	65.65	69.13	73.29	80.62	89.33	98.64	107.56	113.14	118.14	124.12	128.30
100	67.33	70.06	74.22	77.93	82.36	90.13	99.33	109.14	118.50	124.34	129.56	135.81	140.17

附表6 相关系数界值表

ν	概率 P								
	单侧: 0.25	0.10	0.05	0.025	0.01	0.005	0.0025	0.001	0.0005
	双侧: 0.50	0.20	0.10	0.05	0.02	0.01	0.005	0.002	0.001
1	0.707	0.951	0.988	0.997	1.000	1.000	1.000	1.000	1.000
2	0.500	0.800	0.900	0.950	0.980	0.990	0.995	0.998	0.999
3	0.404	0.687	0.805	0.878	0.934	0.959	0.974	0.986	0.991
4	0.347	0.603	0.729	0.811	0.882	0.917	0.942	0.963	0.974
5	0.309	0.551	0.669	0.755	0.833	0.875	0.906	0.935	0.951
6	0.281	0.507	0.621	0.707	0.789	0.834	0.870	0.905	0.925
7	0.260	0.472	0.582	0.666	0.750	0.798	0.836	0.875	0.898
8	0.242	0.443	0.549	0.632	0.715	0.765	0.805	0.847	0.872
9	0.228	0.419	0.521	0.602	0.685	0.735	0.776	0.820	0.847
10	0.216	0.398	0.497	0.576	0.658	0.708	0.750	0.795	0.823
11	0.206	0.380	0.476	0.553	0.634	0.684	0.726	0.772	0.801
12	0.197	0.365	0.457	0.532	0.612	0.661	0.703	0.750	0.780
13	0.189	0.351	0.441	0.514	0.592	0.641	0.683	0.730	0.760
14	0.182	0.338	0.426	0.497	0.574	0.623	0.664	0.711	0.742
15	0.176	0.327	0.412	0.482	0.558	0.606	0.647	0.694	0.725

续表

	概率 P								
v	单侧: 0.25	0.10	0.05	0.025	0.01	0.005	0.0025	0.001	0.0005
	双侧: 0.50	0.20	0.10	0.05	0.02	0.01	0.005	0.002	0.001
16	0.170	0.317	0.400	0.468	0.542	0.590	0.631	0.678	0.708
17	0.165	0.308	0.389	0.456	0.529	0.575	0.616	0.622	0.693
18	0.160	0.299	0.378	0.444	0.515	0.561	0.602	0.648	0.679
19	0.156	0.291	0.369	0.433	0.503	0.549	0.589	0.635	0.665
20	0.152	0.284	0.360	0.423	0.492	0.537	0.576	0.622	0.652
21	0.148	0.277	0.352	0.413	0.482	0.526	0.565	0.610	0.640
22	0.145	0.271	0.344	0.404	0.472	0.515	0.554	0.599	0.629
23	0.141	0.265	0.337	0.396	0.462	0.505	0.543	0.588	0.618
24	0.138	0.260	0.330	0.388	0.453	0.496	0.534	0.578	0.607
25	0.136	0.255	0.323	0.381	0.445	0.487	0.524	0.568	0.597
26	0.133	0.250	0.317	0.374	0.437	0.479	0.515	0.559	0.588
27	0.131	0.245	0.311	0.367	0.430	0.471	0.507	0.550	0.579
28	0.128	0.241	0.306	0.361	0.423	0.463	0.499	0.541	0.570
29	0.126	0.237	0.301	0.355	0.416	0.456	0.491	0.533	0.562
30	0.124	0.233	0.296	0.349	0.409	0.449	0.484	0.526	0.554
31	0.122	0.229	0.291	0.344	0.403	0.442	0.477	0.518	0.546
32	0.120	0.226	0.287	0.339	0.397	0.436	0.470	0.511	0.539
33	0.118	0.222	0.283	0.334	0.392	0.430	0.464	0.504	0.532
34	0.116	0.219	0.279	0.329	0.386	0.424	0.458	0.498	0.525
35	0.115	0.216	0.275	0.325	0.381	0.418	0.452	0.492	0.519
36	0.113	0.213	0.271	0.320	0.376	0.413	0.446	0.486	0.513
37	0.111	0.210	0.267	0.316	0.371	0.408	0.441	0.480	0.507
38	0.110	0.207	0.264	0.312	0.367	0.403	0.435	0.474	0.501
39	0.108	0.204	0.261	0.308	0.362	0.398	0.430	0.469	0.495
40	0.107	0.202	0.257	0.304	0.358	0.393	0.425	0.463	0.490
41	0.106	0.199	0.254	0.301	0.354	0.389	0.420	0.458	0.484
42	0.104	0.197	0.251	0.297	0.350	0.384	0.416	0.453	0.479
43	0.103	0.195	0.248	0.294	0.346	0.380	0.411	0.449	0.474
44	0.102	0.192	0.246	0.291	0.342	0.376	0.407	0.444	0.469
45	0.101	0.190	0.243	0.288	0.338	0.372	0.403	0.439	0.465
46	0.100	0.188	0.240	0.285	0.335	0.368	0.399	0.435	0.460
47	0.099	0.186	0.238	0.282	0.331	0.365	0.395	0.431	0.456
48	0.098	0.184	0.235	0.270	0.328	0.361	0.391	0.427	0.451
49	0.097	0.182	0.233	0.276	0.325	0.358	0.387	0.423	0.447
50	0.096	0.181	0.231	0.273	0.322	0.354	0.384	0.419	0.443

参 考 文 献

1. 曹佩珍，黄芳梅，钟晓珊，等. 培养临床护士护理科研选题的方向与思路，现代护理，2004，10（5）：450-451.

2. 陈丽娜，褚玲. 影响护理论文质量和护理科研开展的因素分析及管理对策. 中外医学研究，2010，8（18）：129-130.

3. 陈英，沈宏. 护理文献综述的写作体会. 实用医药杂志，2008，25（4）：460-461.

4. 池金凤，李凤清，王桂荣. 护理科研选题中的经验与体会. 实用护理杂志，2003，19（5）：62.

5. 楚燕萍，秦静，曲殿. 学习护理综述，拓展护理知识. 解放军护理杂志，2007，24（11）：64-65.

6. 冯国双. 科研设计的基本原则之一：随机. 中华护理杂志，2011，46（5）：529.

7. 皋文君，袁长蓉. 中文版造口患者适应量表的信效度测评. 中华护理杂志，2011，46（8）：811-813.

8. 谷文平，郭云萍. 护理临床教育发展前景分析综述. 护理实践与研究，2010，7（12）：106-109.

9. 郭金玉，李峥，康晓凤. 心力衰竭自我护理指数量表的汉化及信效度检测. 中华护理杂志，2012，47（7）：653-655.

10. 郭玲玲，赵庆琼. 1例全身多处Ⅳ期重度压疮患者的护理. 中华实用医药杂志，2006，6（20）：124-126.

11. 韩世范. 护理科学研究. 北京：人民卫生出版社，2010.

12. 贺爱兰，李映兰，彭伶丽，等. 大型综合医院病区分类方法的制订及应用. 中华护理杂志，2012，47（12）：1061-1064.

13. 胡雁，李晓玲. 循证护理的理论与实践. 上海：复旦大学出版社，2007.

14. 胡雁. 护理研究. 第4版. 北京：人民卫生出版社，2012.

15. 胡蕴绮，周兰姝. 中文版健康行为能力自评量表的信效度研究. 中华护理杂志，2012，47（3）：261-262.

16. 解晨，祝筠，李振香. 护理临床新进展与实践. 济南：山东科学技术出版社，2004.

17. 李春玉. 护理研究. 北京：人民卫生出版社，2009.

18. 李立明. 临床流行病学. 北京：人民卫生出版社，2011.

19. 李秋芳. 护理学研究. 郑州：郑州大学出版社，2011.

20. 李晓惠. 护理科研立项与案例分析. 现代护理，2007，13（1）：46-47.

21. 李旭，杨家林. 国内外护理新进展. 长春：吉林人民出版社，2004.

22. 刘华平. 护理学研究. 第2版. 长沙：湖南科学技术出版社，2010.

23. 刘建平. 循证护理学方法与实践. 北京：科学出版社，2007.

24. 刘明. 护理质性研究. 北京：人民卫生出版社，2008.

25. 刘鸣. 系统评价、Meta-分析设计与实施方法. 北京：人民卫生出版社，2011.

26. 刘苏君. 护理研究与论文写作. 北京：中国协和医科大学出版社，2000.

27. 罗家洪，李健. 流行病学. 北京：科学出版社，2010.

28. 陆亚红，蒋婉丽，诸纪华. 改良塞丁格技术在98例PICC置管患儿中的应用. 中华护理杂志，2012，47

（8）：704-705.

29. 倪元红，孙琳，刘云. 提高护理人员论文撰写能力探析. 四川医学，2010，31（8）：33-34.

30. 彭丹宇. 关于新旧国标《文后参考文献著录规则》GB/T7714-2005 与 GB/T7714-1987 的比较分析. 编辑学报，2006，（S1）：09-11.

31. 施雁. 临床护理科研选题之我见，护理学杂志，2000，15（5）：315.

32. 王家良，王滨有. 临床流行病学. 第3版. 北京：人民卫生出版社，2008.

33. 王家良. 循证医学. 北京：人民卫生出版社，2005.

34. 工伟，程云，白娇娇，等. 中文版护理实习生自主学习准备度量表信效度研究. 中华护理杂志. 2010，45（1）：63-65.

35. 王作艳. 护理论文写作难点与对策. 基层医学论坛，2008，12（10）：965-966.

36. 温永顺. 实用护理科研方法. 南昌：江西科学技术出版社，2001.

37. 文翠菊，路潜，丁明，等. 乳腺癌化疗患者症状测评量表的编制与信效度检验. 中华护理杂志，2012，47（5）：451-453.

38. 吴秋成. 医学科研基本方法. 长春：吉林科技出版社，2006.

39. 夏春红，李峥. 我国非实验性护理研究发展状况分析. 中国护理管理，2010，9：31-35.

40. 肖顺贞. 护理科研实践与论文写作指南. 北京：北京大学医学出版社，2010.

41. 肖顺贞. 护理研究. 第3版. 北京：人民卫生出版社，2006.

42. 邢占军，张天，王丽萍，等. 人格测评与企管人员工作绩效的预测效度研究. 山东社会科学，2009，12：111-114.

43. 薛平安、孙风梅. 文献信息检索. 北京：中国科学技术出版社. 2005.

44. 杨苏，周雷，席宁. 临床医学论文英文结构式摘要的写作技巧. 北京中医药大学学报，2011，18（3）：28-30.

45. 叶旭春. 患者参与患者安全的感知及理论框架的扎根理论研究. 上海：第二军医大学护理学院，2011.

46. 佚名. 论文写作技巧——摘要. 中国当代医药，2012，（32）：73-75.

47. 袁长蓉. "科技以人为本"与护理科研选题，护理研究，2003，17（6）：669-671.

48. 袁长蓉. 案例分析法在《护理科研》教学中的应用，护理学杂志，2003，18（1）：7.

49. 袁长蓉. 护理科研设计和论文写作实例解析. 上海：第二军医大学出版社，2001.

50. 詹启敏，赵仲堂. 医学科学研究导论. 北京：人民卫生出版社，2010.

51. 赵光红. 护理研究. 北京：人民卫生出版社，2003.

52. 赵梦遐，王慧连. 我国循证护理实践的发展现状及相关障碍. 中国循证医学杂志，2012，12（1）：111-115.

53. 钱媛. 护理科研选题的人文关怀视角，护理学杂志，2008，23（12）：44-46.

54. 周霞. 护理论文写作技巧. 北京：人民军医出版社，2008.

55. 周新年. 科学研究方法与学术论文写作. 上海：科学出版社，2012.

56. Alan Pearson，胡雁. 循证护理的实践模式. 护士进修杂志，2009，7（24）：1251-1254.

57. http：//www. cebm. net/index. aspx？o＝1900.

58. http：//wenku. baidu. com/view/6317e80ebb68a98271fefaf5. html.

57检